The Royal Marsden

CANCER
COOKBOOK

抗癌饮食指导

Clare Shaw & Catherine Phipps

［英］克莱尔·肖 ［英］凯瑟琳·菲普斯 / 编著

邱珣 / 译

中信出版集团 | 北京

图书在版编目（CIP）数据

抗癌饮食指导 /（英）克莱尔·肖，（英）凯瑟琳·
菲普斯编著；邱珣译. -- 北京：中信出版社，2024.3
书名原文：The Royal Marsden CANCER COOKBOOK
ISBN 978-7-5217-3978-7

Ⅰ.①抗… Ⅱ.①克… ②凯… ③邱… Ⅲ.①癌－食
物疗法 Ⅳ.①R247.1

中国国家版本馆CIP数据核字（2023）第 248212 号

抗癌饮食指导

编著者： ［英］克莱尔·肖 ［英］凯瑟琳·菲普斯
译者： 邱 珣
出版发行：中信出版集团股份有限公司
（北京市朝阳区东三环北路 27 号嘉铭中心 邮编 100020）
承印者： 北京利丰雅高长城印刷有限公司

开本：787mm×1092mm 1/16 印张：17.75 字数：200 千字
版次：2024 年 3 月第 1 版 印次：2024 年 3 月第 1 次印刷
京权图字：01-2024-0566 书号：ISBN 978-7-5217-3978-7
定价：79.00 元

目录

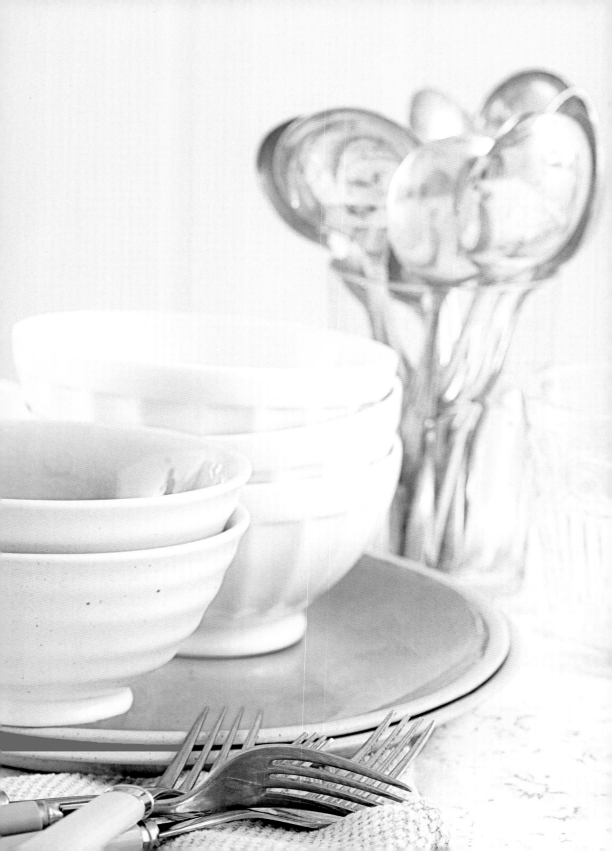

前言

克莱尔·肖博士，注册营养师

癌症患者也要好好吃饭

在英国，每两个出生于 1960 年之后的人中就有一个会在有生之年被确诊为癌症。这一消息改变了人们的生活，给患癌和接受癌症治疗的人们带来了诸多生理、心理和情感上的挑战。这同时会对癌症患者的家人、朋友、看护者产生深远的影响。很多疑问继而被引发，比如是什么引起的癌症，生活方式或饮食是否的确对病程的发展有影响。关于饮食和癌症起因的研究很多，并逐渐形成了大致的全景，展示了我们吃的东西如何影响我们的健康，特别是在生长、发育和成人阶段。

本书并不研究饮食和癌症的起因，它的目的是帮助那些正在接受治疗的人，以及在这个过程中经历着体重、食欲、味觉、吞咽能力变化的人，还有那些经历消化系统运作方式改变的人、那些会感到饿或恶心的人。这些令人不悦的影响在治疗前和治疗期间都很常见，会让进食变得更加困难。选择吃什么或者继续保持良好健康的饮食对癌症患者来说可能困难重重，治疗结束时，有的人体重会下降，有的人体重会增加，因此他们要重新思考自己的饮食方式。

对于很多人来说，确诊癌症意味着要重新思考自己的饮食并进行优化，又或者他们可能想确保自己能够继续保持合理均衡的饮食。从医生、护士和其他专业护理人员（包括营养师和理疗师）那里获得支持就很重要。有时候在治疗期间和治疗结束后，患者要按照要求执行特殊的饮食方案。注册营养师可以提供专业的建议，比如为什么需要特殊饮食，如何实施以及如何确保其中包含了所有帮助身体复原的重要营养素。

这本书旨在帮助你在治疗癌症的过程中了解该吃什么的事实，破除迷思。书中包括了你需要知道的适合你的食物的信息，并鼓励你摄入能够带给你营养和支持的美味健康食物。这些食谱不只是给你的病号餐，也是可以与你的家人和朋友分享的美食。

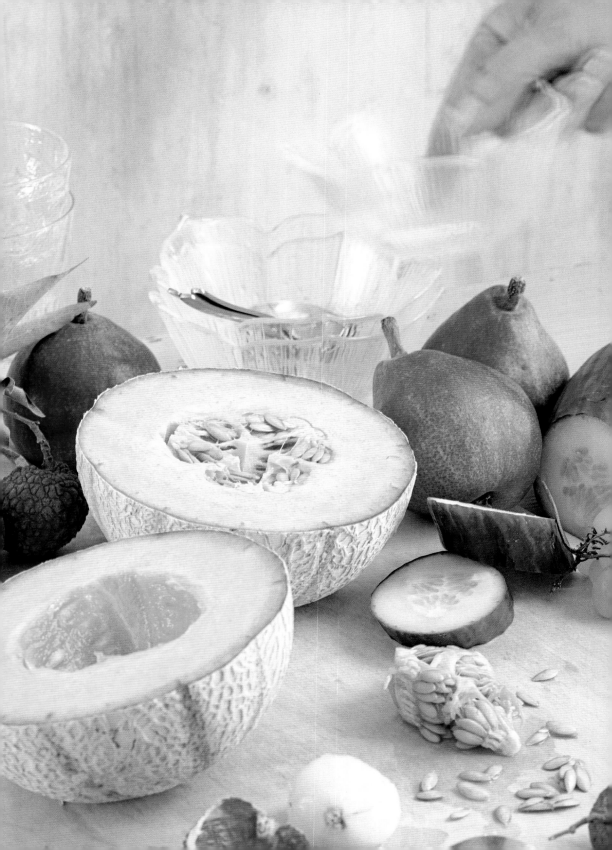

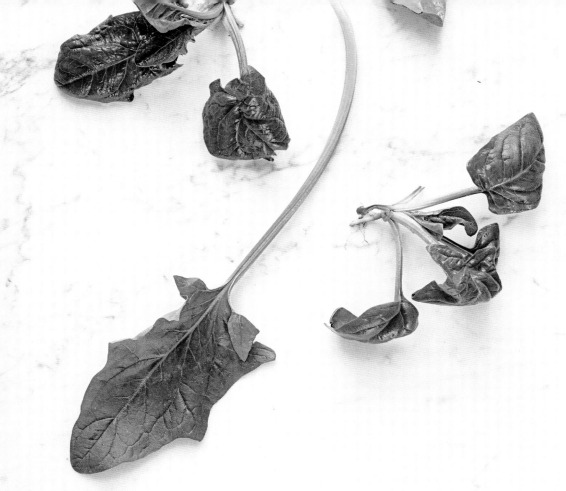

癌症和癌症治疗

当正常细胞的生长和死亡失去控制时，癌症就发生了。人体所有的细胞都有生长、发育、死亡的生命周期。当这个周期受到干扰时，可能会长出变异的细胞，并形成肿瘤。癌症可以发生在身体的任一器官，现有 200 多种癌症影响着身体的不同部位——肺、肠、胃、乳腺（主要针对女性）、前列腺（仅男性）、大脑或皮肤。癌症可能发生在循环系统中，比如血液或淋巴系统。此外，如不检查，癌症可以从最初病灶的位置（原发性肿瘤）扩散到身体其他部位（继发性肿瘤或癌细胞转移）。癌症治疗主要是消除、抑制和摧毁癌症，通常可以采取几种不同的疗法相结合的方式。

癌症治疗如何影响饮食？

所有的癌症治疗都会影响身体的正常细胞、组织和器官，因治疗类型而异。有些会引起某些特定的症状，比如恶心、呕吐、腹泻、口疮和味觉变化等。有些会影响感官，导致无力、脱发、疲劳、没胃口或进食困难等，当治疗的目标本就是你的口腔、胃或消化道时，更是如此。手术会对身体造成创伤，身体还要为此承担压力，可能会在术后改变对某些营养素的需求。任何癌症治疗都可能会让患者因为没胃口或其他副作用而进食困难。对很多人来说，平日饮食带来的愉悦感会因治疗而迅速减弱，因此健康饮食就会越发困难。

外科手术

一旦确诊癌症，很多情形下就可以实施外科手术。人们可能会要求通过侵入性手术去除癌症病灶或减轻症状，比如帮助消化系统运行。临近手术的日子里，患者可能会觉得压力巨大，既要担心手术本身，又要担心术后恢复。压力或手术可能会多方面影响你的饮食方式。好好吃饭是恢复过程中重要的一部分，有助于身体组织修复并帮你重获力量。外科手术可能会引起：

- 无法进食
- 食欲减退和疲劳
- 味觉改变
- 消化系统功能异常
- 因针对口腔、胃肠道的治疗而出现的特定进食问题

放射治疗

这种治疗的疗程通常会持续几个星期，还可能使用较低剂量帮助减轻症状。放射治疗（下文简称"放疗"）通过高能射线摧毁癌细胞，既可以单独使用，也可以和其他药物联合使用［化学治疗（下文简称"化疗"）］。放疗没有特别的指向性，癌细胞和周边正常的组织都会受到影响。放疗会引起：

- 治疗部位周围的炎症，比如在口腔、食道、胃或肠道部位进行治疗时，可能会产生吞咽或消化困难
- 食欲减退
- 疲劳
- 恶心或呕吐
- 口腔或咽喉炎症
- 腹泻（如果对肠道进行放疗）

化学治疗

化疗是用抗癌药物杀死癌细胞和控制或缩小肿瘤的总称。药物主要作用于癌细胞，使其不能分裂和生长。

和外科手术、放疗这两种局部治疗不同的是，化疗药物是全身性的，会进入血管，所以在短期内会同时摧毁正常的细胞并可能引发副作用。一个疗程的化疗可能会影响口腔黏膜和消化道，造成进食困难。化疗还可能影响免疫系统，容易导致感染，进食也可能因为其他副作用而受到影响，包括：

- 口疮
- 恶心和呕吐
- 腹泻
- 疲劳
- 味觉改变
- 感染

免疫疗法

免疫疗法是指用来帮助免疫系统识别癌细胞并支持身体将其杀死的治疗。可能包括用于治疗癌症的疫苗、细菌或抗生素。免疫疗法可以和化疗等其他治疗方法结合使用，并可能由于以下症状影响进食：

- 食欲减退
- 味觉改变
- 流感样症状
- 腹泻、结肠炎（肠道发炎）等

激素疗法

激素疗法往往用于癌细胞生长受激素影响的癌症，比如某些类型的乳腺癌和前列腺癌。这种疗法可与其他疗法一起使用，通常周期较长。其副作用以各种方式影响健康和饮食：

- 体重增加
- 腰部脂肪囤积
- 肌肉量减少
- 其他情形，比如对心脏病和骨质疏松症患者的影响

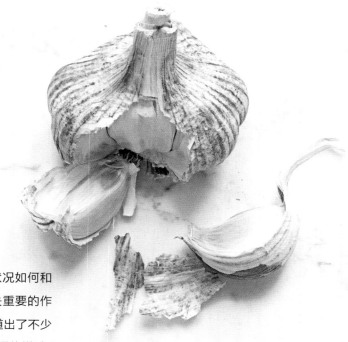

饮食如何影响癌症的治疗？

你的饮食对你的整体健康状况如何和你能否承受住癌症治疗起着至关重要的作用。有句老话叫"人如其食"，道出了不少真相。你吃进去的食物决定着体重的增减、肌肉力量的大小和你的感受。营养素整体均衡与否也会影响你的身体反应。在癌症治疗之前或在此期间体重明显下降的人可能更难以应对治疗，副作用会更常见或更让人难以忍受。越来越多的人开始关注从癌症确诊到治疗开始这段时间里，如何帮助患者做好迎接治疗的准备。这叫作"预康复"，主要强调均衡饮食、增加运动、用合理的方式保持精神健康。人们希望这种方式可以帮助患者提升身体素质，并更好地应对计划中的治疗方案。

在癌症治疗期间好好吃饭是为了确保患者能有均衡健康的饮食，以便从蛋白质和其他营养素中获取足够的能量来维持体重、肌肉量和力量，并帮助身体从治疗的副作用中恢复过来。

并不是所有患者都会遇到进食的难题。你可能发现治疗并没有带来太多副作用，并且自己胃口不错。如果是这样，那么你的重点要放在如何在饮食中保证食物营养合理均衡。

本书的第一部分会帮助你选择哪种食物的平衡配比适合你。你需要吃什么可能会在一段时间内不断变化，这主要根据你的体感、体重和口味的变化及其他影响食物选择的因素。第二部分，也就是食谱的部分，被分为了两块。第一块针对进食难度更大的阶段。书中罗列的菜品富含蛋白质和能量（热量），并且提供了足够的维生素和矿物质。这些食谱按照特定的口味设计，诱惑你的味蕾，或者在你无从下手的时候为你提供灵感。它们面向所有家庭成员设计，所以你并不需要单独开小灶。但是，如果你正在强迫自己吃饭或者正在恢复，需要更多的能量或蛋白质，那么书里有一些小贴士，告诉你如何根据需要强化食物的营养成分或者如何选择高能量食物。第二块包含针对胃口不错的人的健康食谱，其中有些人甚至可能想减掉一些体重或者控制自己不再增重。重申一遍，这些食谱不仅仅针对癌症患者，合理、健康的饮食适用于所有人。

饮食能否直接影响癌细胞的生长？

很多人在确诊癌症后改变了其饮食习惯，他们会特意吃或不吃某些食物，以防癌细胞生长或扩散。在网络上和书里都有大量关于饮食如何影响癌症的信息，但是很多该吃什么、不该吃什么的观点通常未经严格的研究证实。当有证据表明某些食物或者全面的膳食平衡可以改善某些癌症症状的时候，该信息会被附上，以确保你做出正确的选择。

癌症患者并没有"特殊的饮食"。最重要的是，你的饮食提供了让你的身体机能正常运转的所有营养素，这也是这本书可以帮助你的地方。

什么是健康饮食？

健康饮食是每日、每月、每年的整体膳食平衡。不仅关乎口感，而且要富含各种营养素，以确保身体正常运转。健康饮食意味着摄取足够的食物，但不会过量摄入某一种，重要的是，要享受美食。健康饮食的重点如下。

- 根据你的身高，将体重控制在合理的范围里。如果你不确定自己的体重应该是多少，那么请查阅身体质量指数（BMI）表。如果你低于正常体重，那么试着慢慢增重；如果你已经超重，就按照健康饮食的建议避免体重继续增加，最终你应该减掉一些体重。即便在短时间内没有达到理想的体重，也不要灰心，减多减少都会对你的健康有益
- 每天吃些富含蛋白质的食物，比如鸡肉、鱼肉、蛋类、奶酪、坚果和豆类。每周适量食用大约 500 克烹饪后的红肉（比如牛肉、猪肉和羊肉），相当于 700~750 克生肉
- 最好每顿饭都要吃一些植物性食物，比如：
  —— 全谷物食物，包括面包、米饭、燕麦和意大利面
  —— 豆类，比如大豆、小扁豆和鹰嘴豆
  ——蔬菜水果
  ——淀粉类食物，比如土豆、红薯和山药

- 选择五颜六色的水果和蔬菜，确保饮食中有足够的营养素

- 尽量少吃加工肉类，比如腌肉、熏肉和咸肉

- 注意饮食中的糖，如果你已经超重就更要当心。但如果你日渐消瘦，糖可以帮助你增加能量的摄入

- 注意饮食中的盐分。但如果你没什么胃口，对吃东西提不起兴趣，或者口味有所改变，那么盐可能有助于提升食物口感

- 注意饮食中的脂肪含量，特别是饱和脂肪酸。但是，同样地，如果你日渐消瘦，脂肪可以帮助你增加能量的摄入

- 适量饮酒或完全戒酒

- 条件允许的话，试着做些运动

接受治疗时也要好好吃饭

虽然制订健康饮食计划不难，但是当你在接受癌症治疗时，饮食结构可能需要变一变，确保你在吃得饱的同时获得足够的营养。

富含蛋白质的食物

蛋白质是构筑一切细胞和组织的基石，在我们的肌肉、皮肤和毛发中可见，当然，它也隐藏在血液中。饮食中的蛋白质可以来自动物和植物。不同来源的蛋白质的质量和生物学价值不同。来自红肉类、鱼类和家禽的蛋白质比植物蛋白更优质，而具有更高生物学价值的蛋白更易被身体高效利用。饮食丰富的话，这当然不是什么问题，因为大部分人不费吹灰之力便可摄入足量的蛋白质，但是如果胃口不好或者饮食上有所限制的话，比如严格素食主义者，要满足这一点就会更难一些。

有时候，癌症患者会被告知他们血液中被称为白蛋白的蛋白质不足。尽管摄入足够蛋白质很重要，但是摄入得多不一定能改善低蛋白的情况，因为制约因素众多，比如自身是否有持续性压力、是否有感染，或者是否正在术后恢复或正在接受化疗或放疗。这样或那样的癌症治疗方法都有可能增加机体恢复过程中对蛋白质的需求。优质蛋白的来源包括：

- 红肉类，包括动物的肝、肾这类内脏在内

- 鸡肉

- 鱼类和贝类

- 奶制品，包括牛奶、酸奶以及各类软质或硬质奶酪

- 蛋类

- 豆类

- 坚果和籽实

- 植物蛋白，比如大豆制品中的豆腐

- 加工类蛋白质，比如用菌蛋白制成的肉类替代品

含有蛋白质的食物同时含有其他重要的营养素，比如脂类、维生素和矿物质。需要注意的是加工类蛋白质中可能会加入脂肪和盐，比如馅饼、培根、香肠、意大利香肠（萨拉米）和烤肉串等肉类制品。任何癌症的症状或者是饮食方面的问题都能让患者难以获取足量蛋白质。如果吃饭真的太痛苦，那么强化了蛋白质的食物和食谱可以轻而易举地增加蛋白质摄入。这类食物包括脱脂奶粉、蛋类和坚果碎。

富含碳水化合物的食物

碳水化合物有两类：淀粉类和糖类。淀粉类碳水化合物包括杂粮、谷物和富含淀粉的蔬菜，比如土豆、红薯、山药、玉米、木薯和豆类。减少加工，尽量在自然形态下食用这些食物，比如全谷物。这样它们的维生素和矿物质等营养素含量最高，并且膳食纤维含量更高，对于消化道的正常工作有着至关重要的意义。淀粉类碳水化合物比糖类碳水化合物需要更长时间才能被身体吸收，因此可以长时间缓慢释放能量，饱腹感也更强。血糖生成指数（以下简称 GI）用来描述不同食物的碳水化合物吸收速率。GI 值低的食物，比如某些水果、蔬菜、豆类和全谷物，会缓慢地向血液输送葡萄糖，而这尤其有助于减肥，因为你会觉得没必要吃得更多，也没必要在两餐之间补充零食。并不是所有低 GI 食物都是健康食物，因为脂肪的存在同样可以降低糖吸收的速度，但是，食用低 GI 食物对于保持饱腹感非常有效。

蔗糖是我们通常理解的用甘蔗或甜菜制成的糖，可能会被加入食谱中，但是食物中天然存在其他形式的糖：葡萄糖、果糖（主要存在于水果和蜂蜜中）、乳糖（存在于牛奶和酸奶中）和麦芽糖（在红薯和麦芽谷物中）。如果你在饮食方面遇到一些问题，比如体重减轻或者食欲不佳，在饮食中加入这类糖可以提供额外的能量。

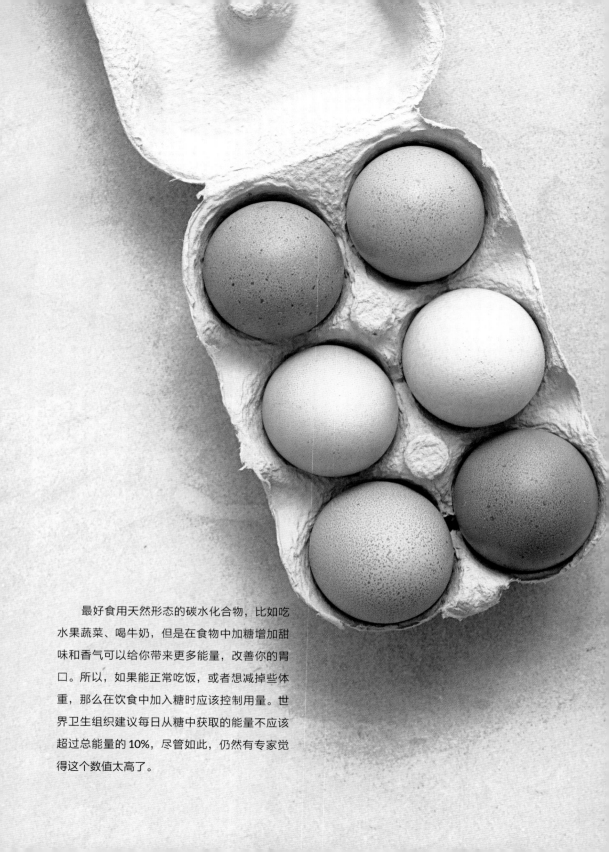

　　最好食用天然形态的碳水化合物，比如吃水果蔬菜、喝牛奶，但是在食物中加糖增加甜味和香气可以给你带来更多能量，改善你的胃口。所以，如果能正常吃饭，或者想减掉些体重，那么在饮食中加入糖时应该控制用量。世界卫生组织建议每日从糖中获取的能量不应该超过总能量的10%，尽管如此，仍然有专家觉得这个数值太高了。

脂肪

　　和蛋白质类似，脂肪在动物性食物和植物性食物中均存在，可以以黄油或植物油的形式加入我们的餐食中。所有的脂肪都具有高能量密度，也就是说能提供大量能量，因此你的饮食中该有多少脂肪取决于你现在是超重还是体重不足。脂肪还可以让食物更美味，如果需要有吸引力的食物，那么你可能会想吃些脂肪含量稍高的东西。脂肪也是脂溶性维生素的来源，比如维生素 A、维生素 D、维生素 E，这些对强健体魄也十分重要。而脂肪分为健康的脂肪和不健康的脂肪。

饱和脂肪酸

饱和脂肪酸主要来源于动物脂肪和加工的植物脂肪（氢化）。包括：

- 肉类（某些瘦肉，比如几乎没有什么脂肪的瘦牛肉、瘦猪肉，但是有些油脂丰厚的肉类，比如肉眼可见形成大理石花纹的肥肉或者加工肉类，油脂含量会更高）
- 乳制品，包括奶酪、奶油、黄油和酥油
- 加入油脂的加工类食品，包括薯片类、饼干、蛋糕、点心和巧克力
- 氢化植物油，包括抹面包的酱料等。这类产品使用氢化工艺把不饱和脂肪酸人工转化为饱和脂肪酸。大部分人造黄油或用这种方法制作的面包涂抹酱都既含有饱和脂肪酸，也含有不饱和脂肪酸。室温下，人造黄油越硬，里面的饱和脂肪酸就越多
- 椰子油，含有中链甘油三酯（MCT）。这种饱和脂肪酸不需要脂肪消化的一般过程，可以直接被人体吸收，并且不会像其他饱和脂肪酸一样对血液中的胆固醇产生影响。因为椰子油可以经受高温，所以适合烹饪，但仍需要合理摄入

　　饮食中的饱和脂肪酸已经引起关注，因为它可能导致血液中胆固醇水平升高，加之如果有其他的健康问题，比如超重、高血压、抽烟和缺乏运动，还会有导致心脏病发病的风险。对于确诊癌症并正在接受治疗的人来说，治疗可能会影响他们的体重和进食，心脏病的风险暂时可能不是最重要的。甚至有人发现受癌症症状或相关治疗的影响，其血液中胆固醇水平甚至会下降。但是，治疗后逐渐回归到正常生活的时候，要考虑饮食对整体健康的影响。

不饱和脂肪酸

这类脂肪通常存在于油脂丰厚的鱼类、坚果和某些水果蔬菜中。这类油脂的化学结构会

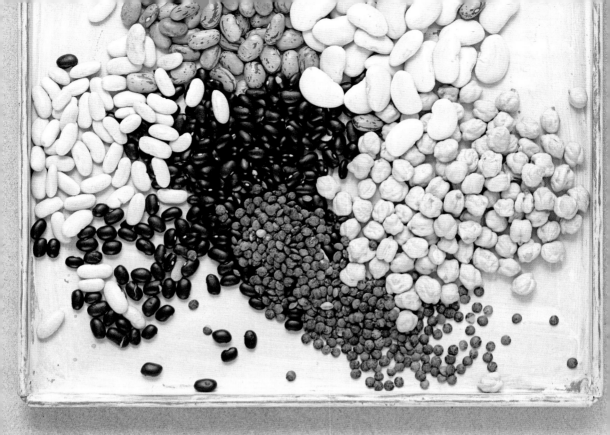

有些许不同，在室温下通常是液体而非固体。它们既有单不饱和脂肪酸，比如橄榄油，也有多不饱和脂肪酸，比如葵花籽油和芝麻油。需要摄入一些这类脂肪的原因是其含有人体必需却又无法靠自身合成的脂肪酸。其中 ω-3 和 ω-6 是两种主要的脂肪酸。只有富含油脂的鱼类和亚麻籽油中才有 ω-3 脂肪酸。它被证实可以减少身体的炎症，比如类风湿关节炎和其他由癌症引发的炎症。ω-6 脂肪酸存在于家禽、坚果、谷物、大豆油、葵花籽油和玉米油中。在过去几十年中，饮食中 ω-3 脂肪酸和 ω-6 脂肪酸的比例有所变化。有人担心这会影响我们的健康，特别是可能引发心脏病，但真实情况到底如何我们尚不清楚。不饱和脂肪酸可以帮助降低血液的胆固醇水平。如果想增加体重，这类脂肪是绝佳的能量来源，但如果想减重，就要控制其摄入量。这类脂肪的来源包括：

- 油性鱼类，比如三文鱼、鳟鱼、鲭鱼、沙丁鱼
- 坚果，包括巴西果、核桃、榛子、夏威夷果
- 籽实，比如南瓜子、葵花籽、芝麻
- 来自坚果、籽实和果实的植物油，包括橄榄油、核桃油、葵花籽油、芝麻油和牛油果油

- 某些水果和蔬菜，比如牛油果和橄榄

反式脂肪酸

人们对反式脂肪酸的兴趣日益浓厚，因为它能导致血液中胆固醇水平上升。肉类和乳制品中存在着少量反式脂肪酸，含有氢化植物油的加工类食品中也存在反式脂肪酸。如果你想避免摄入反式脂肪酸，以下几种方法可以帮助你：

- 不要购买标注含有部分氢化脂肪或油脂的产品
- 在家使用液态植物油煎炸食物，在外用餐时尽量少吃油炸食物
- 少吃商超售卖的饼干、蛋糕和点心

膳食纤维

水果蔬菜和谷物中的膳食纤维不会在消化道中被分解掉，根据其特性和在肠道中的状态，分为可溶性膳食纤维和不溶性膳食纤维。膳食纤维有助于消化系统的正常工作，肠道的规律性蠕动可以降低血液中胆固醇的水平，并预防消化系统的疾病。大部分人每日膳食纤维的摄入量并不够。

能提供丰富膳食纤维的食物通常也富含维生素和矿物质，比如全谷物、水果和蔬菜（豆类也包括在内）。大部分食物中既有可溶性膳食纤维，也有不溶性膳食纤维，因此，多样化饮食是确保均衡摄入不同类型的膳食纤维的关键。

可溶性膳食纤维

含有此类膳食纤维的食物包括燕麦、豆类以及某些蔬菜水果。可溶性膳食纤维可以让食物变稠，比如燕麦粥，从而减缓消化过程中身体对葡萄糖的吸收。这些缓慢释放能量的食物可以让你有更长时间的饱腹感，对于控制食量非常有帮助。

可溶性膳食纤维在大肠内发酵，可以帮助缓解便秘和腹泻。这个发酵过程增加了肠道内容物的体积，并产生气体和短链脂肪酸，而肠道黏膜细胞会利用和吸收这些物质，其提供的能量占我们从食物中获取的所有能量的一小部分。

不溶性膳食纤维

不溶性膳食纤维在消化系统中不会被分解，并能增加肠道内容物的体积。膳食中的不溶

性膳食纤维可以使肠道规律蠕动，避免便秘。含有大量不溶性膳食纤维的食物包括全谷物、燕麦和其他高纤维早餐麦片、全麦面包、糙米和豆类。

维生素

维生素对健康至关重要，在身体中发挥着各式各样的作用。由于我们自身无法合成维生素，我们摄取的食物成为其主要来源。人们对维生素和某些矿物质是否能够预防癌症十分感兴趣。通常来说，维生素，特别是抗氧化物，会作为抗癌助手被单列出来。一旦确诊癌症，就无法确定这些维生素，尤其是作为膳食补充剂食用的维生素是否依然有益，特别是在化疗这类治疗期间。大家关心的是，维生素对身体组织的保护会不会削弱癌症治疗的效果。早前一项已经终止的针对β-胡萝卜素和维生素A的研究显示，让确诊肺癌的患者食用这两类维生素补充剂增加了再次患癌的风险。但是，当每天从摄入的食物中自然获取这些维生素时，我们并没发现这个大家不想看到的结果，因此从食物中获取所需的维生素应该是最佳办法。选择能提供各类营养素的多样化食物，确保你的饮食涵盖了所有必需的维生素和矿物质。

从哪些食物中可以获取维生素呢？所有的蔬菜水果，无论是新鲜的还是速冻的、罐头装的，都是维生素的重要来源，类似的还有蛋类、牛奶、奶酪、鱼类、豆类、红肉（包括动物肝脏）。有些维生素接触氧气的时间越长，变质越严重，这也是为什么要趁食材新鲜的时候购买和食用。还有些维生素会遇热变质，因此推荐用少量水快速烹饪，比如蒸或炒，这样有助于留存维生素。这些方法还有助于留存其他营养素，包括钾元素这类电解质。尽管生食能提供很多微量营养素，但这并不是说生的永远比熟的好！某些食材烹饪后更有营养，比如胡萝卜和番茄，因为烹饪过程能够释放更多维生素，并且更易于人体吸收。尽量多吃不同种类的蔬菜水果，是保证你获得所有身体必需的维生素和矿物质的最佳方法。

维生素 A

维生素 A 对于皮肤和毛发的健康很重要，并具有抗氧化属性，能保护细胞和组织。这种脂溶性维生素存在于油性鱼类中，比如鲭鱼、鳟鱼和沙丁鱼，还存在于蛋类和奶酪中。全脂乳制品中也有维生素 A，比如牛奶、黄油、酸奶，但是，如果很在意油脂摄入，你也可以从 β-胡萝卜素中获取维生素 A（见下文）。因为我们的身体无法清除多余的维生素 A，所以不要长期以膳食补充剂的形式大量摄入。大量摄入维生素 A 与骨折风险增加有关，所以你的饮食满足日常推荐摄入量即可。

β-胡萝卜素

β-胡萝卜素是胡萝卜素中的一类。它作为色素给某些蔬菜水果带来了黄色和橙色的外表。β-胡萝卜素在人体内可转化为维生素 A，因此把它放到食谱中可以提供身体每日所需的大量维生素 A，非常有用。如果身体吸收了多余的 β-胡萝卜素，就会囤积在脂肪中，这也解释了为什么 β-胡萝卜素摄入过多后皮肤看起来黄黄的。

人们对于食物中的 β-胡萝卜素愈加关注，也对它作为抗氧化物如何帮助预防癌症有着浓厚的兴趣。但是，一旦确诊为癌症，我们并不清楚大量摄入 β-胡萝卜素是否能继续保护我们，并防止癌症复发或病程发展。无论如何，β-胡萝卜素都是重要的营养素，存在于各类蔬菜水果中。黄色、绿色、橙色和红色的蔬菜是不错的 β-胡萝卜素来源，比如胡萝卜、南瓜、红薯、菠菜、番茄、西蓝花和红色甜椒。含有 β-胡萝卜素的水果有杧果、杏和橙色果肉的蜜瓜。

B 族维生素

B 族维生素包括维生素 B_1（硫胺素）、维生素 B_2（核黄素）、烟酸、维生素 B_5（泛酸）、维生素B，生物素、叶酸和维生素B_{12}（氰钴胺）。这组水溶性维生素在身体中发挥着多种作用，包括帮助身体从食物中获取能量。其中有些维生素对于红细胞的形成和神经的机能尤为重要。可以提供B族维生素的食物包括：

- 全谷物、酵母和酵母提取物，含有维生素B_1和维生素B_2。这些B族维生素通常被加入谷物和早餐麦片中
- 猪肉和肝脏等肉类、海鲜、土豆和芸豆，这些都是维生素B_1的来源
- 乳制品、蛋类、肝脏、酵母提取物和强化早餐麦片，都含有维生素B_2
- 肉类、鱼类、小麦粉和玉米粉、牛奶和蛋类，都含有烟酸

维生素B_6存在于很多食物中，特别是猪肉、鸡肉或火鸡肉、鱼类、蛋类、蔬菜以及杂粮面包和燕麦这类全谷物杂粮中。

叶酸和维生素B_{12}共同参与红细胞的合成。叶酸存在于肝脏、西蓝花、菠菜、抱子甘蓝、豌豆、糙米和强化早餐麦片中。

维生素B_{12}对于神经系统和红细胞十分重要，存在于肉类、鱼类、牛奶和蛋类中。从食物中吸收维生素B_{12}的多少取决于胃肠道能否有效工作。如果治疗涉及胃部或肠道的手术或化疗，可能需要通过注射的方式补充维生素B_{12}。

维生素C

维生素C，又名抗坏血酸，在抗癌领域收获了不少关注。这种水溶性维生素作为抗氧化剂发挥着极其重要的作用，有助于食物中铁元素的吸收，并且有助于胶原蛋白的合成。胶原蛋白是软组织生长和修复的关键，在伤口愈合方面不可或缺，因此是术后阶段特别重要的营养成分。有人提出使用大剂量维生素C可能治疗癌症时，维生素C获得了营养师和饮食学家的特别关注。一系列研究表明，把维生素C当作补充剂进行（静脉）注射或口服而不是只从食物中摄入，并不能被证明可以治疗癌症。维生素C作为水溶性营养素很难在体内储存，因此比较理想的状态是每日服用。从食物中获取维生素C十分重要，特别是对于正从癌症中恢复的人群来说。如果你胃口不错，能摄入足够的蔬菜水果，就可以轻易获得足量的维生素C。维生素C的最佳来源包括柑橘类水果以及柑橘类果汁，比如橙子、柚子、柠檬、青柠，还有黑加仑、猕猴桃、番石榴和杧果。其他不错的选择包括草莓、红色或绿色甜椒、西蓝花、抱子甘蓝和土豆。如果你吃不了太多的蔬菜水果，喝些果汁或水果思慕雪也可以保证每日的需

求。这些蔬菜水果越新鲜越好，因为维生素C会被空气中的氧气和高温破坏掉。烹饪时，尽可能选择快速烹饪的方式来留住维生素C。

维生素D

人们对维生素D真正产生兴趣是因为它可能与癌症的病程发展有关，以及它对于确诊患者来说的重要性。维生素D作为一种脂溶性维生素，在食物中以麦角固醇和胆钙化醇的形式存在。后者也可以通过晒太阳由身体合成，也就是说体内维生素D水平的高低既取决于饮食也取决于日照。维生素D在体内有不少作用，包括调节食物中获取的钙和磷的量，以及这两种元素在骨骼中的储存量。维生素D也影响着其他器官，包括肠道、肾脏和甲状旁腺。

晒太阳后维生素D的生成和几个因素相关，包括年龄、肤色、皮肤暴露面积、居住地、时间和防晒用品。同时，一年中的不同时段也对维生素D的生成有所影响，尤其是对于在远离赤道的地方居住的人来说，在冬季体内的维生素D水平常常会下降。

很多人血液中的维生素D含量不足，这种情况在某些患有癌症的人身上更甚。根据癌症类型不同，这种现象的严重程度不一，但是维生素D含量低可能会导致癌症复发并影响身体健康的其他方面，比如骨折。不论是从食物中还是从阳光中获取的维生素D，都是重要的营养素。对于患有癌症的人来说，维生素D更显宝贵，因为有些治疗会影响骨骼的健康，导致骨骼不再那么强壮，并增加骨折的概率。如果你对维生素D有任何疑虑，就找你的医师咨询一下吧。他们会和你探讨最适合你的检查骨密度和维生素D水平的方式，如果需要，也会探讨什么补充剂最好。钙和维生素D都对维持骨密度有益。

维生素D自然存在于蛋黄、黄油和油性鱼类中，比如鲭鱼、沙丁鱼和三文鱼。维生素D也被添加到人造黄油和某些加工的谷物麦片食品中。

维生素E

维生素E又名生育酚，是另一种抗氧化剂。它让身体组织免于受到自由基的破坏，并为免疫系统的运转提供支持，帮助身体抵御细菌和病毒。和维生素B_{12}类似，维生素E有助于红细胞的形成。这种脂溶性维生素存在于植物油中，包括葵花籽油、红花油、玉米油、菜籽油和大豆油，也存在于小麦胚芽、扁桃仁、榛子、花生和各类籽实里，比如葵花籽。绿叶类蔬菜，比如菠菜和西蓝花，也含有维生素E，它也被添加到某些强化麦片、人造黄油和涂抹酱料中。

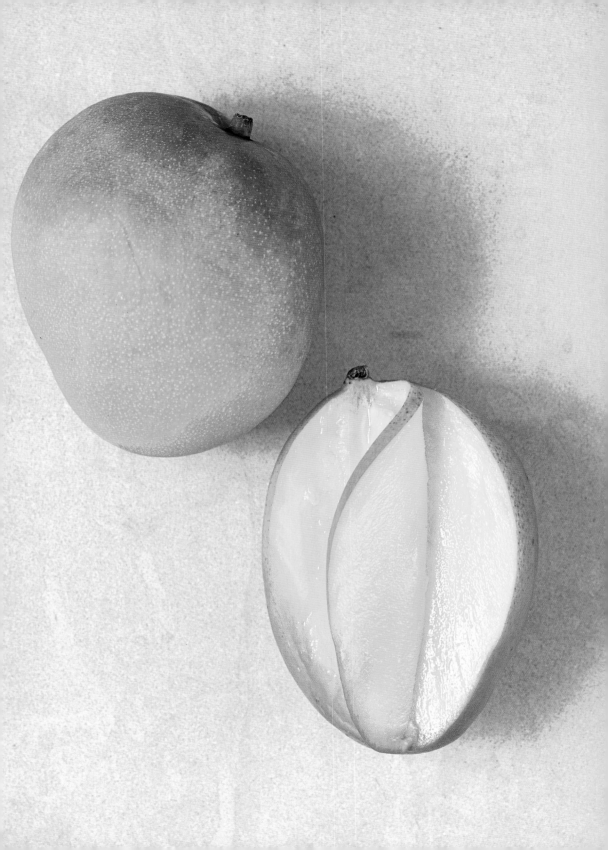

电解质

血液中的盐或电解质对健康尤为重要。这些盐，包括钠离子、钾离子、氯离子和碳酸氢盐，其在体内的水平由精准的机制控制着。但是，它们会受到诸多因素的影响，比如疾病、药物和营养素流失，又或者是呕吐、腹泻。它们是血液中重要的一部分，并配合肌肉、神经和组织发挥作用。

钠离子

我们食物中的钠离子大多以氯化钠——食盐的形式存在。烹调过程中加入的食盐或者吃饭时撒到饭菜中的盐只是我们日常摄入钠离子的一部分。我们还从其他渠道获取钠离子，包括很多预制食品或加工食品，比如火腿、培根、意大利香肠和咸鱼等，还有泡菜和橄榄等腌制食品，以及坚果、椒盐卷饼和薯片等含盐零食，还有某些调料，比如酱油、浓汤宝和酵母提取物。大部分人每天的盐摄入量远高于我们实际需要的。为了拥有健康的饮食，限制盐的摄入量势在必行，因为过量摄入盐可能导致血压升高。

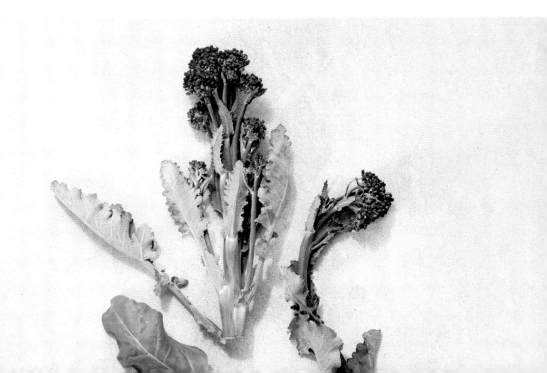

钾离子

钾离子是一种至关重要的电解质，对于神经系统和肌肉系统，包括心脏的正常工作尤为重要。它还帮助身体送养分，比如把葡萄糖送入细胞。服用某些药物可能会造成钾离子流失，比如利尿剂（又名水丸），而癌症治疗的常见不良反应腹泻也可能是钾离子流失的原因之一。

在饮食中加入钾离子很容易，因为它存在于很多蔬菜水果中，特别是香蕉、杏干、土豆和红薯，以及豆类，坚果和籽实，果汁和思慕雪，咖啡，牛奶，牛羊猪肉、鸡肉和鱼肉等富含蛋白质的食物。

矿物质

钙

钙是人体内含量很高的一种矿物质。它构成了骨骼和牙齿，帮助肌肉收缩和凝血。尽管没有太多的证据表明患癌后钙起到的保护作用，但是人们对于钙是否能帮助我们抵御某些癌症有着极大的兴趣。尽管如此，钙对于我们的骨骼健康依然有着不可或缺的作用，因此对任何确诊病例来说钙都成了关键的矿物质。对于患有前列腺癌的人来说，他们会担心大剂量摄入钙的后果，因为有些研究表明大剂量的钙与某些晚期或病情严重的前列腺癌相关。如果每日摄入量是推荐量的两倍，也就是 1500~2000 毫克钙，的确会带来风险。

钙的优质来源包括牛奶、奶酪、酸奶和其他乳制品，外加绿叶类蔬菜，比如卷心菜和西蓝花。大豆、添加钙离子的大豆饮品、鱼骨可食用的鱼类，比如沙丁鱼，都可提供钙。

铁

铁元素在身体中扮演着好几种角色。它是构成血红蛋白的一部分，而血红蛋白是我们血液中的色素。贫血，也就是红细胞不足，在确诊癌症的人群中十分普遍。这可能是因为食物中缺少铁元素或其他营养素，或者是其他原因导致失血，比如手术或持续性出血。

铁元素的食补来源包括动物蛋白（血红素铁）和蔬菜类食物（非血红素铁）。血红素铁最好从食物中获取，可通过同时摄入维生素C促进其吸收，比如喝果汁。铁元素的最佳来源包括红肉、动物肝脏和蛋类。蔬菜类来源包括全谷物（比如杂粮面包和糙米）、强化早餐麦片、豆科作物和豆类、杏干等水果干、坚果，以及菠菜、羽衣甘蓝等深绿色叶菜。

硒

硒与体内错综复杂的抗氧化系统共同作用，在帮助身体抵抗细胞和组织的损伤方面十分重要。同时硒元素对免疫系统和甲状腺的正常运转也很重要。硒元素存在于很多食物中，包括巴西果、鱼类、肉类和蛋类。虽然我们从食物中摄取的矿物质都在安全剂量内，但超量服用硒元素会产生毒性，所以服用硒补充剂时要格外小心。

体内的硒水平可能会因为压力、疾病和某些治疗（比如放疗、化疗）而下降。当然这种变化并不普遍。在恢复阶段，饮食中应包括含有这种微量元素的食物来弥补缺口。

锌

锌元素是一种不可或缺的微量元素，可以帮助生成新的细胞，支持免疫系统正常工作，吸收蛋白质、脂肪和碳水化合物等营养素。它扮演的重要角色是帮助伤口愈合，以及帮助身体自身进行修复。

人们对于锌能否影响人们的味觉变化很有兴趣。关于老年人的研究表明，锌和某些味觉改变有关，人们根据这一研究推测锌也应该与在化疗期间的味觉变化有关。但是，锌缺乏和癌症导致的味觉变化之间并没有清晰明确的联系。这种变化成因复杂，极有可能是由多种药物和其他疗法导致的。类似地，我们也不清楚锌元素水平不足是在癌症发病前发生的，还是癌症造成的结果。和硒元素相仿，血液中的锌元素含量可能会因为压力、疾病和治疗而减少。现在尚不清楚这是不是发生在组织和器官中。但可以确定的是，在饮食中摄入足够的锌元素能确保身体各系统正常工作。

锌的优质饮食来源有红肉、禽类、豆科作物、坚果、龙虾和螃蟹等海鲜、杂粮、强化早餐麦片和乳制品。

酒精

对于有些人来说，饮酒是社交生活的一部分。众所周知，酒精会影响我们的情绪，而过量饮酒对身体健康有诸多影响，不仅会导致心脏病、癌症、高血压和肝病，还能引起体重增加。任何想要健康饮食的人都需要学会适量饮酒或戒酒。

很多正在接受癌症治疗的人发现，他们对于酒精的欲望减退了。酒精能刺激口腔组织，加重口腔溃疡或咽炎。但是，对于那些胃口不好的人来说，餐前一小杯酒可能会激发他们对食物的欲望。当然不是所有人都觉得这样有用，但有时候为了满足社交需求，和别人小酌一

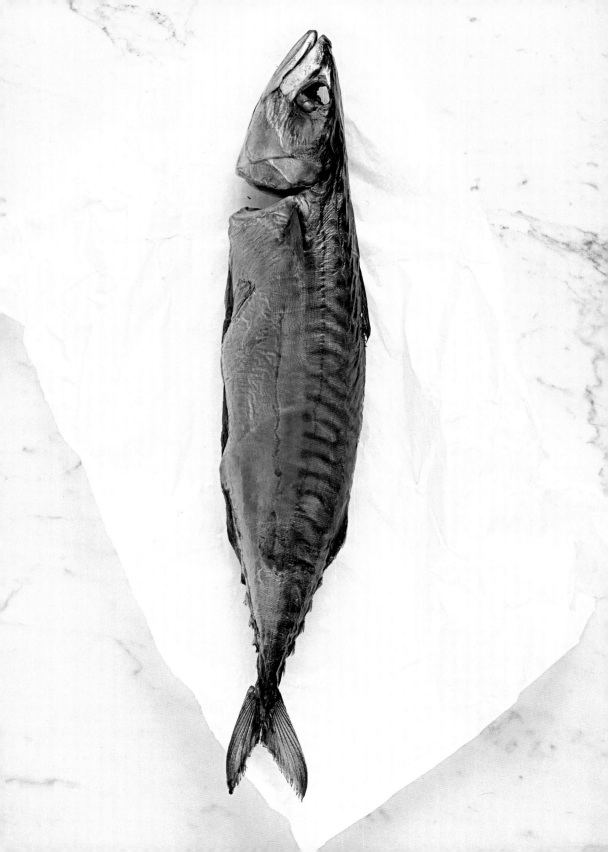

杯就能奏效。

体重有多重要?

体重下降可能是癌症的症状之一,一些人发现确诊时体重已经变轻了。这有可能是因为没有胃口或者进食困难,也可能是担心自己的健康以及接受各种化验的结果。你的体重在治疗期间和完成治疗后可能都很重要。

当你站上体重秤时,读数显示的是整个身体的重量:骨骼、肌肉、内脏器官和脂肪。如果体重下降了,流失的不仅仅是脂肪,还包括肌肉。我们不仅在运动时需要肌肉维持一些至关重要的身体功能,呼吸时同样需要肌肉。尽管人们一般更在意总体重,但身体各部分的重量其实更重要。每个部分的重量可以通过专业设备测量,但是医院通常使用简单的方法测体重。

对癌症患者来说,摄入的食物一旦有变化,可能会导致体内脂肪和肌肉的流失,但通常是饮食变化外加癌症和其治疗导致的新陈代谢变化共同作用的结果。一旦产生炎症,就会加速骨骼肌的流失,降低血液中白蛋白的水平,导致患者觉得虚弱疲劳。有些研究已经测试了某些食物,特别是鱼油中的 ω-3 脂肪酸能否减少这种炎性反应,并帮助身体利用营养素补足储备。尽管不确定它们有多大帮助,但是作为均衡饮食的一部分,结合运动肯定是有用的。

这本书中满是帮助你吃好并避免体重下降的思路。在治疗初期,如果没有特别的医嘱,我们通常建议尽量不要减重,除非已经超重。研究表明,如果人们在治疗期间可以保证充足的营养,便能更容易应对治疗,也更容易康复。保持肌肉量尤为重要,而这有赖于全面的营养和身体活动。

癌症治疗期间的身体活动

癌症治疗的副作用,比如疲倦无力,会使你难以维持你喜欢的生活方式。之前都建议患者在治疗期间静养,但是最新的研究建议,治疗期间保持高质量的休息和适当的身体活动之间的平衡大有裨益。在可能的情况下,试着计划好你的一天,以便既有休息的时间,也有活动的时间。运动并不一定意味着要去健身房,可以是散步,甚至是做家务这类活动。已有证据表明,有氧运动和放松可以帮助减轻疲劳的程度,缩短其持续时间。有一定强度的运动可以帮助维持肌肉的形态和力量,也很重要。虽然我们仍在探究哪种运动最佳,但是最重要的是,与其在治疗期间一直静养,不如试着活动活动身体。

癌症治疗期间采取健康饮食面临的挑战

在癌症治疗期间好好吃饭对保证健康来说十分重要，为了达到这个目标，本书为你提供打开胃口的建议，在保证餐食美味的同时确保各类营养素的摄取。但书中的健康饮食指南是基于你能够吃好且没有任何食欲问题或治疗后的症状。

症状

如果目前你的症状影响了你的进食，那么你需要和你的治疗团队聊一聊。让他们知道你的症状很重要，比如恶心、呕吐、疼痛、口腔溃疡、食欲不振以及其他排便习惯的变化。其中任何一种症状都对你的进食种类和食量有着深远的影响。对于这些症状没有做足准备的话，你自身的感受和进食状况与有准备相比会有天差地别。

如果你感觉进食很困难，也无法做到均衡饮食，那么让你的主治医师帮你推荐一位注册营养师。他是营养学方面的专家，不仅可以帮你制订满足治疗期间个体需求的可靠饮食计划，而且可以就改善食物摄入和有益的维生素及矿物质补充剂等提供具体的建议和信息。

食欲不振

厌食症，意思不是没有胃口（不要和神经性厌食症混淆）。这可能是影响食物摄入最常见的因素之一。探究未来和治疗带来的压力与焦虑也会导致你不想吃东西。可以试着保持你习以为常的饮食模式，但适当减量，也许你会剩饭，也不吃零食，继而造成整体食物摄入量减少，体重亦会随之减少。有人完全失去了对食物的兴趣，用餐成为苦差事。家人和护工都劝你多吃点，这当然是好意，但如果你确实没什么胃口，越来越不想吃东西，那么这份好意可能会成为关系紧张的导火索。如果哪几天你觉得胃口好转，就记下那些对你有吸引力的食物。食欲不振时，你很难有心思考虑吃什么。能写下来的时候记下想吃的食物是为了以后帮到你。

应对食欲不振的小贴士：

- 准备小份食物。盘子上堆得太多可能会让你兴趣全无，让你对自己到底应该吃多少不知所措

- 用小号的盘子。这样可以减少一盘食物的分量，以便家人和护工判断你能吃多少

- 把每天用餐的方式改为"少食多餐"。选择小份的饭菜、零食，多吃几顿，整体来看你会吃下更多食物，因此也会摄入更多营养

- 避免用低热量的食物填肚子，比如低热量的汤、茶、咖啡和水。尽管能补充水分，

但这些饮品在把你灌饱之外并不能提供必要的营养。因此，试着喝些高热量的汤水和饮料，既可以补充水分，又可以获取养分

- 如果你的体重在下降，那么选择高热量的食物和零食，并且分成小份
- 选择你喜欢的食物。你可能会担心它们不够有营养，但是吃点想吃的很重要
- 灵活选择饮食模式。饿了就吃很重要，所以备好足够的零食并好好利用

进食的情绪因素

因为担心你，所以家人朋友会花时间和精力，想方设法劝你吃东西，但没有食欲可能会造成你和他们之间的摩擦。好好吃饭的近义词是健康，因此也可以理解，所有爱你的人都以为可以通过这种方式帮到你，但是这种劝说可能会导致吃饭时气氛紧张。

避免吃饭时气氛紧张的策略：

- 和你的家人朋友谈一谈吃饭这件事和你吃饭时的感受
- 探讨一下每天什么时间吃饭更舒服。这能帮你把用餐时间调整到你觉得最想吃东西的时候

如何避免吃点就饱

有时候，问题可能在于你确实想吃东西，但是吃一点就已经感觉饱了。相关建议会和食欲不振的类似，但是你可以尝试以下具体的方法。

- 避免吃富含膳食纤维的食物，否则你没吃多少可能就已经饱了
- 避免吃饭之前摄入液体，包括水、茶、咖啡和汤。碳酸饮料的气泡也会让你有饱腹感，所以最好不要喝这类饮料
- 试着"少食多餐"，除了三顿饭，也可以吃点零食
- 要喝就喝高能量饮品，比如含有牛奶的饮料、水果思慕雪和含有果汁的饮料，而不是稀汤寡水
- 如果喝汤，可以在汤里加入奶酪、奶油或法式酸奶油

体重下降的管理

很多人在确诊癌症前去看医生的原因是他们发现自己掉秤了。如果你曾经超重，一直在为控制体重而痛苦，却突然发现自己没费力气体重就下降了，那么这种方式的减重可能会导

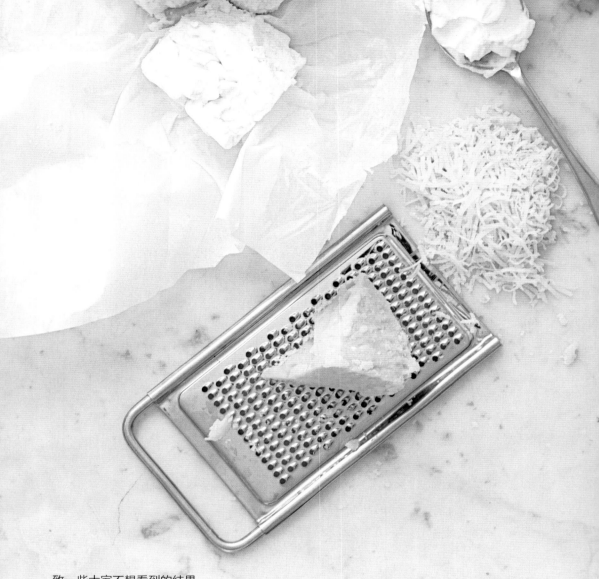

致一些大家不想看到的结果：

- 感觉虚弱、疲劳，肌肉量减少

- 身体不再能承受癌症的治疗，比如手术或化疗

- 开始感觉不舒服或在意自己的身体，特别是在体重下降得很快的情况下

建议不要在治疗期间减重。减重通常是没胃口、恶心或懒得做饭导致的。有可能的话，你需要增加摄入的能量，避免体重进一步下降。

很多人说推荐的这些高能量食物并不是"健康之选"，但是需要记住的是这些食物之所以被推荐是有特殊原因的，并且通常只在特定的时间范围里摄入。整体的饮食均衡依然重要，但摄入足够的能量和蛋白质是第一位的。如果担心自己不能摄入足够多种类的食物以确保饮食均衡，那么你应该从饮食学家等专业的健康从业者那里寻求建议。

让吃饭变轻松的小贴士：

- 选择柔软易消化的食物，用酱汁和肉汤让食物软润诱人

- 制作一批酱汁，用小包装分装冷冻，方便日后使用

- 餐后试着吃点甜品。如果你已经吃饱了，没办法马上吃，就过一个小时左右再吃。冰箱里要备一些高能量冰激凌，这样准备甜品会变得简单迅速

- 制作一些易于存放的甜点，这样可以随时拿来当成零食食用或者在吃饭时享用

增加食物热量的方法

- 尽量选择高能量的食物，包括每日必需品的全脂版，比如牛奶、酸奶、法式酸奶油、奶油、酱料和食用油

- 在日常饮食（比如土豆泥）中加入些高热量食材，比如橄榄油、黄油、牛奶、奶酪或酱汁，又或者在通心粉或北非小米上淋一些调味油

- 在本书中寻找热量相对较高的食谱，即便只吃一小份也能获得很多重要的营养素

- 避开低脂、低热量食品，比如低脂沙拉酱、甜品、乳制品和咸味小食

- 选择高热量食物作为餐间零食，比如坚果、干果或者巧克力、自制曲奇等

- 在汤或甜品中加入少量奶油，增加美味浓稠的口感

- 不要只喝汤，因为这样做通常会造成营养不良。可以在汤里加入一些富含蛋白质的食材，包括鸡肉、牛奶、奶粉、小扁豆等豆类，以增加汤的营养。食用的时候加奶酪碎更好

食谱创意

- 复原脱脂奶粉时不要用水冲，而是用普通的全脂牛奶。用这种强化型牛奶可以泡麦片，制作酱汁、饮料和牛奶布丁

- 植物性饮品的能量和蛋白质含量可能都不高，可以在里面加入一些蛋白粉（比如豌豆粉、糙米粉、大豆或蓖麻蛋白粉）。这种加强型植物性饮品可用于泡麦片，制作酱汁、饮料和布丁

- 在土豆泥或米饭中打入一个鸡蛋，一定确保鸡蛋被加热到熟透
- 在土豆泥和酱汁中多加些奶酪，多余的奶酪可以作为其他菜肴的点缀，比如牧羊人派和鱼排。把切碎的羊奶酪放到配菜沙拉中，汤和通心粉中再加入额外的帕马森奶酪
- 制作高蛋白奶昔，在新鲜水果中加入牛奶、酸奶、花生酱、花生粉、扁桃仁或腰果等坚果碎或者豆腐，搅打至均匀丝滑
- 把坚果加入炒菜、甜品、早餐麦片中，或者直接当零食食用

零食创意

- 餐间的咸味小食可以选择奶酪饼干、涂抹型奶酪、肉类熟食、鱼肉或蔬菜泥、牛油果或鹰嘴豆泥。可以把黄油涂在奶酪饼干、面包干、皮塔饼、吐司或面包上
- 橄榄、日晒油浸番茄干、薯片、米饼、蔬菜脆片等都是方便可口的小零食，且能量较高
- 燕麦饼、小麦或黑麦饼干、面包或吐司，可以涂抹黄油并搭配其他小食，比如坚果酱（花生、扁桃仁或榛子）；带有番茄、黄瓜、水果或英式酸辣酱的奶酪或全脂奶油奶酪；肉类熟食，比如火腿或者意大利香肠，配上蔬菜沙拉（番茄、胡萝卜、芹菜或黄瓜条）
- 烤制的茶点搭配黄油、果酱、蜂蜜或柠檬酱
- 小份香肠或香肠卷
- 印度咖喱饺或春卷
- 加了黄油或焦糖的爆米花
- 坚果（生吃、烘烤、盐焗或原味），可以吃腰果、巴西果、核桃、榛子和扁桃仁
- 籽实，包括南瓜子、葵花籽或芝麻
- 水果干（杏干、梨干、杧果干、大枣、葡萄干）
- 什锦果仁（把水果干、坚果和巧克力混合在一起）
- 独立罐装的全脂酸奶、卡仕达酱、慕斯、焦糖布丁、大米布丁和奶油拌水果。这些可以提前买好或做好，存在冰箱里，当作简单营养的零食。如果使用植物型酸奶，选择能量更高的产品。吃的时候配上新鲜水果或水果罐头，也可以是果酱，以便提供不同的口味和花样。也可以在希腊酸奶中加入格兰诺拉麦片或坚果碎以及蜂蜜

- 自制的燕麦甜饼或者曲奇（把预制的饼干冻起来，随时可以放进烤箱复热）

- 原味饼干，比如苏格兰黄油饼干

- 蛋糕或松饼

- 什锦早餐麦片或者酸奶水果和坚果棒

- 苏格兰煎饼配黄油果酱，或者搭配水果、蜂蜜或枫糖浆

- 英式松饼配黄油、奶酪或果酱

- 用新鲜或速冻水果和酸奶混合成水果思慕雪，或者购买现成的

- 酸奶

- 温热的奶饮料，比如热巧克力或者麦芽奶

- 奶昔，可以加入冰激凌或水果增添口感

味觉改变

味觉改变是个棘手的问题。普遍的看法是，抗癌药物或相关治疗会破坏或降低口腔细胞的敏感度。大部分患者都会经历味觉改变，虽然这种变化大多发生在各种癌症的治疗期间或者之后，但接受化疗的人群感受更为明显。这会让可口的美食变得索然无味甚至难以下咽，导致吃的乐趣消失大半。解决味觉改变的问题不仅需要耐心，而且要有乐于尝试新口味和新的饮食组合的意愿。

在癌症治疗期间，嗅觉也有可能改变。这可能在很多方面影响患者，并显著影响其生活质量。首先，因为嗅觉和味觉密不可分，所以嗅觉的改变可能会影响食物的口感，也会让分辨各种味道变得更为困难。其次，如果闻到了不好闻或浓烈的气味，患者可能会出现恶心或者不思饮食的情况。避免闻到这些味道对于应对这种厌恶感是十分关键的，尽管这并非易事。但为了帮助这类人，可以让他们远离做饭的味道，家里保持良好的通风并选择味道清淡的冷食。

味觉和嗅觉会随着时间的推移而变化，那些在治疗早期出现的状况不一定会持续存在，但有可能又会有新的变化出现。好消息是，时间久了这种副作用往往会消失，但是症状还存在的时候，要确保这些问题不会减少你的食物摄入量或者改变你的饮食平衡。饮食不仅涉及食物的外观和气味，更关乎口感，因此选择食物的时候尽量确保色香味俱全。希望这本书中的创意能帮助你找到刺激味蕾的口味。尝试常规的和新的味道被认为是应对味觉改变和刺激味蕾的有效方式。下面列出了几种已知的常见味觉变化，并附有应对建议。

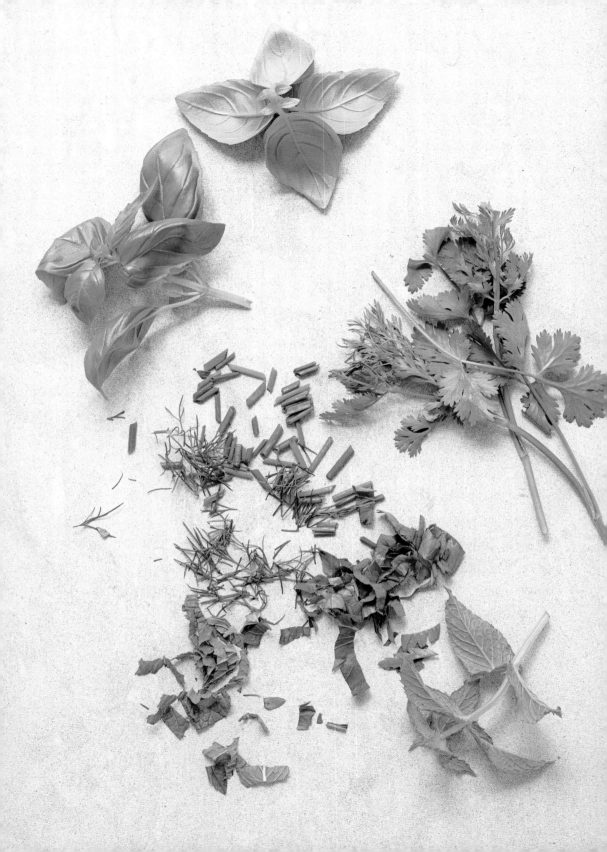

尝不出食物的味道

表现为味觉和嗅觉都更加迟钝。这意味着连主要的味觉感受——甜、酸、苦、咸都难以分辨。这里有一些关于调味的小贴士：

- 使用香草（新鲜的或干的）或香料

- 食物中多加点盐，但最好是随吃随加，特别是还有其他人一起用餐时

- 选择水分多一些的食物，并配以酱汁

- 尺量吃温热的食物，这种情况下我们的味蕾更容易分辨味道

- 多加点糖，或者使用蜂蜜、糖浆。这样做不仅能增加餐食的能量，还可以增添风味，而且有些人对甜食的耐受力更好

- 在甜品中加入果酱，会给食物带来令人愉悦的强烈气味。只要没有口腔溃疡，就可以用蔓越莓或者柑橘类水果制作果酱

- 尝试加入一些酱汁或沙拉酱，比如酱油或香醋，既可以在烹调时加也可以在用餐时加

- 如果没有口腔溃疡，可以让食物带点柑橘味，比如在食物中挤入一些柠檬汁或青柠汁，或者喝点加冰的气泡青柠汁饮料

- 在冰水或冰绿茶中加入几片柠檬或青柠

- 在杯中捣碎薄荷叶，加入开水，制作一杯提神醒脑的饮品

食物尝起来发苦或带有金属味

癌症患者通常觉得食物越来越没吸引力，或者对某些食物唯恐避之不及，比如肉类、柑橘类水果、巧克力、茶和咖啡。如果他们觉得恶心或者周围有强烈的气味，特别是食物或油烟，情况就会更加糟糕。有人觉得自己吃正餐或在两餐间吃零食时嘴巴发苦，或者觉得有些食物，比如肉类，吃起来有苦味。药物可能是导致这种味觉变化的原因。

- 考虑其他替代性食物，比如用蛋类、酸奶和奶酪代替肉类，或许更合胃口一些

- 喝点水果或花草茶，果汁或思慕雪

- 用热巧克力或者麦芽奶代替茶或咖啡。牛奶饮料可以给你提供蛋白质和能量

- 试着吃一些冷盘或者常温的食物

- 将肉类在果汁或果味腌料中浸泡，以便抵消苦味

- 在正餐和零食之间吃些糖果来抵消口中令人不悦的味道

馋嘴

你可能会经历过对某种甜口或咸口的食物的渴求，但其实也并不是你通常会吃的那些。保持开放的心态，试一试这些平时不怎么吃的新口味，与此同时通过确保食物的多样性来维持整体膳食的平衡。

口腔溃疡和喉咙痛

导致癌症患者在治疗期间出现口腔溃疡和喉咙痛的原因有很多。口腔黏膜组织在化疗期间特别容易受到损伤，有可能你接受了口腔或咽喉的放疗或者口腔本已感染。如果你觉得进食或者吞咽很痛苦，要寻求解决问题的最佳建议。以下是一些减少吞咽困难和痛苦的方法：

- 摄入足够的液体。如果嘴唇疼痛，可以试着用吸管喝水
- 选择清淡、柔软、湿润、易于食用的食物
- 如果食量不大，那么在食物中加入奶粉、全脂牛奶或奶油来增加蛋白质和能量，或在汤中或调味汁中撒入一些奶酪碎
- 避免吃干硬且需要咀嚼的食物，比如面包、什锦早餐麦片和坚果
- 避免吃柑橘类水果、番茄或番茄制成的酱料。这些是酸的，会加剧口腔黏膜的炎症
- 在咸味的菜肴中减少盐和调味料的使用，因为这些可能会刺激口腔黏膜。类似地，避免食用辛辣菜肴，比如辣椒、英式酸辣酱、咖喱等
- 利用自制的高汤制作汤品，因为市售的高汤可能会偏咸。在汤中加入牛奶或奶油以增加蛋白质和能量
- 如果咀嚼比较困难，就把蔬菜（比如土豆、红薯、胡萝卜、芜菁甘蓝和山药）捣烂，加入黄油、人造黄油或其他油脂使其变软
- 谷物类食物一定要做到软烂，比如粥或米布丁
- 选择易于吞咽的甜品，比如卡仕达、焦糖布丁、烤布蕾、慕斯、全脂酸奶和冰激凌
- 只要牙齿不对冷敏感，可以食用冰块或冰冻水果，比如菠萝、葡萄、蓝莓、树莓，从冰箱拿出来直接吃就好。还可以试着喝些菠萝罐头里的糖水
- 甜品可选择由不太酸的水果制成的雪芭，比如杧果、苹果或梨

口干舌燥和吞咽困难

如果口干舌燥，进食和说话都会很困难。这可能是一系列原因导致的，但是针对口腔或咽喉的放疗以及服用的药物最有可能导致口干舌燥。以下方法可以帮助减轻痛苦：

- 选择湿润且易于进食的食物。本书中的很多食谱都设计成松软或汁水充盈的菜肴

- 避开较干燥或不易咀嚼的食物，比如肉类，特别是熟肉制品、馅饼、主食面包和饼干，这些都会让你的口腔更加干燥

- 选择湿润的鱼类、蛋类和奶酪制成的菜肴。充分炖煮的豆子咖喱或者焖豆子吃起来会很方便

- 一次多做些酱汁或肉汤，分成小份冻起来。这样你就总有和其他食材搭配的东西了

- 如果进食十分困难，可以在你的餐食中多加入一些炖得软烂的菜，比如炖菜或者砂锅菜。或者你可以把一顿饭里的每种食物拼放在一起，这样你的餐盘中就有了更多的颜色、味道和乐趣，看起来也更有胃口

- 在两餐之间多喝一些有营养的饮料或者吃一些甜品，来增加摄入量

和恶心反胃做斗争

有很多可以用于减轻恶心或呕吐的药物，所以如果这种状况对你造成困扰，一定要让你的医生或护士知道，因为恶心会让人无法吃饭喝水，特别是你可能同时还伴有其他不良反应，比如味觉改变或者觉得口腔中有奇怪的味道。服用正确的药物可以对食物摄入量产生巨大影响，也可以让你重拾进食的快乐。

其他让人感到恶心的因素包括气味刺激和刷牙。放松下来，通过看电视或自己的其他兴趣来转移注意力，可能会有帮助。以下是当你感到特别恶心的时候，选择食物的一些小贴士：

- 尝试吃少加调味料或味道清淡的食物

- 选择碳水类食物，比如苏打饼、咸味或原味的饼干、曲奇、面包或吐司

- 如果条件允许，把碳水类食物和蛋白质类食物组合起来，比如奶酪搭配土豆泥、烤土豆或者通心粉

- 尝试喝酸奶或者吃冷的甜品，比如焦糖布丁、卡仕达或慕斯

- 姜是治疗恶心的古老配方，可以尝试姜汁饼干、姜汁啤酒或姜汁汽水，或者用干姜制成的糖浆。试着把红茶或咖啡换成姜茶

- 喝点甜果汁，比如苹果汁、葡萄汁、蔓越莓汁、橙汁或葡萄柚汁等

管理消化系统

消化系统对于饮食、药物和治疗的变化十分敏感。下面是一些应对反流和胀气的简单措施：

- 少食多餐
- 吃完后不要立刻躺下来
- 小心碳酸饮料，因为它们可能会导致你胀气
- 避免用吸管，这样可能会促使你吸入更多空气

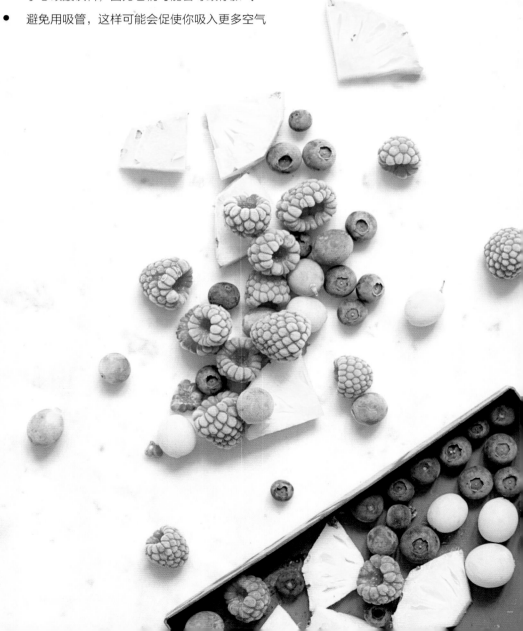

任何形式的癌症治疗都可能会影响消化系统的工作。消化系统的问题可能是化疗、放疗或缓解疼痛的药物带来的副作用。以上这些都会改变你的进食量、食物在消化系统中停留的时长，以及你能从食物中汲取的营养。在化疗时，有一小部分人可能会出现乳糖不耐受的情况。这往往是暂时的，可以通过选择牛奶的替代品解决，比如豆奶、米糊、扁桃仁奶、榛子奶或燕麦奶，当腹泻等症状消失后，再换回牛奶。很多人对乳糖并没有如此敏感，所以在改变饮食的时候需要和医生探讨一下。记住，有些牛奶的替代品在营养成分（比如热量和蛋白质）上含量少于牛奶，所以一定要查看营养成分表。

出现任何肠道习惯的变化时都应和你的专业团队沟通。腹泻既可能是感染的信号，也可能是化疗的结果，因此需要特别的应对措施。同样地，腹部的放疗导致的排便习惯变化也需要由专业团队来处理。虽然在这种情况下，人们可能不禁会通过改变饮食来控制排便习惯，但是，治疗所引起的肠道问题能否通过改变饮食的类型或食物（比如摄入的水果、蔬菜和五谷杂粮）的数量得以控制的辩论从未停止。

在针对腹部或盆腔的放疗中，肠道习惯的改变可能会在治疗后的数月甚至数年间发生，被称为盆腔放射病（PRD）。这是一种个体化的表现，可能天差地别，却是在接受癌症治疗的很多病人中十分常见的症状。把你的问题和受到的影响告诉给你的治疗团队十分重要。人们总是担心这些症状意味着癌症复发了，但其实并不一定如此。你可能需要通过进一步的检查找出这些症状产生的原因，但是这个结果可能意味着你在未来可能更容易应对这些情况。有时候药物治疗或者饮食的改变可以改善这些情况，但是所有这些都需要护理团队的帮助和指导。

如果你已经完成了腹部的放疗，但仍然存在大便不成形、拉肚子或者半夜大便的情况，那么一定要和你的主治医生探讨一下。接受肠胃病专家的建议和方案会让你受益匪浅。

饮食受限

很多人觉得在癌症治疗期间，他们的饮食愈加受限。口腔溃疡、恶心和味觉变化可能导致他们无法忍受某些食物，或者变得开始厌恶某些食物。原来吃起来没有任何问题的食物可能突然就无法接受了，比如咖啡、茶、巧克力、柑橘类水果、肉类或牛奶。因为吞咽或腹胀的问题，他们在接受治疗前饮食本就已经受限。此外，很多人已经因为身体、宗教或文化对摄入的食物做出了选择，比如会避免食用肉类和动物制品、高脂肪的食物、盐和糖。

最理想的状态是找到以往饮食的替代品，来保证食物口味和营养的多样性。通常，只选择有限种类的食物会更容易一些，但这样既没有意思也没有营养。如果你纠结于寻找替代品或者无法按照医生给出的食谱吃，那么可以从注册营养师那里寻求建议。本书中有很多饮食创意，可以帮助你做出多样化的选择。

常见问题

吃什么可以维持我的头发和指甲的健康？

这可能是所有问题中最普遍的问题了，因为癌症治疗会影响身体很多组织，要特别注意皮肤、毛发和指甲的损伤。很多人会失去头发或者头发变得稀疏，指甲的变化也非常普遍，因为它们十分脆弱，会出现凸起的纹路或者生长缓慢。化疗引起的脱发和指甲的变化会在停药后有所改善，但仍然需要一定的时间才能恢复到正常状态。饮食质量在多大程度上影响这个恢复的过程尚不清楚，但是均衡摄入所需的各种营养的确会在治疗结束后的恢复阶段起到很大的支持作用。我们的身体组织由蛋白质组成，它们的成分和健康状况反映了我们饮食和血液中的矿物质水平，比如锌元素和硒元素。癌症治疗结束后，注意借助饮食摄入多种维生素和微量营养素以真正帮助指甲和毛发的生长。

吃什么东西对我的免疫系统有益？

能够抵抗感染十分重要，对于癌症患者来说更甚。癌症本身，特别是白血病和淋巴瘤，以及癌症的治疗都会造成免疫力低下，使患者更易于感染各种细菌、病毒和真菌。尽可能避免体重下降十分重要，否则会让免疫系统修复变得更为困难，特别是在化疗期间。虽然没有特别的营养素或者食物可以确保真正提升免疫力，但是保证均衡的膳食并按照本书中的建议去做会很有帮助。

很重要的一点是，不要让食物本身成为感染的源头，所以要根据指导减少食源性微生物传播的机会。你可以从你的医疗团队那里获取在治疗期间忌口的建议。一定要和你的医生探讨这个问题，以便搞清楚为什么你需要忌口以及需要忌口多久。如果这些限制影响了你的均衡饮食，那么找机会和营养师谈一谈，以便更好地规划。

有些食物可能会有较高的食源性微生物致病风险。良好的食品卫生对所有人都尤为关键，对于那些接受癌症治疗的人更是如此。某些食物成为食源性病原体或细菌来源的风险会更高，包括生鸡蛋（沙门氏菌的来源）、鹅肝酱（李斯特菌的来源）、用未经巴氏灭菌处理的牛奶制成的奶酪和寿司。

保证良好食品卫生的一些小贴士：

- 备餐前一定要洗手。这一点尤为重要，并且应该用香皂和热水洗净，用干净的毛巾擦干

- 在备餐前后，用温热的肥皂水清洗所有的操作台面和器皿表面

- 洗碗布和茶巾保持干净，经常清洗，用之前晾干

- 生食和熟食使用不同的砧板，准备专门切生肉的砧板。用后彻底清洁并晾干

- 分开储存鸡鸭鱼肉等生食和熟食、可直接食用的食物（比如水果、沙拉、奶酪和面

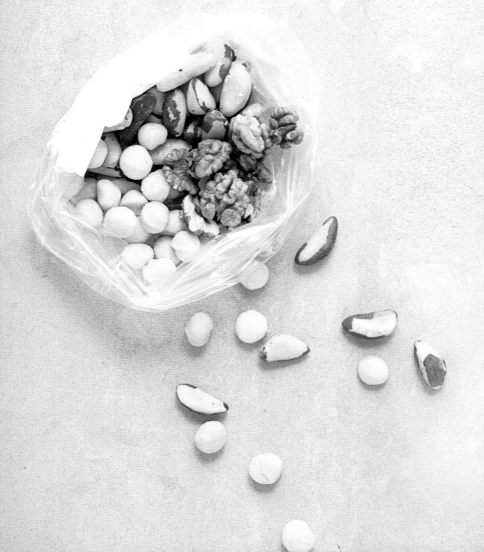

包）。确保生肉放在冰箱最下层，这样滴下的汁水不会落在其他食物上。如果这些食物是直接食用的，那么这一点尤为重要

- 确保食用前将食物热透。肉类一定要彻底做熟，不要吃仍然是粉色的肉

- 冰箱保持在 5℃以下，以减少细菌的滋生。购物到家后一定要立刻将需要冷藏的食物放入冰箱。如果对于冰箱是否正常工作没把握，就用冰箱温度计检查一下

- 做完不吃的食物要尽快冷却下来（90 分钟以内）并放入冰箱或冰柜。本书中有些菜肴可以重新加热，因此要确保在几天之内食用。如果不确定什么时候吃就先冻起来。加热之前放在冰箱里解冻，吃之前确保热透

- 熟米饭放入冰箱后再加热尤其属于高风险食物。室温下的剩饭特别容易受到蜡样芽孢杆菌的孢子生长的污染，引发食物中毒

- 如果购买可直接食用的食品，一定要在"最后食用日期"之前吃完

饮食中的糖分和癌症有关系吗？

健康细胞和癌细胞都利用葡萄糖（一种单糖）获得能量。这种糖来源于食物中的蔗糖和淀粉类碳水化合物。有人声称避免摄入糖可以改变癌细胞的生长。但是，在饮食中限制糖的摄入对控制癌细胞的生长是否有效并无实证。糖天然存在于很多食物中，它是能量的来源，并使食物变得美味可口。如果你胃口不佳并且已经掉秤，那么糖能够助你一臂之力。但如果你处于治疗结束后准备减重的阶段，那么要适可而止。糖和提供蛋白质、脂肪、维生素和矿物质等其他营养物质的食物应该均衡搭配。

什么是抗氧化物？

氧化是氧气和分子相互作用发生的化学反应。这是一种普遍现象，包括从食物中获取能量等反应。氧化作用遍布我们全身，自由基便是在这一过程中产生的。自由基通常被认为对人体有害，但并不一直如此。它们在身体中也有自己的职责，比如防止细菌入侵，某些癌症的治疗（比如放疗和化疗）就是通过释放自由基来工作的，但是自由基同时可以破坏身体中的健康组织，这就是为什么人们对抗氧化物如此感兴趣，比如维生素C、硒和番茄红素。这些营养物质可以直接作用于自由基本身，或者通过身体的化学反应导致自由基失活。身体需要从我们摄入的食物中汲取抗氧化物，但仍有人担忧大剂量服用营养补充剂可能并没有什么作用。

治疗结束后我该怎样面对自己的体重？

一旦治疗结束，进入维持治疗或者监测阶段，就是时候考虑自己的体重了。如果在治疗期间体重下降太多，那么你可能需要继续利用高能量和高蛋白饮食帮助自己恢复体重和力量。反之，如果你已经超重，就要考虑通过健康的饮食和合理的运动来让体重下降到正常水平。在你准备减重的时候，一定要告知医生，看看什么时候开始最合适。

为什么维持正常体重很重要？

我们知道超重和某些癌症病程的发展有关，比如乳腺癌和前列腺癌。某些治疗，特别是某些化疗和激素疗法，可能会导致体重增加。类固醇可能被用于与化疗相关的治疗中，或者作为预防恶心的药物小剂量服用，它可以增进食欲，让人体重增加，而且一旦增重就很难减下来。当你在治疗结束时发现自己比治疗初期重了不少，衣服都不合身了，这会让人特别沮丧和烦恼。有人会因此对自己的形象产生消极的情绪，也更加不愿意运动，最终对自己的健康和恢复并无裨益。

还有一种顾虑，就是治疗后增重可能会对某些癌症复发的风险有影响。越来越多的研究表明，体重增加或者超重对患乳腺癌的绝经女性无益，对患结直肠癌和前列腺癌的男性亦如此。这是一个复杂的话题，并且因癌症的种类不同而差异巨大，因此在你决定减重之前，和医疗团队全面进行探讨很重要。

我如何知道自己是否超重？

BMI 是判断自己是否超重的方法之一。计算方法是体重（千克）除以身高（米）的平方。利用身高、体重计算 BMI 的对照表在网上很容易找到。对于大部分成年人来说，BMI 的理想范围是 18.5~24.9 kg/m^2。如果 BMI 超过了

$25\,\mathrm{kg/m^2}$，这就意味着体重超过了你的身高对应的理想范围。

一个检测自己是否超重的简单方法是测量自己的腰围。身体中段囤积太多脂肪会增加患一系列疾病的风险，包括心脏病和 2 型糖尿病。

如果你的腰围超过下面的数值，那么你的健康风险会更高：

男性——超过 94 厘米

其中，男性（非洲加勒比裔、南亚裔、华裔和日裔）——超过 90 厘米

女性——超过 80 厘米

谨记，如果你已经超重，并且没什么进食困难，那么减重会对你的健康大有裨益。

减重的最佳方法是什么？

任何服务于减重的饮食变化，都应以保留合适的食物种类并确保营养充足为前提减少整体能量摄入。这包括改变摄入的食物，以及在日常基础上减少摄入量或者每份食物的分量。减重的观点层出不穷，相关的书籍也是琳琅满目。但并不是所有的建议都是好的、合理的，因此想找到适合自己的并不容易。很多饮食方法只会在短期内奏效，但很重要的一点是不能走极端，比如很多食物被限制摄入，而且饮食计划无法坚持下去。真正健康的饮食必须确保充足的营养和较低的能量，这样才可以燃烧身体内储存的脂肪。

如果你超重了，哪怕只是减掉很小一部分体重也可以减少患癌症、心脏病、高血压和糖尿病的概率。减重对于确诊激素依赖型癌症的人来说特别有益，比如患有乳腺癌或前列腺癌的人。不要因为体重基数大就放弃，减重可能是一个长期的过程，但是最终是值得的。你会感觉状态更好，精力充沛，穿衣服也更加自信。

关于什么是最佳减重饮食的讨论从未停止过，但是广泛的共识是健康的减重饮食应该低脂低糖，并且多吃植物类食物（蔬菜、水果、谷物和豆类），而瘦肉蛋白类食物也很重要，有助于餐后有饱腹感。

目前人们对于"间歇性断食法"有着浓厚的兴趣，比如"5+2"原则，也就是每周五天采用地中海饮食，在余下的两天摄入低碳水食物，并将食物热量控制为 600~650 千卡。有些关于女性乳腺癌的研究发现，这种方法比每天都限制热量摄入更好。我们需要更多的研究来确定这种饮食方法的安全性和有效性，但早期的结果是振奋人心的。

减重最重要的一环可能是改变你的行为习惯。癌症的确诊可能是激励你改变某些生活习惯的因素，其中可能包含饮食和运动。你可能需要帮助才能真正改变，因此要向你的团队寻求建议。加入减重互助小组或者得到家人朋友的鼓励会在你奔向目标的过程中起到意想不到的作用。

长期来看，正念饮食会是做出这些改变的重要部分，包括将食物选择和外部影响因素的关联考虑在内，比如习惯、喜好、生活方式、同伴压力、每份食物的分量、暴饮暴食的动机等。这一点对于在饥饿的时候做出食物选择特别有帮助，也会让你真正了解为什么有些时候自己会做出那样的食物选择。了解这些影响通常是在食物摄取上做出有效改变的第一步。

通过增加运动量减重也会让你的健康状况真正得到改变。这么做可以帮你维持肌肉的力量与燃烧热量，从而实现减重。

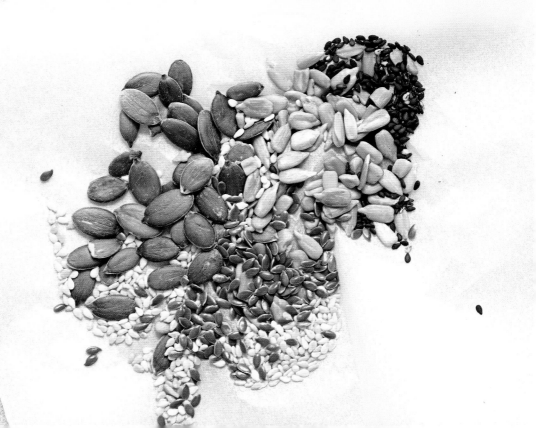

如果你已经结束治疗并且超重，那么一定要和你的医疗团队确认现在是不是可以把体重减至健康水平了。有些治疗（比如类固醇或激素治疗）可能会让减重阻力重重，但这并不意味着不可能减重。获得他人的支持会让你受益，比如来自医院、社区健康中心或者线上减重互助小组的支持。一定要确认它们的可信度，并且确保相关建议不会导致饮食不均衡。如果相关建议和本书给出的整体原则大相径庭，那么它可能不适合你。

以下是帮你减重的小贴士：

- 提前计划，这样冰箱和橱柜中永远有合适的食物，以免被零食诱惑并做出不利于减重的选择
- 每天定时吃饭，一定要吃早餐，并确保早餐搭配合理
- 选择含有淀粉类碳水化合物，并且富含膳食纤维的餐食，比如粥、无糖什锦早餐麦片、全谷物面包、烤土豆、糙米和豆类
- 膳食中要有蛋白质类食物，比如鱼肉、鸡肉、瘦肉、蛋类、奶酪、豆类（菜豆和小扁豆），以及豆腐，因为这些会让你有饱腹感
- 注意每份食物的分量，比平时少吃一些，换个小盘子可能会管用
- 注意限制脂肪的摄入，包括油脂和抹面包的酱料
- 避开甜食和甜饮料
- 不要对自己太严厉，否则你会发现想坚持那样的膳食很困难
- 目标是每周减重 0.5~1 千克
- 按照本书的配餐理念和食谱操作会让你吃得极有营养，确保你获取所需的全部维生素和矿物质
- 细嚼慢咽，给身体留出时间告诉你"吃饱了"
- 如果你觉得饿了想吃点零食，用低脂低糖的食物替换掉高脂高糖的食物。比如，想速战速决吃点甜食时，选择新鲜的水果或者果干。想吃咸味零食时，选择羽衣甘蓝脆片、烘焙薯片、蔬菜棒、原味坚果和籽实、爆米花、原味米饼和燕麦饼
- 选择GI值较低的食物，它们在血液中的吸收速度较慢，因此会减轻身体的胰岛素反应。更长的消化时间也有助于减少饥饿感。GI值低的食物包括蔬菜、豆类、全谷物食品（包括粥）、无糖燕麦麦片和一些水果。在选择健康饮食的时候，GI值不是唯一需要考虑的因素，因此别只关注这一点很重要

- 多喝水。每日目标摄入量为 1.5~2 升液体，包括茶、咖啡、水和其他饮料。如果天气炎热或者参与运动，记得多补充液体

- 减少酒精摄入

- 偶尔要犒劳自己。长期来看，这样做可以帮助你保持健康饮食的习惯

治疗后做什么运动最佳？

大量研究都在评估癌症治疗结束后采取健康的生活方式是否有利于缓解副作用并减少复发的风险。尽管目前尚未证实对所有类型的癌症都有效，但是释放出的有利信号是健康饮食和规律运动对身体恢复和健康状态显著有利，并且有助于维持正常的体重。

目前，指南建议所有人每周要运动五次，每次 30 分钟。听起来量有点大，但每个 30 分钟可以分为 3 个 10 分钟。总的来说，虽然针对不同类型肿瘤的研究不尽相同，但是这些建议适用于所有完成治疗的癌症患者。

什么运动是最佳运动仍需证实，但是一般都建议适度运动，这种强度会提高你的心率，让你感觉稍微喘不过气，但仍可以说话，不会断断续续。

下面是不同运动方式的示例：

- 园艺活动，比如翻土和收拾落叶

- 家务活动，比如换床单、擦玻璃和吸尘

- 快步走

- 骑行

- 跳舞

- 瑜伽

- 游泳

- 打保龄球

- 网球和羽毛球等球拍运动

我要吃多少水果蔬菜？

聊到水果蔬菜的时候，往往很难界定多少算是"足够了"。如果你胃口很好，那么每餐都要有水果或蔬菜，还可以在两餐之间额外安排一些作为零食。若是这么做，你会发现很容易满足每天至少吃五份的要求，这也是个不错的开始。除去每天的五份，额外的水果蔬菜能给

你带来更多必需的维生素和矿物质，以及植物化学物质。水果蔬菜还可以提供水分和膳食纤维，让你有饱腹感，这在减重时会很有帮助。如果你没什么胃口，也可以把蔬菜水果放到汤菜、炖菜、砂锅菜、烘烤菜肴、甜点和思慕雪中。你在本书中会发现有很多与蔬菜水果有关的精彩创意。

什么是"一份"蔬菜水果？

"一份"这个词常被用来描述蔬菜水果的量，指重约 80 克的蔬菜或水果，这是基于世界卫生组织"每天摄入 400 克"的建议得出的。有些卫生组织认为我们每天的蔬果摄入量应该大于这个数字，因此将其作为基础的日常摄入量。

水果蔬菜可以是新鲜的、冷冻的、罐头装的或干的。每天喝至少 150 毫升果汁也可以达到每日目标，尽管这只能算是一份，因为这里面缺少了你吃水果时获取的膳食纤维。不论吃多少豆类（一份最少是满满 3 汤匙），也只算作一份，因为它比其他蔬菜水果里的营养物质要少。

以淀粉植物为基础的食物，比如土豆、山药、芭蕉和木薯，不能计入每日的份额，因为它们主要的成分是淀粉。试着多吃不同种类的蔬菜水果，因为它们的营养价值各不相同。

我应该吃素食吗？

素食以含有少量或不含来自动物的食品为基础。人们出于不同的原因选择素食，比如动物福利、健康益处以及环境问题等。想要预防癌症的话，我们建议吃素食，但是也没有必要拒绝所有来自动物的产品，比如鸡肉、火鸡肉、鱼类、蛋类和数量有限的红肉。在确诊癌症后，有些人可能倾向于选择素食占比更高的饮食，但是很关键的一点是要保证这种饮食也可以提供足够的营养。如果你是严格素食主义者，而且已经适应了这种饮食，那么你可能觉得继续这样吃东西没什么难的。但是如果你正在改变平日的饮食，可能就需要计划得更周密一些，以确保摄入足量的蛋白质（来自豆类、豆腐、坚果、籽实、用大豆制成的肉类替代品）以及足够的能量，这样才能保证在治疗期间体重不会下降，并且有足够多样性的饮食提供维生素和矿物质。严格素食主义者的饮食需要包含可以强化维生素 B_{12} 的食物，因为纯素食的食物中并没有这种营养素。其中一种选择是每天服用维生素 B_{12} 补充剂来确保摄入足够的维生素 B_{12}。素食中维生素和矿物质的多少取决于吃哪种类型的食物。有些营养素在素食中更难以被吸收，比如铁元素，但解决这个问题的方法是在同一餐准备含有足够维生素 C 的食物，比如柑橘类水果、黑加仑和西蓝花、青椒、土豆和青菜。

如果胃口不好，按照需求摄入足够的维生素和矿物质可能会是个挑战。请参见后文，获得如何在饮食中添加更多能量和蛋白质的创意。

素食中的蛋白质来源：

- 豆类，比如鹰嘴豆、白豆、腰豆等
- 果仁和籽实，包括扁桃仁、榛子、巴西果、亚麻籽或葵花籽
- 花生粒、花生粉
- 大豆和由大豆制成的食物，包括毛豆、豆浆、豆腐、丹贝等
- 不含肉的肉馅或香肠（用大豆、豌豆和水稻蛋白制成）
- 藜麦或青麦

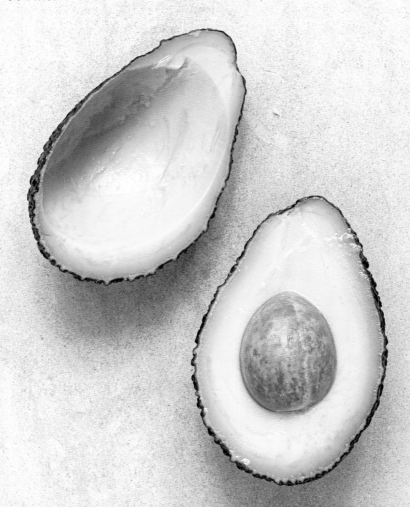

我的饮食中应该有哪些蔬菜水果呢？

我们经常在媒体上听到"超级食物"这个词，但是它到底是什么意思呢？饮食中要包括这类食物吗？超级食物指的是宣称具有特殊健康属性，含有特别有益于人体的维生素、矿物质或其他物质的食物。在癌症方面，某些浆果、石榴、小麦草、西蓝花和绿茶都被称作超级食物。但是进一步的研究通常表明，支持这些说法的证据有限，或者来自动物实验，又或者只是公众的想法。这些证据不足以让我们得出这类食物会减缓人类癌细胞增长的论断。除非有足够的研究印证它们可以让某些病症的患者有所改观，否则在欧洲推广超级食物是非法的。当然，这类食物仍然是饮食中有价值的一部分，因为它们是多种维生素和矿物质的可靠来源，而且很重要的一点是它们很美味。下面重点介绍几种对癌症患者十分有益的特殊食物。

石榴和浆果

人们对于石榴的兴趣在于其含有的多酚物质。多酚是一种有抗氧化作用的植物营养素，在实验室和动物实验里被证明可以限制癌细胞的生长。因为石榴果汁和果皮中都含有多酚类物质，所以人们对石榴汁产生了浓厚的兴趣。有些中东菜肴会在烹饪时加入石榴糖浆，里面同样含有多酚。

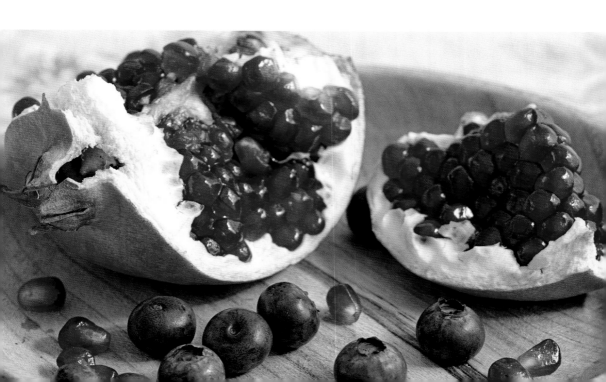

石榴和树莓、蓝莓这些浆果中含有的多酚物质包括鞣花酸和木犀草素。天然水果中的化学组成有所不同，也并没有证据表明食用这些水果的益处是由其中一种或多种物质带来的，还是由水果中的某种组合带来的。有些研究用石榴提取物制成片剂，使得大量多酚类化合物作为补充剂摄入更为便捷。

在前列腺癌病例中，被称为前列腺特异性抗原（PSA）的蛋白质是前列腺癌活性的标志物。它并不能保证癌细胞的活性，但是作为一种导向指标，它经常在研究中用于观察石榴提取物的效果。和服用安慰剂（非活性片剂）的人相比，服用石榴提取物的患者体内前列腺特异性抗原上升的速度有所减缓。但我们需要通过更多的实验来证明石榴提取物可以减缓癌细胞的生长。我们持续在这一领域研究，不过很明显的是石榴和浆果提供了丰富的营养物质和植物营养素，会对整体的健康产生影响。它们吃起来很美味，是膳食纤维的来源，并给沙拉、甜品或麦片和酸奶带来诱人的色泽。

豆制品

那些确诊为激素依赖型癌症的人，特别是患有乳腺癌的人，对豆制品尤为感兴趣。异黄酮存在于各种豆制品中，比如黄豆、豆浆、大豆酸奶、豆腐、丹贝、植物组织蛋白、味噌酱，也在其他豆科作物中少量存在。异黄酮，或叫作植物雌激素，从多个方面模仿人体自身的雌激素发挥作用。实验室数据显示，异黄酮可以刺激乳腺癌细胞的生长，但这些实验并没有模拟真实生活的情况。大量对早期乳腺癌的研究表明，每天吃豆制品实际上可以减少乳腺癌复发的风险。

芸薹属蔬菜

人们对芸薹属植物中的蔬菜产生了不小的兴趣，比如西蓝花、花菜、卷心菜、羽衣甘蓝、抱子甘蓝和油菜。这些叶菜是很多营养素的优质来源，除了维生素A和维生素K、β-胡萝卜素、钙和膳食纤维，还包括维生素C和叶酸。它们还含有其他抗氧化物，比如异硫氰酸盐，尽管在人体试验中还没显示出类似的优势，但是在实验室和动物实验中已表现出预防癌症的效果。其丰富的营养物质意味着芸薹属蔬菜可作为多样化饮食中的理想选择。它们不是非得用水煮，烹饪方法多种多样，可以蒸、炒、烤或生吃。

大蒜

实验室中关于大蒜特性的实验吸引了很多注意力。这种辛辣的鳞茎因其降血压和减少动脉硬化的作用而颇具价值。大蒜作为草药已经被使用了数千年。数据显示，它可以降低胆固醇水平，让血液更难凝固，也正因为此，它对人体循环系统益处颇多，不过没有太多的证据证明它对于癌症患者有特别的益处。大蒜确确实实可以为酱汁、砂锅菜和炖菜增色不少。如果癌症治疗结束后味觉迟钝，那么大蒜也可能特别有帮助。

绿茶

绿茶，正如其他超级食物一样，也和预防癌症有关。它含有多酚，因其抗氧化效果而受到人们的青睐。它可以是其他热饮不错的替代品，不过注意一天不要超过六杯，因为绿茶喝得太多可能会刺激你的肠胃，改变睡眠习惯，还可能影响你的心率。有些品种的绿茶含有高浓度的咖啡因。

番茄

番茄是很多天然类胡萝卜素的优质来源，其中就包括番茄红素，这是番茄那与众不同的红色的来源，同时其抗氧化特性也激发了很多人的兴趣。番茄红素可直接被人体吸收，特别是在经过烹饪、加了食用油以后。这就解释了为什么番茄红素在加工产品中浓度更高，比如番茄酱、日晒番茄干和番茄沙司。

对番茄红素的研究主要集中在富含番茄的食谱和前列腺癌风险降低的显著性关系上。现在还不清楚确诊前列腺癌的男性能否通过富含番茄红素的饮食获益。各项研究把番茄红素作为膳食补充剂，并同时监测前列腺癌的标志物（比如PSA），目前我们在是否应该推荐食用大量番茄或者西瓜、番石榴和西柚等富含番茄红素的食物上并没达成一致。尽管如此，番茄依然是一种营养丰富的食物，是维生素C和钾元素的优质来源，并且容易放入饮食中，生吃炒菜均可，色味俱佳。

姜黄

姜黄素是姜黄和芥末中存在的活性物质。姜黄中的姜黄素已经被接受放疗的患者作为补充剂服用。尽管它在消化道中的吸收情况并不理想，但是人们的兴趣集中在它能否和放疗或化疗共同作用，提升杀死癌细胞的效果。研究表明，姜黄素可以减少癌症治疗期间的炎症，

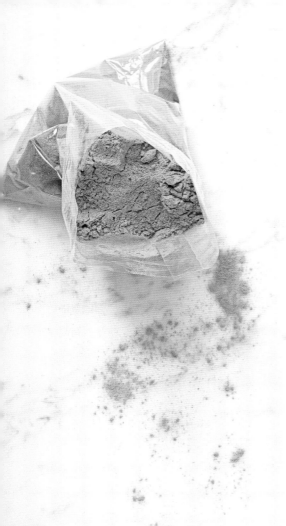

不过现在还不清楚这是不是它最重要的作用，以及它的作用到底有多大。

我需要服用维生素和矿物质补充剂吗？

本书中全是富含维生素和矿物质的营养美味的餐食小吃创意。获取你所需的营养素的最佳途径是摄取优质健康的食物，并且每日变换花样。有时均衡饮食并非易事，特别是在你忍受治疗的副作用时，你可能需要服用维生素和矿物质补充剂。在服用任何补充剂前一定要告知你的医疗团队，因为这些补充剂可能会和药物或其他治疗起反作用。

食物中的促生长因子会对癌症有影响吗？

有些人工促生长因子已经卖给了奶农，以帮助他们增加牛奶的产量。在美国等一些国家可以使用这种方法，但是在欧洲国家、加拿大等国家则不可以。目前人们开始关注利用这种物质对人类的影响，因为这一方法通过使用激素增加牛奶产量，而这种激素是一种类似胰岛素的促生长因子，叫作IGF-1（胰岛素样生长因子1）。在一些人的血液中已经发现了较高浓度的IGF-1，但是其和饮食的关系尚未被证实，因为在不喝和少量饮用牛奶的人群身上，以及饮用其替代品比如豆浆的人群中也发现了类似浓度的IGF-1。我们既无法确认牛奶中的IGF-1是否已经被吸收，也无法确认我们的身体是否可以自行生成IGF-1，因此其对我们在血液中检测出的含量的贡献可能微乎其微。综合来看，允许使用促生长因子的国家并没发现其对癌症发展的影响。

食材生吃是不是比做熟有更多维生素？

同一种蔬菜水果，新鲜的比存放时间久的含有更多的维生素和矿物质。这就是为什么有些人喜欢鲜榨的果蔬汁，这时候它们的维生素和矿物质以及其他植物营养素含量最高，而在烹饪过程会流失掉。水果蔬菜比例较高的均衡饮食，更有可能涵盖所有的维生素和矿物质。榨汁是完成每日五份果蔬摄入目标最简便易行的方法。如果你在治疗后有咀嚼或吞咽困难的问题，果蔬汁真的可以帮上大忙。但是，生吃蔬菜水果也会给你带来必需的营养素，还有消化系统高效工作所需的膳食纤维。烹饪过的蔬菜水果，特别是经过长时间烹饪的，水溶性维生素（主要是B族维生素和维生素C）的含量会减少，但也会让β-胡萝卜素等维生素更易于吸收。为了达到均衡摄取的效果，生食和烹饪过的蔬菜水果都要有。

发酵食物和益生菌怎么样？

我们的消化系统有赖于各种不同的细菌，它们的作用之一是分解掉一部分我们自身无法消化的膳食纤维。益生菌就是一种特殊的菌群，比如双歧杆菌和乳酸菌，被认为有益于我们的消化系统。促进这些菌群的生长可以大概率减少肠道中其他有害细菌的出现。

以饮料或者胶囊形式售卖的益生菌可以在正常的健康饮食之外服用。这些益生菌的全部潜在优势仍在研究中，试验对象既有健康人群，也有接受癌症治疗的人群。我们认为益生菌会影响消化系统的工作方式，会和人体的免疫系统共同作用，或者改变人们在服用抗生素等药物后的菌群平衡。对于正在进行密集的癌症治疗的人而言，他们还有一个担心，就是益生菌会不会成为感染的源头。正如前文所说，在服用益生菌之前，一定要咨询你的医生。

发酵食物包括酸奶、德国酸菜、泡菜和开菲尔发酵乳饮料，都成了越来越受欢迎的食物。其中有些食物依赖自然存在于食物中的细菌，比如辛奇、德国酸菜和泡菜。其他的食物则需要加入特定的菌群，比如酸奶、奶酪、大豆制品、红茶菌或发酵茶和葡萄酒。最终的成品因为发酵过程中的乳酸类副产品而独具风味。有多少细菌取决于食物本身、发酵的时长以及发酵后其他食品加工工序。

有些研究表明，有规律地食用发酵食物会让肠道菌群发生变化，但是研究的数量太少，不足以明确这种变化在健康方面到底意味着什么。

我怎样才能避免浪费食物？

谁都不想浪费食物，特别是昂贵的高品质食物。在购物前计划好自己的餐食，列好清单。选择可以一次性做出好几顿的食谱，这样你可以把剩余的保存起来，但是一定要按照第37—38页的食品卫生小贴士存放食物。本书中有些主餐或轻食的菜式可以做出足够当作第二天午饭的量，既可以避免浪费，也能省些体力。

如果你的胃口不好，那么买什么的确是老大难问题。选择耐储存的食材可以避免浪费。充分利用可以在室温下保存的罐头食品的话，你既不用担心浪费食物，又可以变换花样。

把一部分做好的食物冻起来，之后可以解冻食用。一定要在冰箱里解冻，确保温度适宜。解冻后的食物一定要热透。

如果觉得乏力，不想做饭，怎么办？

癌症治疗期间或治疗结束后的疲倦可能会让人虚弱无力。多活动是解决这个问题的方法之一，但可能会让你累得不想做饭。走点捷径也无可厚非，此时比起担心利用现成的食材，好好地吃上一顿会更重要。了解一些做饭的捷径并且利用事先准备的食材，会让做饭变得轻松些。

接受来自家人朋友的帮助。如果他们能帮着准备食材并且保存到冰箱或冰柜里，这就会让你摄入的食物完全不同。也许你需要买一些加热就可以吃的速食类食物，在里面加点蔬菜、沙拉或水果，或者作为餐间的零食。

给壁橱、冰箱和冰柜来点创意

如果你对自己不佳的胃口已经倦怠了，最艰难的任务之一就是纠结正餐和零食到底选择买什么、吃什么。手里有合适的食材就会完全不同，你可以快速、轻松地做出有营养的饭菜。精力好些的时候，好好利用这段时间提前为后面乏力的时候做好计划，特别是刚刚结束了一个疗程后。在线购物也很有帮助。以下是关于买什么来储存的一些建议。可以在壁橱里备一些罐头食品，比如：

- 油性鱼类（金枪鱼、沙丁鱼、三文鱼、鲭鱼和凤尾鱼）
- 圣女果和番茄酱
- 甜玉米、土豆等蔬菜
- 豆类，比如鹰嘴豆、小扁豆、棉豆、白豆、博洛蒂豆等。只需要在食用前用冷水漂

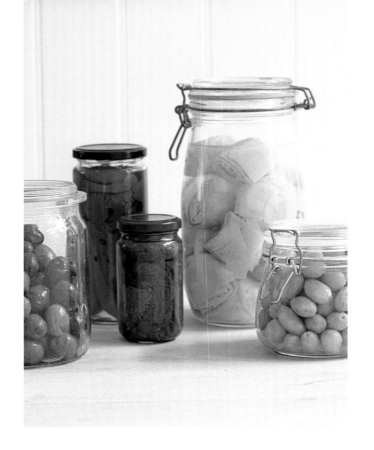

洗沥干（如果你觉得罐装的太咸了，想寻找经济的替代品，那么可以买干豆子，经过浸泡、烹制、分份冷冻，同样可以成为加入汤、沙拉和炖菜中的方便食材）

- 罐头或速冻水果。可搭配冰激凌、奶油或全脂酸奶食用，大部分可以用于甜品制作中，比如金宝酥、水果派和酥皮派

- 真空包装的大米、北非小米、小扁豆、大麦米、甜菜根等蔬菜。不管是制作冷餐还是热食都能帮上忙。在沙拉或蔬菜中加入一些，配上酸奶油或法式酸奶油等美味蘸料即成

- 保质期长的奶酪，比如哈罗米奶酪或者羊奶酪，是快速获得蛋白质的来源。放在冰箱中冷藏。记得一旦打开包装，就要冷藏保存并在 3~5 天内食用完

- 脱水食材，比如小米、大米和面条。它们是快速完成简便餐食的基础。可"直接下锅"的真空包装面条用起来也是得心应手

当你疲乏到不想买菜、不想备菜时，速冻食品也不错：

- 冷冻蔬菜通常是在蔬菜最新鲜的时候速冻起来，你可以不费吹灰之力让饮食变出花样。豌豆、甜玉米、蚕豆、大豆、菠菜、豆角或者什锦蔬菜都是不错的选择

- 冷冻酥皮。直接加入新鲜食材，做成水果馅饼或法式咸派

- 如果你懒得出门买新鲜的面包，速冻小圆面包坯也是很不错的备用品

- 香料和调味品确实可以提升一道菜的口味，但是新鲜的作料不耐储存。购买速冻的香料或者混合香料可以减少浪费，也是提升口味的经济便捷的做法

- 如果你的冷冻室空间充足，可以用塑料瓶冻一瓶牛奶（半脱脂牛奶比全脂牛奶更适合冷冻）。一定要在冷藏室中解冻，依据瓶子大小不同，解冻需要 12~24 小时

- 油渍或盐渍的罐装蔬菜是很有用的方便食材，比如洋蓟、番茄干、辣椒和橄榄。类似地，成罐的青酱、番茄酱和意面酱也便于储存。有些可能会比较咸，所以并不一定适用于治疗期间，但是这有助于缓解做饭的焦虑。花生酱、扁桃仁酱、腰果酱也是给零食增加蛋白质和能量的美味和口感，既可以和酱料、腌料或甜品搭配使用，也可以抹在面包或饼干上。不论是甜口的果酱还是咸口的奶酪，都可以和它们组成绝妙的搭配

- 其他蜜饯类产品，比如果酱、蜂蜜和柠檬酱，不仅搭配面包、吐司和饼干十分美味，而且可以作为酸奶、粥、米布丁和卡仕达酱的配料，给你带来多一重美味，多一份能量。蜂蜜可以作为糖的优质替代品，添加到草本茶一类的饮料中

- 如果你喜欢喝酸奶，那么冰箱里一定要备上一大桶全脂希腊酸奶。加入蜂蜜、什锦早餐麦片、格兰诺拉麦片、水果或水果泥，就可以做成一份美味的早餐或甜品

- 坚果（原味或盐焗的）和水果干都可以成为营养丰富的零食

我应该吃有机食品吗？

人们在决定买什么、吃什么食物时，会有诸多理由，比如文化传统、个人偏好和价格。选择有机食品可能是出于对环境的考虑，特别是以下几个方面：传统农业中使用的化学药品或者集约农业模式，用于乳制品或肉类生产的动物的福祉，支持本地农民和农产品的愿望，对气候变化的关注，以及大型农业活动对能源和水资源的影响。

"有机"一词在不同国家定义不同。对于有些人来说，这个词是健康的同义词，其应用范围从食品生产延伸到了洗护用品、化妆品和纺织等领域。最新的研究显示，和传统产品相比，

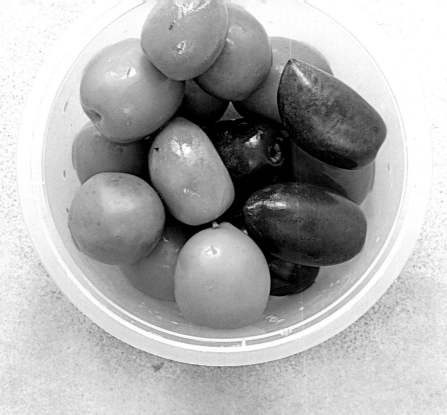

以有机方式生产的谷物、水果和蔬菜含有较高水平的抗氧化物且杀虫剂浓度较低，这可能是人们选择有机食品的一个主要原因。

　　但是，截至目前，关于只吃有机食品和癌症发生风险的研究还是有限的、不确定的。也没有人对确诊癌症的患者进行研究，以便证明食用有机食品会对癌症未来的走向产生影响。现在我们所知道的是富含水果蔬菜的饮食，无论是否有机，都会对健康有益。如果你对食物中的农药残留有所顾虑，那么在吃之前要彻底清洗蔬菜水果。

　　如果你担心食物的生产方式和来源，那么你的选择会受影响。选择你信任的生产商和商超里的新鲜食材会给你带来更多信心，让你觉得这些食物会提供全面的营养和植物营养素。

喝茶或喝咖啡怎么样？

　　很多人在确诊癌症后减少了茶和咖啡的饮用。感觉这类饮品的味道变了通常是一些患者经历的主要变化之一。还有些人改变了饮水习惯，越来越倾向于喝白开水和无咖啡因的饮品。这可能是因为怕摄入过多的咖啡因，也可能是因为这些饮品喝起来没原来好喝了。

除了咖啡，还有一些饮品中也含有咖啡因，包括茶（红茶、绿茶里都有）、可乐和其他能量饮料。由于咖啡因是一种兴奋剂，因此如果大量饮用，它在体内会产生一系列的作用，那些对咖啡因敏感的人的心率和血压会暂时升高。有些人觉得咖啡因会影响他们的睡眠，因此避免在睡前饮用，但是对其他人来说，喝与不喝，他们的睡眠质量并无差别。

适量的咖啡因对大多数人来说是安全的，而且没有研究表明癌症患者应避免咖啡因的摄入。那些大量饮用含咖啡因的饮品的人如果突然减量，可能会出现戒断反应，包括头疼、疲倦、焦虑和抑郁。这些症状和癌症治疗的某些副作用类似，因此很难分辨。

可能最显而易见的事实是癌症患者常常觉得茶和咖啡尝起来味道变了，没有原来好喝了。如果这也是你的经历，请参考前面获得一些制作美味的替代饮品的灵感。

癌症确诊后的情绪因素

这本食谱书主要着眼于癌症期间的实操部分，比如如何烹饪、如何进食以及如何吃得健康。但是癌症对患者有着巨大的心理影响，对于很多人来说，这比癌症和相应的治疗导致的各种症状更难以对付。人们可以做很多事来帮助自己舒缓确诊癌症后的心理变化。有些身体上的症状会影响人们的感受和应对方式，比如，因癌症产生的疲劳和体重下降会对人们复原的能力和情绪产生深远的影响。今时不同往日，帮助人们解决这些问题的方法已经改变，比如，原来建议因治疗感到疲倦的人们尽可能多休息，但是研究已经证实活动和运动确实可以帮助人们应对癌症和因治疗产生的疲倦。避免体重下降也可以帮助人们变得更强壮，改善情绪，更好地应对癌症治疗。

就如同身体的症状可以影响我们的感受，心理技巧也可以影响我们的经历以及应对身体症状的情形。放松、心理辅导、瑜伽或者按摩都可以在心理和身体上给予人们帮助。另一项受欢迎的心理战术是"正念"，这种冥想的目的是帮助患者接受现实，而不是逃避或压制正在发生的事情。这些方法在缓解疼痛、压力、焦虑、恶心和失眠等症状时能起到至关重要的作用，使人们对治疗和康复有积极的态度。帮助自己提升幸福感，并增强解决问题的技能，对于应对癌症造成的情绪是无价的。

这些形形色色的方法给人们提供更多支持，再加上健康的饮食，可以创造最佳的环境，帮助癌症患者维持强大的身体和心理状态，以此应对未来的各种可能。

食疗

在治疗期间和之后，人们总是要找寻正常的生活状态，可能期盼着回归各项日常的任务，参与每日的活动。准备食材和烹饪是其中不可缺少的一部分。很多人热爱做饭，喜欢和家人朋友分享自己的菜肴。有些人在接受癌症治疗后，逐渐丧失了这部分乐趣，但是重新和食物联系在一起，尝试新的食谱和为健康掌勺可以非常疗愈。做饭可能对身体有一定的挑战，因为你需要击退疲倦和并不太好的耐力，而这两者都是治疗后的常见现象。即使只准备最简单的饭菜也可能有些累人，但是这对提升体力和活动的耐受度都会有帮助。回归正常生活可能会很艰难，特别是当治疗临近尾声的时候，但是此时正是优质食物和营养大展身手的时候。烹饪可以是提升情绪的利器，你既可以和其他人一起创造性地完成，也可以为其他人完成，我们不应该低估其好处。烹饪把人们团结在一起，并且具有强烈的目的性和成就感。分享食物是生活中最基本的需求之一，也是最大的乐趣之一。

针对进食困难的推荐食谱一览

治疗期间

	食欲不振	味觉改变	恶心	口疮	口干	能量高	能量低
早餐							
肉桂法式吐司配糖渍苹果和黑莓	●	●	●			●	
美式里科塔煎饼	●	●	●	●			
椰奶米布丁配枞果	●	●	●		●	●	
克洛达赫·麦克纳的意大利辣肠番茄酱水波蛋配棉豆	●	●			●	●	
詹姆斯·拉姆斯登的西葫芦玛芬蛋糕	●	●	●				
蓝莓牛油果思慕雪	●	●	●		●		
生姜薄荷桃子思慕雪	●	●	●		●		
拉西	●	●			●		
西比尔·卡普尔的香茅风味糖渍梨子蓝莓	●	●	●				
轻食							
根芹浓汤配椰奶、香茅和姜	●	●	●	●	●		
奈杰拉·劳森的香蒜姜黄花菜汤	●	●	●				
露丝·罗杰斯的托斯卡纳番茄面包浓汤	●	●	●			●	
牛油果冷汤	●	●	●				
乔·普拉特的烤甜椒浓汤配南瓜子和烤羊奶酪丁		●	●		●	●	
鸡汤面配犹太薄饼丸子	●	●					
塞恩·普林斯的烟熏鳕鱼杂拌	●	●					
斯坦利·图奇的烤鳕鱼配番茄	●	●			●		
简·巴克斯特的猫耳意面配西兰苔						●	
烘蛋	●	●	●		●		
奶汁菠菜烘蛋	●	●	●				
休·费恩利－惠廷斯托尔的烤南瓜浓汤	●	●			●	●	
夹馅烤土豆				●	●		●
玛吉·比尔的黑叶羽衣甘蓝小菜			●	●			●
烟熏鳟鱼配土豆沙拉	●	●					
薄饼比萨	●	●	●				
快手番茄酱		●					●
菠菜鸡蛋薄饼	●	●					

	食欲不振	味觉改变	恶心	口疮	口干	能量高	能量低
"白"比萨	●	●					
香辣羊肉薄饼	●						
迪维亚·夏尔马的香烤鹰嘴豆沙拉	●	●					
三文鱼荞麦面配青菜	●	●				●	
花样肉丸	●					●	
素丸子	●	●				●	
玛丽亚·埃利亚的西瓜牛油果黑豆塔可饼配希腊酸奶酱	●	●	●			●	
主菜							
皇家马斯登的蒙古鹰嘴豆红薯炖菜	●	●			●	●	
玛丽·孔蒂尼的里科塔奶酪菠菜可丽饼	●				●	●	
杰克·门罗的甜菜头豌豆大麦烩饭	●	●		●		●	
杰米·迪恩的奶油南瓜千层面	●	●		●		●	
瑞士甜菜口蘑挞	●	●				●	
清炖鱼配欧芹酱汁	●	●					
乔·伍德豪斯的法式焗皱叶甘蓝	●	●					
一锅烩烤鱼配茴香头和新土豆	●	●			●		
保罗·梅里特的孜然香草鲭鱼沙拉	●	●				●	
简单的鱼肉馅饼	●	●					
一锅烩大葱烤鸡配新土豆和葡萄	●						
明迪·福克斯的鸡肉大麦暖沙拉	●	●				●	
鸡肉南瓜咖喱	●	●			●		
瓦莱丽·贝里的南美风味烤鸡	●	●					
戴维·塔尼斯的火腿奶酪面包布丁	●			●	●	●	
皇家马斯登的坚果烙	●	●					
安杰拉·哈尼特的豌豆培根意式烩饭	●				●		
香肠勒皮小扁豆砂锅	●				●		
杰里米·李的猪腩肉暖沙拉	●					●	
炖羊肉配羊奶酪烤土豆根芹泥	●				●	●	
蒂姆·海沃德的牛肉酥皮派	●				●	●	
印度豌豆肉末咖喱	●	●					●
甜品和烘焙							
普吕·利思的黑糖天堂	●	●	●		●	●	
万能苹果酱	●		●		●		●

	食欲不振	味觉改变	恶心	口疮	口干	能量高	能量低
沁人心脾的水果沙拉	●		●		●		
黄瀞亿的椰奶布丁配坚果芝麻碎	●		●	●	●	●	
汤姆·艾肯斯的焦糖小豆蔻李子	●	●			●		
茴香意式奶冻配糖渍樱桃	●	●					
八角李子金宝酥	●	●					
桃子蓝莓酥皮派	●		●				
露西·扬的夏日水果巴甫洛娃蛋糕	●			●	●		
乔治娅·格林·史密斯的巧克力薄脆	●	●					
巧克力杯	●			●	●		
绿茶（抹茶）蜜桃味冰棒		●	●		●		●
甜瓜椰子薄荷味冰棒		●	●		●		●
香蕉冰激凌	●	●	●				
杧果印度雪糕	●	●	●				
迪维亚·夏尔马的草莓开心果冻酸奶	●	●	●		●		
接骨木花果冻	●	●	●				●
巧克力豆南瓜曲奇	●					●	
玛丽·贝莉的周日橙子香草蛋糕	●	●				●	
理查德·贝尔蒂内的姜饼蛋糕	●	●					

零食和饮品

	食欲不振	味觉改变	恶心	口疮	口干	能量高	能量低
皮埃蒙特鳀鱼酱	●			●	●		
樱桃萝卜黄瓜酸奶酱	●		●				
土耳其奶酪（或羊奶酪）配柠檬和橄榄	●		●				
甜菜头鹰嘴豆泥	●			●			
烤红甜椒配孜然辣椒	●						
扶霞·邓洛普的嫩豆腐凉拌牛油果	●		●	●	●		
杰卡·麦克维卡的肉豆蔻菠菜鱼肉酱	●	●				●	
罐罐奶酪	●		●				
红枣枫糖浆燕麦甜饼	●	●				●	
麦芽奶昔	●		●				
香蕉枫糖浆奶昔	●		●				
巧克力花生酱奶昔	●			●			
传统冰茶		●	●	●			●
水果冰茶		●	●	●			●
助眠热饮		●	●	●			

治疗结束

	食欲不振	味觉改变	恶心	口疮	口干	能量高	能量低
早餐							
比歇尔燕麦早餐麦片	●		●		●	●	
自制格兰诺拉麦片	●					●	
多谷物籽实面包	●		●			●	
土耳其蛋	●	●	●	●			
马萨拉摊鸡蛋		●					
轻食							
番茄小扁豆蔬菜浓汤		●	●	●			●
雷蒙德·勃朗的蔬菜细叶芹汤			●	●			
玛丽·麦卡特尼的藜麦羽衣甘蓝白豆汤							●
萨姆·盖茨的豌豆大虾云吞		●			●		
黄瀞亿的海鲜酱烩大虾西蓝花配烤巴旦木	●		●			●	
西班牙西瓜冻汤配羊奶酪奶油		●					
马丁·莫拉莱斯的藜麦牛油果沙拉			●				●
卢卡斯·霍尔韦格的芦笋豌豆山羊奶酪小米沙拉	●		●			●	
明的香菇糙米手抓饭	●		●				
罐罐面条		●	●				
格威妮丝·帕尔特罗的中式鸡肉沙拉		●				●	
亨利·丁布尔比的杰克逊·波洛克沙拉	●		●	●	●		
高汤青口贝	●						●
烟熏鲭鱼甜菜头苹果沙拉	●	●	●				
托马西娜·迈尔斯的热辣小扁豆盖饭	●					●	
费利西蒂·克洛克的菠菜番茄开边黄豆咖喱		●	●				●
香辣牛肉沙拉	●						●
意大利烘蛋	●	●					
主菜							
英式酿茄子	●	●					●
合炒夏日时蔬			●				●
花菜鹰嘴豆菠菜咖喱		●					●
西奥·兰德尔的烤海鲈鱼配苦艾酒酱汁	●	●				●	
青柠罗勒酥皮三文鱼配西葫芦意面	●	●					
阿利格拉·麦克伊韦迪的香米酿鳟鱼						●	

	食欲不振	味觉改变	恶心	口疮	口干	能量高	能量低
萨姆和萨姆·克拉克的焖烧鲷鱼配鹰嘴豆、醋栗、姜黄和莳萝	●	●					●
里克·斯坦的马德拉斯咖喱鲷鱼配番茄和罗望子	●	●					
安于姆·阿南德的缅甸风味鸡肉椰子咖喱		●				●	
酸奶烤鸡肉	●	●	●	●	●	●	
罐焖烤鸡	●	●					
克劳迪娅·罗登的鸡肉塔吉锅		●				●	
牧羊人派					●		●
甜品和烘焙							
黑莓苹果雪芭			●				●
香草炖梨配巧克力酱	●	●					
巧克力甜菜头蛋糕	●	●		●		●	
鲜姜、薄荷、辣椒烤菠萝		●		●			
蜂蜜燕麦烤苹果	●						●
零食和饮品							
凯蒂和詹卡洛·卡尔迪斯的苏胡克辣酱	●	●					●
地中海普切塔	●		●				
香蕉燕麦蜂蜜思慕雪	●			●	●		
绿色思慕雪				●			●
炸豆丸子	●	●				●	
利兹·厄尔的元气满满绿色果汁		●	●	●			●
果丹皮	●		●				●
能量球	●		●			●	

食欲不振	可以轻而易举将这些食谱替换为小份装或零食	**口疮**	柔软易食且不辣的食物
味觉改变	将重点放在鸡肉、鱼肉和蛋类上面，而非红肉	**口干**	湿润易食的食物
		能量高	目的是增加体重
恶心	将重点放在鸡肉、鱼肉和蛋类上面，而非红肉	**能量低**	目的是减少体重

营养价值较高的食谱一览

治疗期间

	β-胡萝卜素	维生素B₁	维生素B₂	烟酸	叶酸	维生素C	维生素E	钙元素	铁元素	锌元素	硒元素
早餐											
椰奶米布丁配杞果	●										
蓝莓牛油果思慕雪							●				
拉西								●			
轻食											
牛油果冷汤							●				
乔·普拉特的烤甜椒浓汤配南瓜子和烤羊奶酪丁	●						●	●	●		
鸡汤面配犹太薄饼丸子	●										
简·巴克斯特的猫耳意面配西兰苔	●				●			●			
烘蛋								●	●	●	●
奶汁菠菜烘蛋	●						●	●	●	●	
休·费恩利-惠廷斯托尔的烤南瓜浓汤	●	●	●				●	●			
玛吉·比尔的黑叶羽衣甘蓝小菜	●				●			●			
菠菜鸡蛋薄饼	●						●				
花样肉丸									●	●	
素丸子									●		
玛丽亚·埃利亚的西瓜牛油果黑豆塔可饼配希腊酸奶酱						●					
主菜											
杰米·迪恩的奶油南瓜千层面	●						●	●			
瑞士甜菜口蘑挞	●						●		●		
清炖鱼配欧芹酱汁							●				
一锅烩烤鱼配茴香头和新土豆							●				
简单的鱼肉馅饼							●				
一锅烩大葱烤鸡配新土豆和葡萄			●	●							
明迪·福克斯的鸡肉大麦暖沙拉	●			●						●	
鸡肉南瓜咖喱	●										
瓦莱丽·贝里的南美风味烤鸡	●	●	●	●			●			●	

	β-胡萝卜素	维生素 B₁	维生素 B₂	烟酸	叶酸	维生素 C	维生素 E	钙元素	铁元素	锌元素	硒元素
戴维·塔尼斯的火腿奶酪面包布丁	●	●	●	●			●	●	●		
安杰拉·哈尼特的豌豆培根意式烩饭		●									
香肠勒皮小扁豆砂锅	●			●			●		●	●	
杰里米·李的猪腩肉暖沙拉		●								●	●
炖羊肉配羊奶酪烤土豆根芹泥	●	●						●	●		
蒂姆·海沃德的牛肉酥皮派	●	●	●	●				●	●	●	●

甜品和烘焙

	β-胡萝卜素	维生素 B₁	维生素 B₂	烟酸	叶酸	维生素 C	维生素 E	钙元素	铁元素	锌元素	硒元素
普吕·利思的黑糖天堂							●				
沁人心脾的水果沙拉						●					
汤姆·艾肯斯的焦糖小豆蔻李子	●								●		
茴香意式奶冻配糖渍樱桃							●				
八角李子金宝酥	●						●				
杧果印度雪糕	●										
理查德·贝尔蒂内的姜饼蛋糕							●		●		

零食和饮品

	β-胡萝卜素	维生素 B₁	维生素 B₂	烟酸	叶酸	维生素 C	维生素 E	钙元素	铁元素	锌元素	硒元素
甜菜头鹰嘴豆泥							●		●		
烤红甜椒配孜然辣椒	●						●				
扶霞·邓洛普的嫩豆腐凉拌牛油果							●				
杰卡·麦克维卡的肉豆蔻菠菜鱼肉酱	●						●				
罐罐奶酪								●			
麦芽奶昔			●					●			
香蕉枫糖浆奶昔			●				●	●			
巧克力花生酱奶昔			●	●			●	●			
助眠热饮								●			

治疗结束

	β-胡萝卜素	维生素B₁	维生素B₂	烟酸	叶酸	维生素C	维生素E	钙元素	铁元素	锌元素	硒元素
早餐											
比歇尔燕麦早餐麦片							●		●	●	●
自制格兰诺拉麦片							●		●	●	●
多谷物籽实面包							●		●	●	●
土耳其蛋			●			●			●	●	●
马萨拉摊鸡蛋	●		●						●	●	●
轻食											
番茄小扁豆蔬菜浓汤	●					●	●		●	●	
雷蒙德·勃朗的蔬菜细叶芹汤	●					●					
玛丽·麦卡特尼的藜麦羽衣甘蓝白豆汤	●						●				
萨姆·盖茨的豌豆大虾云吞							●				
西班牙西瓜冻汤配羊奶酪奶油						●					
马丁·莫拉莱斯的藜麦牛油果沙拉							●		●		
卢卡斯·霍尔韦格的芦笋豌豆山羊奶酪小米沙拉	●					●			●	●	●
明的香菇糙米手抓饭		●	●								
罐罐面条	●			●			●				
格威妮丝·帕尔特罗的中式鸡肉沙拉						●	●				
高汤青口贝		●	●				●		●	●	●
烟熏鲭鱼甜菜头苹果沙拉					●		●		●	●	●
托马西娜·迈尔斯的热辣小扁豆盖饭	●	●	●		●	●			●		
香辣牛肉沙拉	●			●			●		●	●	
意大利烘蛋	●					●	●		●		
主菜											
英式酿茄子	●					●		●	●		
合炒夏日时蔬	●	●					●		●		
花菜鹰嘴豆菠菜咖喱	●					●	●		●		
西奥·兰德尔的烤海鲈鱼配苦艾酒酱汁									●		
青柠罗勒酥皮三文鱼配西葫芦意面	●			●			●			●	
萨姆和萨姆·克拉克的焖烧鲷鱼配鹰嘴豆、醋栗、姜黄和莳萝	●			●					●		

	β-胡萝卜素	维生素B₁	维生素B₂	烟酸	叶酸	维生素C	维生素E	钙元素	铁元素	锌元素	硒元素
里克·斯坦的马德拉斯咖喱鲷鱼配番茄和罗望子				●			●				●
安于姆·阿南德的缅甸风味鸡肉椰子咖喱				●			●		●	●	●
酸奶烤鸡肉										●	●
罐焖烤鸡	●			●			●				
克劳迪娅·罗登的鸡肉塔吉锅				●					●	●	●
牧羊人派	●								●	●	●
甜品和烘焙											
香草炖梨配巧克力酱							●				
蜂蜜燕麦烤苹果							●				
零食和饮品											
香蕉燕麦蜂蜜思慕雪							●	●	●	●	
绿色思慕雪	●					●	●				
炸豆丸子	●								●		
利兹·厄尔的元气满满绿色果汁	●						●				

以上菜肴提供了大量已知的营养素，所以罗列在此。很多菜肴都提供了多种维生素和矿物质，但是有些菜肴因为分量不大，比如零食类食品，所以可能无法按照表格中的信息提供足量的维生素和矿物质。

由于使用了蔬菜水果，很多菜肴含有维生素C。维生素C的多少取决于多种因素，包括果蔬的新鲜程度、烹调方式，以及菜品保持温热的时间等。考虑到这些因素，只有含有鲜果蔬菜的菜肴才被认定为可提供大量维生素C。

铁元素
展示的是铁元素的总含量，但血红素（肉类）中的铁元素比来自蔬菜的更易于吸收。

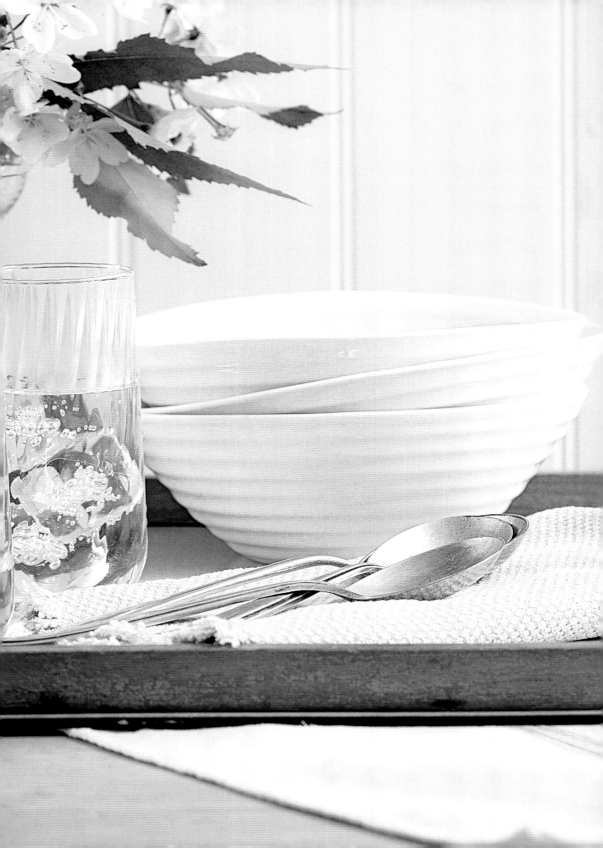

治疗期间的食谱

针对进食越发困难的时期，这些食谱中含有丰富的蛋白质和能量，并提供足够的维生素和矿物质。记住，这些食谱适用于每一位家人！

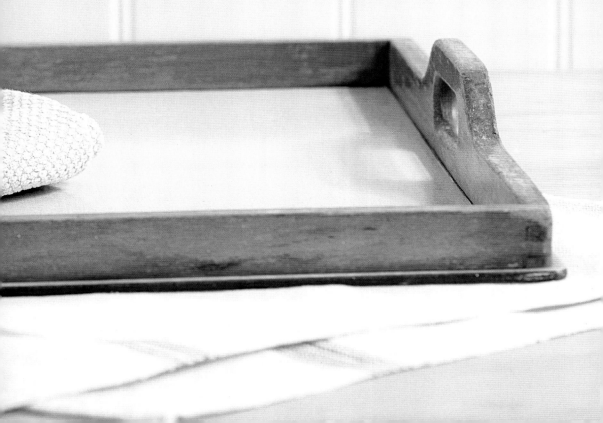

早餐

用一顿美好的早餐开启一天。通常这时候是一天中最好的时光，胃口比较好一些，能量水平也处在最高位。如果不能起床后立刻吃饭，那么好好利用晚些时候的早餐或者早午餐好好吃一顿。其中的部分食谱也可以作为一天中的零食或轻食。一顿精心准备的美味早餐让你在这一天满血复活。以下是一些创意：

用燕麦、小米或大米熬的粥。加入糖渍水果、果酱或果干作为点缀，再以奶油搅拌增加能量。

加入更多食材，制作增强营养和口感的炒鸡蛋：

- 烟熏三文鱼和香料，比如莳萝或香葱
- 奶酪碎或奶油奶酪
- 熟番茄、青椒或洋葱
- 优质培根或火腿
- 豆腐

全熟的煮鸡蛋配黄油鳀鱼吐司。

酸面团面包配水波蛋、蘑菇、焯水菠菜和樱桃番茄。烤培根配番茄或焗豆。

松饼配枫糖浆、香蕉和蓝莓。也可以加入草莓或其他应季水果。

有果干或坚果的松饼。一次多做些，可以当作接下来几天的早餐或零食。单独食用或配以果酱或奶酪。

烤英式松饼[1]配黄油、坚果酱（比如花生酱、扁桃仁酱或腰果酱）或奶酪。

加热的贝果面包配奶油奶酪。烟熏三文鱼或鳟鱼可以带来更多滋味和蛋白质。

法式吐司和糖渍水果配希腊酸奶。加入肉桂粉、枫糖浆或蜂蜜，带来不同风味。

如果你发现早晨真的没有办法吃好吃饱，那么在本章会有思慕雪和拉西（一种印度酸奶奶昔饮品）的食谱，你可以在其中加入足量冰块，在一日开启之时慢慢喝。

1　英式松饼不同于前文提到的松饼，是一种英国的发酵类面包，扁圆形，通常会从中间切成两片，稍微烤一下作为早餐的一部分食用。——译者注

肉桂法式吐司
配糖渍苹果和黑莓

糖渍苹果和黑莓原材料：

> 3 个较大的布拉姆利苹果（口感
>   偏酸），去皮、去核，切成片
> 两汤匙黄糖（酌情调整）
> 半个柠檬，榨汁
> 200 克黑莓

法式吐司需准备：

> 4 片厚切白面包片（临期的亦可）
>   或布里欧修面包，去掉外皮
> 2 个柴鸡蛋，打散
> 50 毫升全脂牛奶
> 1 汤匙幼砂糖[1]
> 半茶匙肉桂粉
> 肉豆蔻磨粉（可选）
> 一大块无盐黄油

佐以：

> 法式酸奶油或希腊酸奶
> 枫糖浆

能量 486 千卡
蛋白质 16.3 克
脂肪 11.8 克
饱和脂肪酸 4.3 克
碳水化合物 84.9 克
膳食纤维 7.0 克

以上为 2 人份的营养成分信息，糖
渍苹果和黑莓以一半计算。

这么做出来的吐司松软不咯嘴，所以是一种简单易行的花样吐司吃法。我在这里加入了糖渍苹果和黑莓，但你可以用你喜欢的任何水果，或者只用苹果。我这份糖渍水果的量有些大，用不完的可以放在冰箱里，以便在各种情况下取用。

2 人份（可以把多出来的糖渍水果冷藏或冷冻保存）

制作糖渍水果时，需要把苹果放入较深的汤锅里，均匀撒入黄糖。加入柠檬汁和 60 毫升凉水。文火加热 20~25 分钟，或直至苹果开始变软。加入黑莓，继续小火炖煮几分钟直至黑莓开始出汁。尝一下甜度，再加些黄糖平衡口感。

面包对半切开。将蛋液倒入浅口碗中加入牛奶。加入幼砂糖、肉桂粉和肉豆蔻粉（如果有）。将面包放入，裹满蛋液，轻轻按压面包，并在碗中停留几分钟以便其吸饱蛋液。

在煎锅上用中火融化黄油，取出面包片并去除多余蛋液。面包片每面煎约 2 分钟，直至金黄。和糖渍水果、法式酸奶油或希腊酸奶一起食用。如果喜欢，也可淋上一些枫糖浆。

小贴士

● 枫糖浆、法式酸奶油或希腊酸奶提供了更多营养素。
● 糖渍水果冷冻起来也很好。

---

1 按照国家白砂糖的标准，幼砂糖（精制白砂糖）是白砂糖中品质最好的一种。——编者注

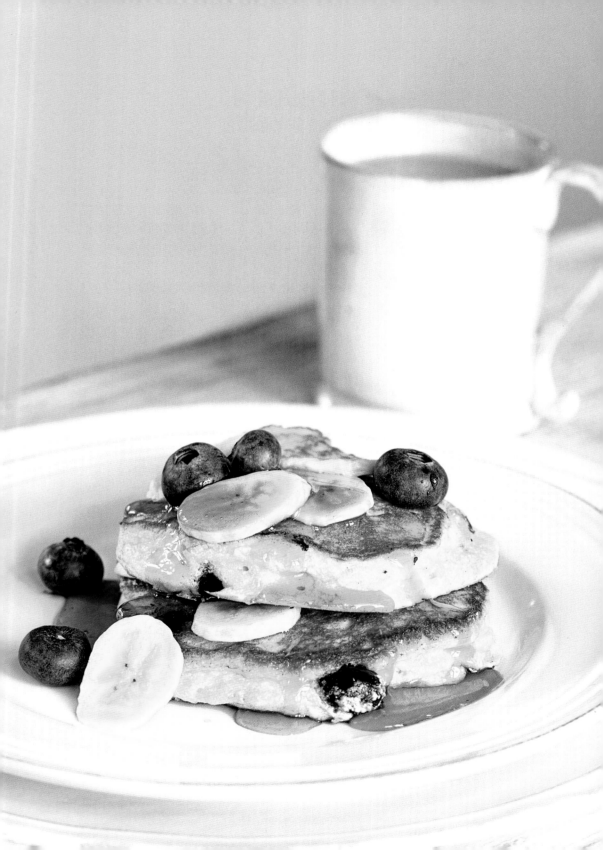

美式里科塔煎饼

这些美式煎饼比英式煎饼要厚得多，但因为口感轻盈松软，所以非常容易入口。如果你喜欢原味的，就不要在面糊中加入蓝莓，完成后把蓝莓放在盘子边上即可。加入了蛋白的面糊需要尽快用完，多余的煎饼可以冷藏或冷冻，吃前加热（最好是用铝箔纸裹起来放入预热好的烤箱中加热）就可以恢复松软的口感。

可制作 16 个煎饼

将里科塔奶酪、牛奶、蛋黄和香草精在一个大碗中混合拌匀至丝滑。在另一个碗中，将面粉、泡打粉和盐一起过筛。边搅拌边加入幼砂糖。边用叉子搅拌边将面粉混合物慢慢倒入奶酪混合物中，搅拌至没有结块。

将蛋白打至干性发泡。在面糊中加入两汤匙打发的蛋白，使其变得疏松一些，之后放入剩余的蛋白翻拌均匀，动作越轻越好。再加入一半的蓝莓。在煎锅上把黄油用中火融化，将黄油倒入煎饼糊中，并搅拌均匀。擦净煎锅，将面糊舀入煎锅中摊成圆形。每次锅里不要做太多个，因为煎饼需要发起来的空间。每面烤 3~4 分钟，直至呈现金黄色。

将煎饼与剩余的蓝莓、香蕉片搭配食用，并淋上足量的枫糖浆。

> 250 克里科塔奶酪
> 125 毫升全脂牛奶
> 3 个柴鸡蛋，蛋白蛋黄分离
> 半茶匙香草精
> 100 克标准粉
> 1 茶匙泡打粉
> 一小撮盐
> 1 汤匙幼砂糖
> 200 克盒装蓝莓
> 25 克无盐黄油

佐以：
> 2 根香蕉，切片
> 枫糖浆
> 黄油或法式酸奶油

能量 90 千卡
蛋白质 3.8 克
脂肪 4.7 克
饱和脂肪酸 2.5 克
碳水化合物 8.9 克
膳食纤维 0.6 克

小贴士
● 香蕉、枫糖浆和法式酸奶油能提供更多营养。
● 如果需要更高的热量，可以在煎饼上淋上融化的黄油或法式酸奶油。

椰奶米布丁
配杬果

> 100 克意大利烩饭米 [1]
> 400 毫升罐装椰奶
> 400 毫升全脂牛奶
> 半个香草荚，从中间剖开
> 1 个未打蜡的青柠的皮
> 一小撮肉桂粉（可选）
> 一小撮小豆蔻粉（可选）
> 一小撮姜末（可选）
> 一小撮丁香粉（可选）
> 2 汤匙原蔗金砂糖
> 100 毫升高脂奶油（可选）

佐以：
> 1 个大杬果，去皮切片
> 1 个未打蜡青柠，榨汁（可选）

能量 367 千卡
蛋白质 6.5 克
脂肪 18.3 克
饱和脂肪酸 11.1 克
碳水化合物 45.1 克
膳食纤维 1.9 克

我知道，每每提到米布丁，人们总是把它和甜品联系在一起，随时都可以来上一份。如果你对燕麦粥提不起兴趣，它就是个很棒的替代品。最好在前一晚做好，因为做米布丁要花点时间，但加热也很方便，只需要再加点液体进去。我列出的量足够做 4 人份，因为花这么多精力只做一点似乎并不是个聪明的决定。确保你不是一出锅就吃，而是等它冷却下来，并尽快放入冰箱。

加入一点香料会十分有用，但是没必要把所有这些香料都用上。加入青柠也有助于获取额外的维生素 C，而杬果是 β - 胡萝卜素的优质来源。

4 人份

将大米放入一个大汤锅或砂锅中，倒入椰奶和全脂牛奶。加入香草荚、青柠皮和香料（如果有的话），之后撒入原蔗金砂糖。慢慢加热至快要沸腾时，转成小火，盖上锅盖炖煮 1 小时。在此期间要看一下，确保米饭没有粘在锅底上。

如果要加入奶油的话，就把奶油微微打发，并拌入布丁中。这会让口感更加丰富、轻盈。如果你准备冷藏米布丁或者冷着吃，就在吃之前拌入奶油即可，因为这样可以让黏稠的米布丁变稀一些。

如果用青柠汁的话，用它搭配杬果，放在米布丁上即可。

小贴士
- 可以大批量制作，记住一定要在米布丁凉下来后立刻冷藏或冷冻。
- 也可以作为餐间甜品或零食食用。

[1] 意大利烩饭米并不是具体的某种米，而是指意大利本地生产的淀粉含量丰富的大米品种。——译者注

克洛达赫·麦克纳的
意大利辣肠番茄酱水波蛋
配棉豆

> 1 汤匙橄榄油
> 2 汤匙意大利辣肠
> 1 瓣蒜，拍碎
> 半茶匙孜然碎
> 半茶匙烟熏红甜椒粉，多备一些
> 150 克番茄泥
> 1 茶匙意大利香醋
> 400 克棉豆罐头，沥干并漂洗干净
> 2 个大号鸡蛋
> 1 汤匙平叶欧芹，切碎
> 海盐和现磨黑胡椒

能量 270 千卡
蛋白质 15 克
脂肪 18.45 克
饱和脂肪酸 2.7 克
碳水化合物 26.6 克
膳食纤维 6.6 克

如果此前还没品尝过意大利辣肠，趁现在赶快试试吧！这是一种香辣味十足的可涂抹式猪肉香肠，产自意大利卡拉布里亚大区。你可以买罐装的，开封后放在冰箱里储存。将辣肠和大蒜、孜然、烟熏红甜椒粉一起放入番茄泥中，创造出辣味十足、口感浓郁的番茄酱，只需要几分钟便可完成。再放上水波蛋和棉豆，便成为一道扎实的晚餐。

2 人份

在中号的汤锅中用中火加热橄榄油，放入意大利辣肠，煎炒1 分钟，煎炒过程中用锅铲将其弄碎。放入大蒜继续煎 30 秒至出香味。放入所有香料继续翻炒 30 秒。倒入番茄泥和意大利香醋，搅拌均匀，小火炖 5 分钟。

与此同时，在沸水中敲入鸡蛋煮 4 分钟，制成水波蛋。

在番茄酱中加入棉豆，搅拌均匀至棉豆温热。依据个人口味调味。

将豆子盛入两个碗中，上面放上水波蛋。撒上适量烟熏红甜椒粉、海盐和欧芹碎即可。

小贴士

如果买不到意大利辣肠，可以用切成丁的西班牙辣味香肠代替。素食主义者可放入半茶匙辣椒面代替。

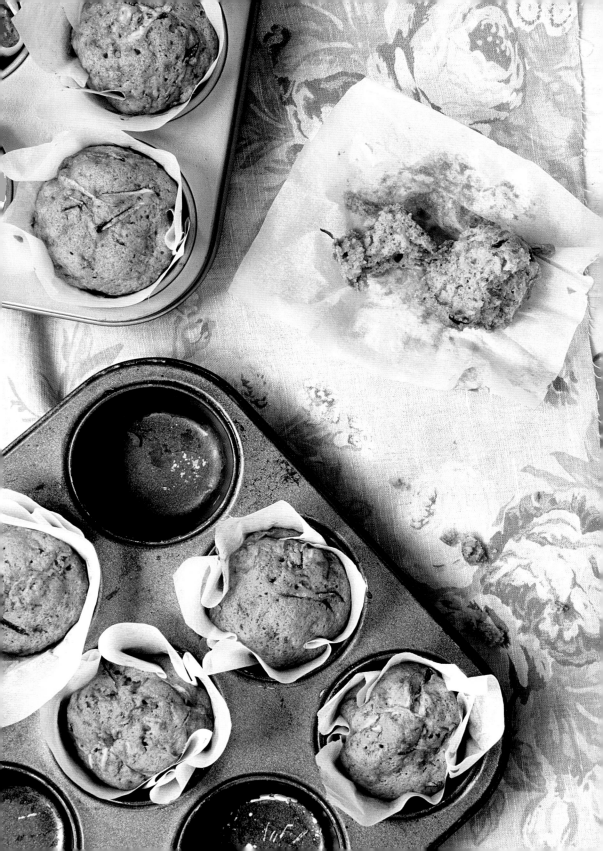

詹姆斯·拉姆斯登的
西葫芦玛芬蛋糕

> 2 个柴鸡蛋，打散
> 200 克幼砂糖
> 100 毫升葵花籽油
> 半茶匙香草精
> 250 克标准粉
> 1 茶匙小苏打
> 半茶匙肉桂粉
> 一小撮肉豆蔻粉
> 一小撮混合香料
> 一小撮盐
> 200 克西葫芦，擦丝

能量 230 千卡
蛋白质 3.5 克
脂肪 9.9 克
饱和脂肪酸 1.4 克
碳水化合物 34 克
膳食纤维 1.1 克

"承蒙我妈妈的好意奉上这个食谱。依我看，享受美味的同时，最好配上一杯茶。这款蛋糕不含任何乳制品，除非你觉得鸡蛋是奶牛下的。"詹姆斯·拉姆斯登说。

可制成 12 个玛芬蛋糕

将烤箱预热到 180℃。准备 12 张玛芬蛋糕垫纸放入玛芬蛋糕模具中。

把蛋液、幼砂糖、葵花籽油和香草精混合并打发。

用一个单独的碗将面粉过筛，加入小苏打、香料和盐，然后将蛋液混合物调入。最后加入西葫芦丝。将混合物均匀倒入玛芬蛋糕模具中，放入烤箱烤 20~25 分钟。插入签子，签子拔出时是干净的即可。

取出放在冷却架上冷却，存在密封罐中（可保存 3~4 天）。

思慕雪和拉西

在你没有胃口的时候，思慕雪是帮你增加能量摄入的好东西。如果用鲜果制作，你甚至可以只用这一杯达成一日所需维生素C的目标。思慕雪口感浓厚，但是你可以通过加一些果汁或饮用水稀释一下。如果水果偏酸，觉得有必要增加思慕雪的甜度，你可以加些白糖、蜂蜜或枫糖浆，但是有一种来自秘鲁的神奇水果叫利马果[1]。这种水果甜度和枫糖浆相当，你可以在线上或健康食品商店买到利马果粉[2]。它是一种优秀的天然甜味剂，可以放入任何食物中。

下面三个食谱的做法完全一样：在食物搅拌机中搅打至丝滑！

1　我国目前的进口水果名录上并未收录，国内无法购买。——译者注

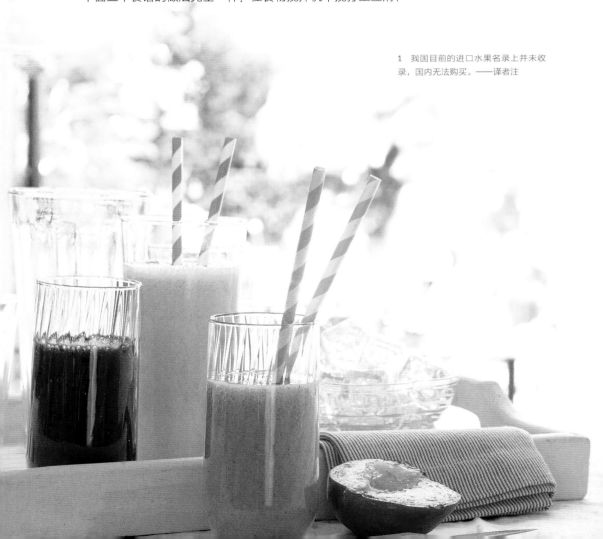

蓝莓牛油果思慕雪

众所周知，牛油果热量极高，但同时营养非常丰富，是维生素 E 和膳食纤维的优质来源。牛油果非常适合用来制作思慕雪，口感惊人。搭配任何你喜欢的果汁，如果这些果汁色彩艳丽，那么思慕雪看起来会更诱人。

能量 300 千卡 　**蛋白质** 2.8 克 　**脂肪** 10.3 克 　**饱和脂肪酸** 2.1 克
碳水化合物 55.2 克 　**膳食纤维** 6.3 克

1 人份
> 半个牛油果，去皮
> 半根香蕉
> 150 克蓝莓
> 200 毫升果汁，樱桃汁、蓝莓汁
> 或石榴汁均可
> 适量冰块

生姜薄荷桃子思慕雪

这是一杯让人感觉焕然一新又很有夏日氛围感的思慕雪，桃子成熟之时便是制作的最佳时间。如果你想在严冬来上一杯，最好是买桃子罐头。

能量 138 千卡 　**蛋白质** 2.1 克 　**脂肪** 0.3 克 　**饱和脂肪酸** 0 克
碳水化合物 34.0 克 　**膳食纤维** 4.2 克

1 人份
> 2 个桃子，对半切开去核
> 150 克葡萄，洗干净
> 一把薄荷叶
> 鲜姜，磨成碎末
> 一大把冰块

拉西

拉西相当于酸奶思慕雪。可以将牛奶和冰块一起放在搅拌机里和酸奶混合，为了能有清新的口感，可能还要加一小撮盐，或者加入蜂蜜做成甜口的。这杯饮料是很好的蛋白质和钙的来源。糖、蜂蜜或水果（含有维生素和膳食纤维）还可提供更多的能量。

传统咸味拉西： 加入一小撮盐，以及一大撮孜然和姜黄粉。
甜味拉西： 加入一汤匙糖或蜂蜜。还可以加入几滴玫瑰露和一小撮小豆蔻。
抹茶拉西： 在甜味拉西中加入一茶匙抹茶粉并挤入一些青柠汁。你还可以把这些食材加入普通的酸奶，和水果或格兰诺拉麦片一起食用。
水果拉西： 在甜味拉西中加入香蕉或熟杧果，或者任何你喜欢的较软的水果。喝起来可能会有点稠，可以加水或牛奶进行稀释。

2 人份
> 250 毫升原味酸奶（不是那种浓稠的或者是甜的）
> 125 毫升全脂牛奶
> 125 毫升水
> 2 个冰块

一杯基础款拉西提供的营养：
能量 140 千卡
蛋白质 9.2 克
脂肪 6.2 克
饱和脂肪酸 4.0 克
碳水化合物 12.6 克
膳食纤维 0 克

西比尔·卡普尔的
香茅风味糖渍梨子蓝莓

> 4 根香茅
> 85 克白砂糖
> 一个柠檬榨汁
> 4 个成熟的梨子，比如考密斯梨
>   或康考得梨
> 450 克蓝莓

佐以：
> 原味希腊酸奶或法式鲜奶酪

能量 200 千卡
蛋白质 1.3 克
脂肪 0.3 克
饱和脂肪酸 0 克
碳水化合物 53.2 克
膳食纤维 6.7 克

这款糖渍水果口味细腻，可以成就一顿完美的早餐，如果搭配一些原味希腊酸奶或法式鲜奶酪食用，更是美妙。

4 人份

香茅洗净，沿香茅茎的方向对半剖开，或者用擀面杖拍打使其释放更多香味物质。将香茅放入汤锅中，加入白砂糖和300 毫升冷水，小火加热，隔一段时间搅拌一下，直至白砂糖融化。将火调大一些，焖煮 10 分钟，放至一旁。与此同时，将柠檬汁装入小碗，将梨子去皮、去核，分为四等份。将每份切成比蓝莓稍大的块，放入装柠檬汁的小碗拌匀，以防氧化变色。依次对剩下的梨子进行处理。

将香茅汁过滤到一个耐腐蚀的汤锅中，将香茅中的汁水全部挤出。将梨子倒入香茅糖浆中。小火焖煮 3~5 分钟，或者等到梨子熟到软硬适中的程度。加入蓝莓，继续焖煮，之后立刻从火上拿开，将所有水果倒入漏勺，保留所有汁水。

将所有水果倒入沙拉碗中，等待冷却。将汁水倒入锅中，大火煮沸并持续煮约 10 分钟，直至汤汁变成黏稠的糖浆。根据水果出汁多少，时间略有不同。将糖浆与水果混合后冷却。封好冷藏。随需随取。

食用时，用勺子盛出适量糖水水果，放入碗中，并根据自己的口味搭配几勺酸奶或鲜奶酪。

小贴士
- 在冰箱可存放几天，因此可以提前做好，随时取用。
- 利用酸奶或鲜奶酪提供更多蛋白质、能量和钙质。

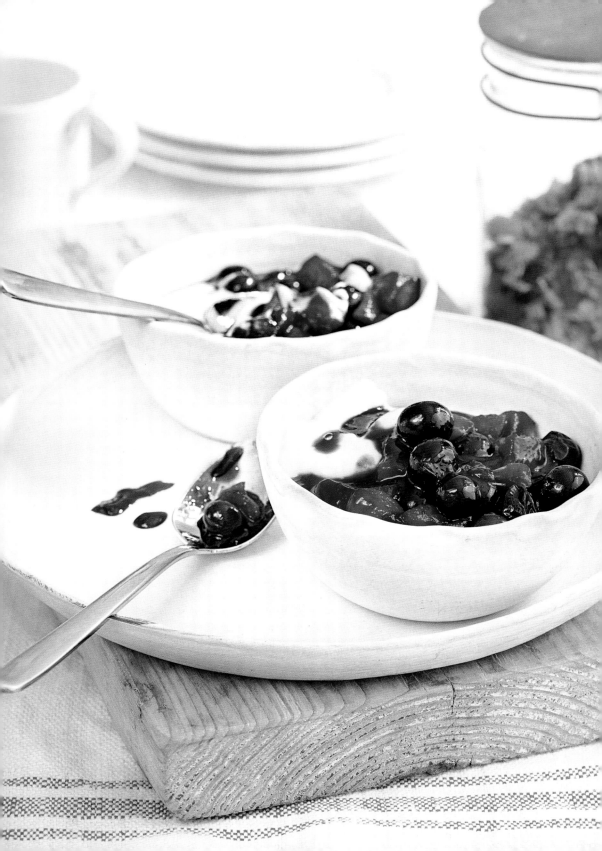

轻食

当胃口不好或者不知道吃什么的时候，轻食是让自己尽量吃得好的最便捷的方式。在治疗期间，重点可能在于多吃高能量食物，但是如果你的体重稳定在正常范围内，就要增加蔬菜和沙拉的比例，减少高脂肪高蛋白食物的摄入量。这些食谱既可作为一顿正餐也可作为零食，或者随时拿来磨磨牙。如果你不想在常规时段吃饭的话，也就没什么可担心的，但每天要尽量做到少食多餐。

用吐司或皮塔饼（也可尝试酸面团面包或黑麦面包）制作零食简餐。可加入沙拉蔬菜增加色彩和口味。

- 融化的奶酪配番茄、英式酸辣酱、酸黄瓜或烤火腿和奶酪
- 涂抹型全脂奶酪配黄瓜、香葱和菠萝
- 香蒜蘑菇：在蘑菇和蒜末中加入橄榄油，并加入奶油和欧芹碎，翻炒至熟透
- 茄汁焗豆加入奶酪碎
- 鹰嘴豆泥或希腊黄瓜酸奶酱配黄瓜番茄
- 沙丁鱼：罐装食品方便快捷
- 三文鱼肉酱：将烟熏三文鱼肉、蛋黄酱、法式酸奶油、胡椒碎和柠檬汁混合拌匀
- 希腊鱼子蘸酱配黄瓜、橄榄和番茄
- 烟熏鲭鱼肉酱：将去皮的烟熏鲭鱼和法式酸奶油或奶油奶酪，以及胡椒碎和柠檬混合拌匀
- 金枪鱼蛋黄酱沙拉放在微微烤过的吐司上，再烤热（在酱料上加入小葱，风味独特）
- 蛋黄酱鸡蛋沙拉
- 蘑菇或蔬菜泥，可以自制，如果懒得开火可以买现成的

沙拉——可搭配面包、烤土豆或北非小米食用，依靠油醋汁或蛋黄酱增添不同风味和额外能量。

- 大虾牛油果配蛋黄酱（想要不同口味，可添加番茄沙司或青柠）
- 鸡肉、培根、牛油果沙拉
- 羊奶酪和橄榄
- 水煮三文鱼肉配奶油奶酪或法式酸奶油和小葱
- 法式咸派。购买预制的酥皮或者酥皮壳子，加入打散的鸡蛋、牛奶或奶油，以及你喜欢的馅料

黄油烤土豆或烤红薯搭配不同配菜：

- 奶酪碎或软奶油奶酪配香葱
- 番茄焗豆搭配奶酪和熟培根碎
- 蛋黄酱金枪鱼配香葱碎、青柠汁和香菜，获得更多味觉刺激
- 烟熏鲭鱼搭配奶油奶酪或法式酸奶油和小葱
- 加冕鸡（鸡肉配蛋黄酱和不辣的咖喱粉）
- 意式牛肉酱或辣椒酱，加入奶酪碎

意面搭配酱汁——一次多做些酱汁，放在冰箱里按份冻起来，如果身体感觉很乏，可以购买做好的。搭配沙拉或简单易做的蔬菜。这些创意同样适用于意式土豆团子。

- 奶酪酱汁加入烘烤的番茄、熟培根、花菜或香料和蒜香奶油奶酪
- 意式肉酱
- 青酱，绿色或红色（红色青酱是由番茄制成的）
- 奶油番茄酱汁配帕马森奶酪碎
- 奶油培根意面酱

根芹浓汤
配椰奶、香茅和姜

> 1 汤匙植物油或椰子油
>
> 1 小颗根芹，去皮切丁
>
> 1 个大土豆，去皮切丁
>
> 1 个洋葱，切成末
>
> 3 瓣蒜，切成末
>
> 一小块姜，磨成末
>
> 1/4 茶匙姜黄粉
>
> 2 根香茅，除去外面的叶子，切成细丝
>
> 2 汤匙香菜梗，切碎
>
> 1 茶匙未打蜡的青柠皮碎
>
> 400 毫升罐装椰奶
>
> 200 毫升牛奶或水
>
> 盐和现磨黑胡椒

香草调和油需准备：

> 一把新鲜香菜
>
> 一把新鲜罗勒
>
> 2 汤匙橄榄油
>
> 一些鲜榨青柠汁

能量 217 千卡

蛋白质 6.1 克

脂肪 11.2 克

饱和脂肪酸 2.6 克

碳水化合物 24.7 克

膳食纤维 2.7 克

该营养数值基于用牛奶制作的浓汤。

这款香气四溢的微辣浓汤是刺激麻痹的味蕾的理想之选。如果你可以接受刺激一些的口感，除了在汤中加入大蒜和姜，还可以再加点辣椒。如果你和喜欢刺激口味的人一起享用这道浓汤，可以在桌上准备一些辣椒油。

4 人份

在大一些的汤锅中热油，加入根芹丁、土豆丁和洋葱末，翻炒约 10 分钟，直至食材边缘开始变软。加入姜蒜末，继续翻炒两分钟，并加入剩余的食材。用盐和黑胡椒调味。烧开后转小火，继续炖煮约 10 分钟，确保蔬菜已经完全软烂。

将汤倒入搅拌机，搅拌至细腻丝滑，可能需要分两次做。如果你觉得汤有点稠，可以多加一点牛奶或水。重新放到灶上加热直至煮开。

制作香草调和油时，把香菜、罗勒和橄榄油放入一个小搅拌器中，放一些盐调味。加入一些鲜榨青柠汁。将所有东西一起打碎，搅拌至丝滑。喝汤时把香草调和油淋在汤里即可。

奈杰拉·劳森的
香蒜姜黄花菜汤

> 一头蒜

> 3 汤匙橄榄油

> 1 个大小中等的洋葱，切碎

> 1 个花菜，掰成小朵

> 1 茶匙姜黄粉

> 1 个大土豆，削皮切丁

> 1 升热蔬菜高汤（蔬菜汤粉亦可）

> 适量欧芹或香菜碎

能量 187 千卡

蛋白质 6.9 克

脂肪 9.6 克

饱和脂肪酸 1.4 克

碳水化合物 19.6 克

膳食纤维 5.0 克

"富含蔬菜和植物营养素，不可否认，这道汤菜暖胃又暖心，方便入口，吃了让人心情愉悦。烤过的大蒜增加了食物的层次感，并去掉了可能令人不悦的口感。出乎意料的是，姜黄如果不能完全去除，好像至少可以缓解学校走廊里烹饪花菜的味道。而且金灿灿的颜色显得这道菜十分艳丽。"奈杰拉·劳森说。

4 人份

将烤箱预热至 200℃。削去整头蒜的顶部，露出蒜瓣。将蒜放在一个稍大的铝箔纸折的方盒子中（亮面向上），淋入一些橄榄油。将铝箔盒子四边向中间捏起，形成一个四周留有空间的密封小盒子，将其放入预热好的烤箱中烤制 40 分钟。从烤箱中取出，等待其冷却的同时可以继续准备汤菜。

将剩余的油倒入一个深汤锅中，翻炒洋葱碎约 10 分钟，直至洋葱变软但颜色还未变深。加入小朵的花菜和洋葱一起翻炒。加入姜黄粉，不停搅拌，并加入土豆丁。盖好锅盖，用中小火继续炖煮约 10 分钟。

将软烂香甜的烤大蒜压烂（直接在汤锅里弄烂即可），接下来加入高汤，烧开后转小火，盖好锅盖继续炖煮大约 15 分钟。将汤放在食品加工机或搅拌机中打成糊状。如果你喜欢口感更有层次的汤，可以直接用手持搅拌机在汤锅里打碎食材，或者用传统的土豆压泥器在锅中按压。最后，食用前加入切碎的欧芹或香菜。

小贴士

- 食用时在汤中加入一些法式酸奶油和奶酪碎可以增加蛋白质和能量。

- 也可以搭配面包和熟肉或奶酪、鹰嘴豆泥作为简餐食用。

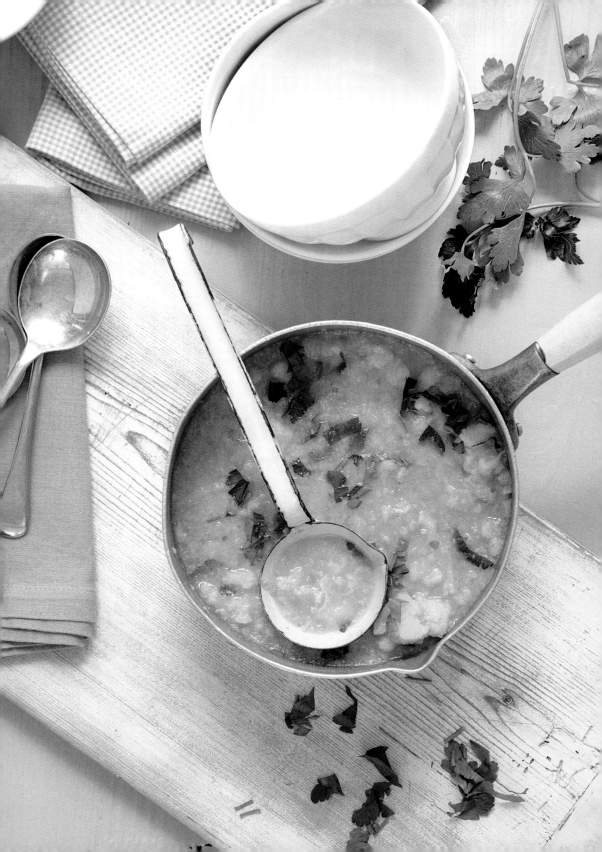

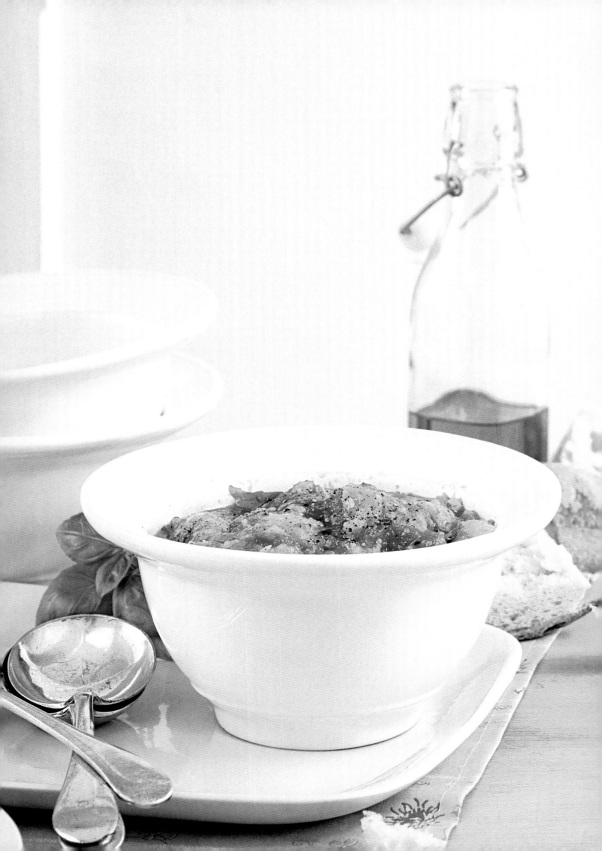

露丝·罗杰斯的
托斯卡纳番茄面包浓汤

想做好这道浓汤，需要熟透的甜番茄，所以如果买罐装的，尽量买你能接受的品质最好的。如果番茄有点酸，可以加点糖。不要因为扔掉了面包外皮而有心理负担，你可以把它们晾干（放在低温烤箱中可以加速干燥），然后碾碎当面包屑使用。

6 人份

在厚底大汤锅中加热橄榄油，加入蒜片。小火煎两分钟，不要把蒜片煎到变色，稍微变软即可。加入番茄，小火炖 30 分钟，在此期间搅拌若干次，直至收汁变稠。用盐和黑胡椒调好味道，加入 300 毫升水大火烧开。

把面包的大部分硬壳切掉。剩余的面包切成或撕成大块，放入番茄汤中，搅拌至面包吸饱汤汁，如果太稠了就多加点开水。从火上拿下来稍微冷却。

把较大片的罗勒叶撕成小块，加入汤中并搅拌，淋入橄榄油（3~5 汤匙差不多正好）。上桌前请稍候，以便面包可以吸收罗勒和橄榄油的香气。

> 5 汤匙橄榄油
> 3 瓣大蒜，切薄片
> 2 千克熟透的甜番茄，去皮去籽，或者 1 千克（2.5×400 克罐装）顶级去皮罗马番茄，滤去大部分汁水
> 2 片临期普格利泽面包（一种意式乡村面包）
> 一大把罗勒
> 额外的橄榄油
> 适量盐和现磨黑胡椒

能量 385 千卡
蛋白质 11.5 克
脂肪 14.4 克
饱和脂肪酸 2.3 克
碳水化合物 56 克
膳食纤维 7.5 克

小贴士
上桌后可以在每个碗中加入更多橄榄油，以便增加能量。

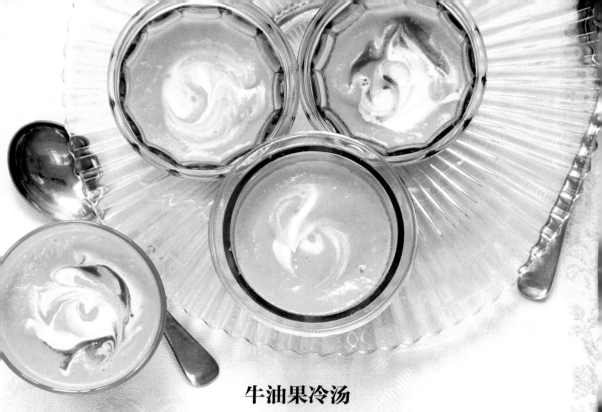

牛油果冷汤

我知道有些人并不喜欢有关冷汤的创意，但是如果你想在炎热的天气里找点爽口的东西吃，这样的汤十分清爽，而且拥有满满的能量。显而易见，这道汤做起来出奇地快，意外地简单，搭配香蒜面包或者松软的薄饼吃非常美味。如果你有口腔溃疡，就不要放辣椒仔辣椒调味汁或其他辣味酱汁，不过它仍然是一碗让人舒缓放松的汤。我在这里使用了白胡椒，因为不想让星星点点的黑胡椒碎破坏整体的颜色，但是黑胡椒也是可以使用的。牛油果是维生素E和单不饱和脂肪酸的绝佳来源。

> 2 个熟透的牛油果，去核去皮
> 500 毫升凉的蔬菜高汤或鸡肉高汤
> 2 汤匙酸奶或法式酸奶油
> 1/2 个青柠榨汁
> 少许 辣椒仔（Tabasco）辣椒调味汁或其他辣味酱汁（可选）
> 盐和白胡椒

能量 230 千卡
蛋白质 4.8 克
脂肪 21.4 克
饱和脂肪酸 4.8 克
碳水化合物 5.4 克
膳食纤维 4.6 克

4 人份

把牛油果放入搅拌机，搅打至丝滑。拌入酸奶或法式酸奶油。将混合物倒入一个碗或汤锅中，用盐和白胡椒调味，挤入青柠汁，如果喜欢辣味还可加入少许辣椒仔辣椒调味汁。检查一下稠度，要是稠了就加点高汤或水稀释一下，注意不要过量，因为保留牛油果本身的香气很重要。

乔·普拉特的

烤甜椒浓汤
配南瓜子和烤羊奶酪丁

> 4 个红色甜椒，对半切开，去籽

> 3 根胡萝卜，去皮，纵向四等分

> 1 根尖椒，对半切开

> 2 瓣蒜，不用剥皮

> 500 克熟透的番茄，对半切开

> 2 茶匙红辣椒粉

> 3 汤匙特级初榨橄榄油

> 800 毫升热的蔬菜高汤

> 海盐和现磨黑胡椒

烤羊奶酪丁食材：

> 100 克羊奶酪

> 50 克南瓜子

> 1 汤匙橄榄油

> 1/4 茶匙粗辣椒面

> 1/2 茶匙漆树粉

能量 356 千卡

蛋白质 10.9 克

脂肪 23.6 克

饱和脂肪酸 6.3 克

碳水化合物 26.2 克

膳食纤维 9.6 克

营养成分信息基于 1/4 份的食材。

"这道独具风味的暖心浓汤含有 β - 胡萝卜素和维生素E，并且操作简单。单独享用亦可，但如果你想在更高水平上感受这道汤，那些咸咸辣辣的、味道浓郁的、松脆的面包丁让你会在吃完后'哇'的一声发出由衷的赞叹，因此值得一试。"乔·普拉特说。

4~6 人份

将烤箱预热至 200℃。将甜椒、胡萝卜、尖椒、大蒜和番茄放在一个大号烤盘里，均匀裹上红辣椒粉和橄榄油。用盐和黑胡椒调味后放入烤箱烤约 49 分钟，直至蔬菜变软，四周开始变焦。

准备做面包丁，将羊奶酪切成小块，加入南瓜子、橄榄油、辣椒面和漆树粉，轻轻拌匀。在一个不粘烤盘上平铺摊开，烤 10~12 分钟，中间翻一次面。烤好后，羊奶酪有些地方会变成金黄色，南瓜子开始膨胀酥香。

把烤好的蔬菜放在搅拌机中加入高汤（蒜瓣要去皮）。这些蔬菜可能需要分两次搅拌，这取决于机器的大小。根据你的喜好搅打至带一些碎的蔬菜块或者完全顺滑的程度，倒入一个干净的汤锅之中。

文火加热浓汤后将其盛入碗中，撒上烤好的羊奶酪丁。

小贴士

- 这款浓汤适合冷冻，但面包丁最好随吃随做。
- 如果解冻后想迅速完成制作，可以直接把羊奶酪弄碎加入汤中或者直接用干面包丁。

鸡汤面
配犹太薄饼丸子

> > 1 只散养鸡
> > 2 升热鸡汤
> > 1 个大洋葱，切成八瓣
> > 2 大根胡萝卜，切成滚刀块
> > 3 根西芹
> > 1 头蒜，水平剖成两半
> > 一大枝欧芹
> > 一大枝百里香
> > 一把意面或米粉（犹太鸡蛋面）
> > 盐和白胡椒

能量 337 千卡
蛋白质 27.5 克
脂肪 18.0 克
饱和脂肪酸 4.8 克
碳水化合物 17.1 克
膳食纤维 3.1 克

营养成分信息仅基于鸡汤本身。

一碗浓香的鸡汤是很多人在感觉不舒服时想吃的食物。这里分享的是最经典的版本，但是又可以变幻无穷，请参考食谱最后的一些点子。并且，请一定要试着在汤里加些碳水化合物，不论是面条还是其他建议的搭配。虽然这样做出来的是很大的一份，但一道方便易食的鸡汤可以顶一顿饭了，里面含有满满的蛋白质、能量和 β - 胡萝卜素。

8 人份（最好放在冰箱或冰柜中，不要把犹太薄饼丸子一起冷藏）

把处理干净的鸡放入大号汤锅中，加入鸡汤至没过鸡肉。煮至沸腾，撇去表面的褐色浮沫，当浮沫变成白色时，就不用撇除了。转小火炖 30 分钟。

加入所有的蔬菜、大蒜和调味料，继续炖煮 30 分钟，或者炖至蔬菜变软。用盐和白胡椒调味。沥出鸡汤。将鸡肉从鸡架上撕下，放一半鸡肉到鸡汤，余下的一半可以另做打算。将蔬菜也放回到汤中，加入意面或米粉。继续焖煮约 10 分钟，直至煮熟（如果加犹太薄饼丸子，在最后 5 分钟时加入即可）。

因为这是一道营养全面、口感更佳的鸡汤，所以可以作为很多餐食的汤底使用，还有一些食材也可以加入汤中：

- 花式意面。什么形状的都可以，也可以是带馅的，比如意式馄饨
- 大米或其他粮食。比如斯佩尔特珍珠麦或大麦、藜麦
- 土豆或其他块根类蔬菜。切块，或者如果是小土豆，整个下锅或切片
- 绿叶菜。多煮些新鲜的瑞士甜菜、羽衣甘蓝或许多蔬菜幼苗
- 肉丸
- 香料。一小撮番红花会增加更多香气，特别是加了大米的话

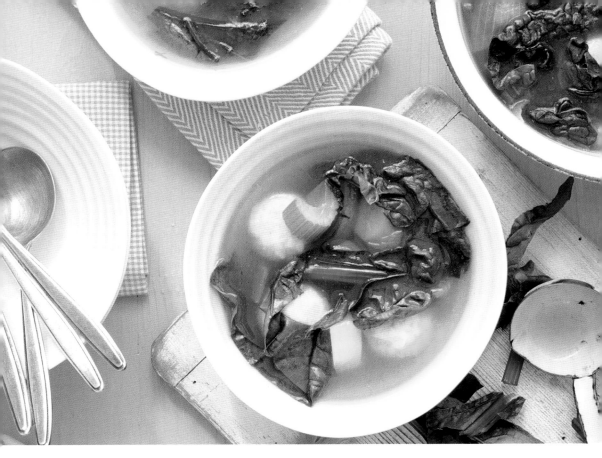

犹太薄饼丸子食材：

> 110 克中等的犹太薄饼粉

> 1 茶匙泡打粉

> 50 克无盐黄油，融化好

> 1 大个柴鸡蛋，打散

> 切碎的欧芹或莳萝

> 盐和现磨黑胡椒

- 香茅、大蒜和姜。可以改变鸡汤的口味，特别是再加了椰奶和酱油的话

- 小面团。任何类型的均可，像用犹太薄饼做的这种，吃起来松软而不厚重

将犹太薄饼粉和泡打粉放入碗中，用盐和黑胡椒调味。加入150 毫升冷水，搅拌均匀。在另一个碗中，将黄油和蛋液混合，将该混合物和犹太薄饼面团混合并加入欧芹碎，醒发约20 分钟。

将混合物揉成核桃大小的丸子，如果需要可以在此时放入冰箱冷冻室。将丸子放入热汤或水中，煮至浮起即可。

一份犹太薄饼丸子的营养成分信息：

能量 36 千卡　**蛋白质** 0.8 克　**脂肪** 2.0 克　**饱和脂肪酸** 1.1 克

碳水化合物 3.9 克　**膳食纤维** 0.2 克

塞恩·普林斯的
烟熏鳕鱼杂拌

我实在想不出还有哪道汤会比这道更传统、更能安抚人心。塞恩为了让这道汤更富于变化，把辣椒仔辣椒调味汁当作一种完全可以选择的配料加进来，虽然是一个小小的改变，但是只有在你对辣椒不过敏的情况下才加。这道菜中的鳕鱼是蛋白质的优质来源，外加土豆等各种蔬菜，真正是所谓的"一顿饭浓缩于一道菜之中"。

> 750 克烟熏鳕鱼排，最好是原色的
> 2 汤匙橄榄油
> 2 汤匙无盐黄油
> 2 个洋葱，切成末
> 2 根大葱，对半切开，切成细丝
> 3 根西芹，切成薄片
> 4 个土豆，去皮切块

佐以：
> 高脂奶油
> 辣椒仔辣椒调味汁
> 盐和现磨黑胡椒
> 新鲜欧芹碎

能量 425 千卡
蛋白质 41.5 克
脂肪 13.7 克
饱和脂肪酸 6.8 克
碳水化合物 36.2 克
膳食纤维 6.9 克

4 人份

将鳕鱼排平铺于大锅中，倒入冷水烧开。焖煮约 1 分钟后关火，继续焖 10 分钟。将鳕鱼排从锅中取出，稍待冷却后小心剔除鱼刺和鱼皮。尽量保持鱼肉块大不松散，否则等一下再次加热的时候会碎成小块。另外，煮鱼的汤不要扔。

将橄榄油和黄油放在一个大汤锅中加热。加入洋葱、大葱、西芹和土豆，在锅中翻炒几分钟，直至开始变色。倒入刚才的鱼汤，转小火炖煮 10 分钟，直至蔬菜开始变软。用土豆压泥器轻轻地在汤中把土豆块压碎，这样可以让土豆中的淀粉进入汤水中。加入奶油并调味（注意，鳕鱼很咸）。加几滴辣椒仔辣椒调味汁，增添辣椒的香味，或者把辣椒仔辣椒调味汁放在餐桌上让人们酌情添加。

撒入欧芹碎，最后加入大块的鱼肉。加热煮沸后转小火继续焖煮 1 分钟，将汤倒入预热过的碗中。

小贴士
这道汤不太适合冷冻储存，因为冷冻后鱼肉可能会碎成渣，土豆解冻后的口感也会变差。为了解决这个问题，解冻后在加热前或加热后，都可以用搅拌机搅碎，变成一道浓稠绵密的鱼汤。不过可能需要再加一点汤汁。

斯坦利·图奇的
烤鳕鱼配番茄

这道烤鳕鱼是经典的里窝那风菜肴的变形。可以使用各种肉质紧实的白色鱼肉制作，比如红鲷鱼或比目鱼，但我最喜欢用鳕鱼。加入些刺山柑可以增添更多酸味。

4 人份

在汤锅中用中火加热 3 汤匙橄榄油。放入洋葱碎和蒜末，翻炒至变软但未变色，需要 5~7 分钟。放入少许海盐，搅拌均匀直至油和洋葱末均匀混合。与此同时，用手将番茄在碗中捏碎，并加入汤锅中，并放入香叶和盐。将锅中所有食材搅拌均匀，加热至沸腾，转小火炖煮 15~20 分钟。加入黑橄榄，从火上拿下，用盐和黑胡椒调味。

将烤箱预热至 175℃。

在烤盘中舀入薄薄一层上述酱汁，之后将鱼肉码入，并将剩余酱汁淋在上面。注意每块鱼多少都要淋上薄薄一层酱汁。淋上剩余的一汤匙橄榄油，用铝箔纸盖好，烤 15~20 分钟直至鱼基本熟透。从烤箱中取出，放置片刻以便用余热继续将鱼肉焖熟，并保持一定的湿度。用欧芹碎装饰，然后上桌。

> 4 汤匙初榨橄榄油
> 1 个大小中等的洋葱，切碎
> 1~2 瓣蒜，切碎
> 海盐
> 200 克罐装整个圣马尔扎诺番茄
> 1 片香叶
> 85 克优质黑橄榄
> 现磨黑胡椒
> 4~6 块鳕鱼排（每块约 150 克）
> 1 汤匙新鲜平叶欧芹碎
> 黑橄榄

能量 293 千卡
蛋白质 29 克
脂肪 17 克
饱和脂肪酸 2.5 克
碳水化合物 7.75 克
膳食纤维 1.95 克

简·巴克斯特的
猫耳意面
配西兰苔

> 2 汤匙橄榄油
> 4 瓣蒜，切成薄片
> 2 根干辣椒，去蒂切丝
> 8 块鳗鱼柳
> 400 克西兰苔
> 350 克猫耳意面
> 盐和现磨黑胡椒

佐以：
> 帕马森奶酪碎

能量 300 千卡
蛋白质 15.3 克
脂肪 5.3 克
饱和脂肪酸 0.5 克
碳水化合物 51.2 克
膳食纤维 4.7 克

猫耳意面是一种不太常见的通心粉，但是你可以用任何你喜欢的花式通心粉代替。贝壳通心粉也不错，因为可以很好地保留酱汁。这道意面强烈的气味使它成为那些对现有口味厌倦的人的最爱。它也是叶酸和 β - 胡萝卜素的来源，鳗鱼还可以提供一些钙。

4 人份

将燃气烤箱预热至 200℃。

橄榄油在锅中加热，加入蒜片和辣椒丝。小火翻炒至蒜片变软但未变色。加入鳗鱼，将锅从火上拿下来，快速翻动，让鳗鱼和橄榄油充分融合。

另一起一口大号汤锅，水烧开后放盐。加入西兰苔，焯水约 4 分钟至菜刚刚变软，捞出沥干，切段。将西兰苔放入鳗鱼、蒜片和辣椒的混合物中，继续炒制约 5 分钟。

与此同时，猫耳意面入锅煮约 12 分钟（或参考包装袋上的说明），煮至快熟还有些嚼劲时捞出。沥干水分，放入装有西兰苔和酱汁的锅中。根据口味加入盐和黑胡椒，调整咸淡（注意鳗鱼会让这道意面比较咸）。搭配大量帕马森奶酪碎食用。

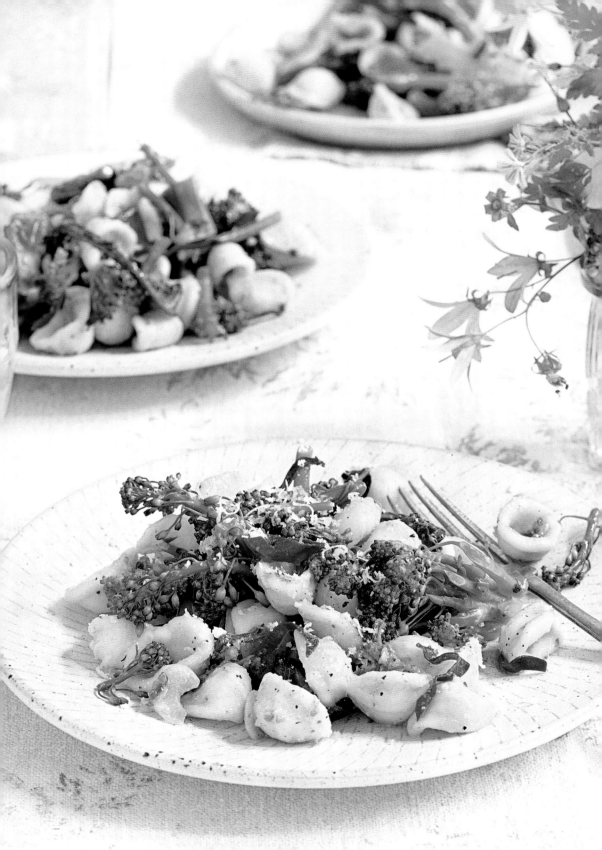

烘蛋

这些小罐子有着无限的可能，其实可以放入任何你喜爱的食材。你既可以把烘蛋放进舒芙蕾模具中，也可以放入大一些的椭圆形模具中。尽量使用融化效果好的奶酪，比如格鲁耶尔奶酪就很理想。鸡蛋是各类营养物质的优质来源，高蛋白，并富含铁质和维生素D。不用担心鸡蛋中的胆固醇，最新的研究表明食物中的胆固醇并不会对血液中的胆固醇和健康有重大影响。这只是个基础食谱，你可以根据个人口味做出调整。

每颗鸡蛋需要准备：

> 无盐黄油（用于刷油）

> 一个大号柴鸡蛋

> 1 汤匙稀奶油

> 1 汤匙硬质奶酪碎，比如切达奶酪或者格鲁耶尔奶酪

> 盐和现磨黑胡椒

馅料：

> 火腿、优质培根或西班牙辣味香肠，切丁煎熟

> 热熏三文鱼或鳟鱼碎肉

> 熟的烟熏鳕鱼

> 汆水菠菜配肉豆蔻粉

> 蘑菇，用蒜香黄油煎熟

> 番茄丁

佐以：

> 烤面包干

> 蒸芦笋或蒸西兰苔

营养成分（基于基础的烘蛋配方）：

能量 284 千卡

蛋白质 18 克

脂肪 23.4 克

饱和脂肪酸 12.3 克

碳水化合物 0.6 克

膳食纤维 0 克

将烤箱预热至 160℃。

用黄油均匀涂抹每个舒芙蕾模具。填入一种或多种建议的食材，用盐和黑胡椒调味。按个人喜好排列组合。比如，菠菜和任何肉类或鱼类都很百搭，西班牙辣味香肠和番茄在一起是绝配。

在每个模具中打入一个鸡蛋，倒入奶油，撒入奶酪碎。将模具放入烤盘上。如果想要溏心蛋的口感，烤 10 分钟即可。如果要让鸡蛋熟透，再多烤几分钟。

搭配面包干、蒸芦笋或西兰苔一起食用。

奶汁菠菜烘蛋

> 一大块无盐黄油
> 1 个洋葱，切碎
> 300 克新鲜菠菜，洗干净（或 420 克速冻菠菜，解冻）
> 一小撮姜黄粉
> 一小撮孜然
> 一小撮肉桂粉
> 150 毫升淡奶油
> 100 克切达奶酪或者格鲁耶尔奶酪，磨碎
> 4 个柴鸡蛋
> 盐和黑胡椒

能量 308 千卡
蛋白质 17.4 克
脂肪 24.3 克
饱和脂肪酸 12.5 克
碳水化合物 5.7 克
膳食纤维 2.8 克

这道菜是烘蛋的一种变形，口感更丰富浓郁。这也是慰藉人心的经典美食，我会像我婆婆那样在里面加一点点香料，味道很棒。当然，也可以不加。你也可以不用鸡蛋，把菠菜作为配菜食用。这个食材组合提供了一道营养丰富的菜，含有大量蛋白质、铁元素、钙质、β-胡萝卜素和维生素E。

将黄油放入大号平底锅融化，加入洋葱碎，小火翻炒直至变软、透明。加入菠菜，不断翻炒，并用木铲向下按压，直至变软，均匀撒入香料。用盐和黑胡椒调味。继续加热至析出的水分蒸发完毕。

加入奶油继续小火翻炒，随着汤汁减少，菠菜开始变硬，加入一半奶酪碎。翻炒至奶酪融化。在菠菜中挖出小坑，每个小坑中打入一个鸡蛋，用剩余的奶酪碎盖住鸡蛋。在火上继续加热几分钟，之后将锅放在预热的烤架上（注意保护平底锅的手柄）。烤至奶酪开始变成棕色，蛋白刚刚凝固即可。

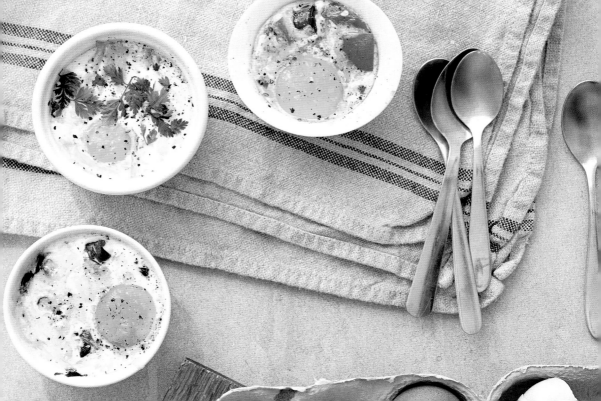

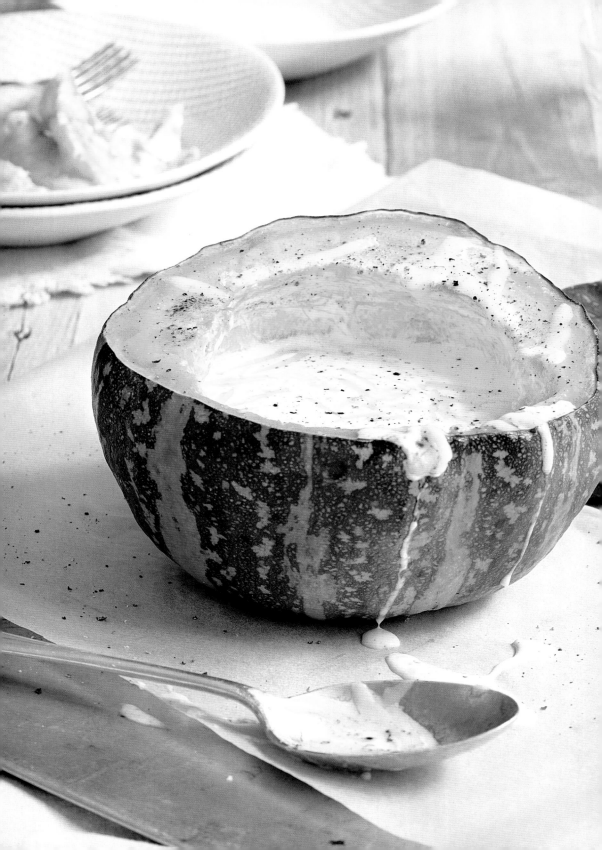

休·费恩利-惠廷斯托尔的
烤南瓜浓汤

> - 1 个中等大小（3~4 千克）的南瓜
>   或 4 个小南瓜
> - 最多 250 克格鲁耶尔奶酪（取决
>   于南瓜的大小），磨碎
> - 最多 1 升淡奶油（取决于南瓜的
>   大小）
> - 新鲜的肉豆蔻粉
> - 适量无盐黄油
> - 海盐和现磨黑胡椒

能量 757 千卡
蛋白质 32.2 克
脂肪 62.6 克
饱和脂肪酸 39.5 克
碳水化合物 16.5 克
膳食纤维 7.8 克

尽管本食谱说要填满南瓜的三分之二，但是这会让它的口感非常厚重，你可以根据自己可以接受的量决定加多少奶油和奶酪。这道汤是真正的"汤品之王"，蛋白质丰富，满满的维生素，比如 β-胡萝卜素和维生素 E，还可以提供充足的能量。

4 人份

将烤箱预热至 190℃。切掉南瓜的顶部（如果是小南瓜的话，从四分之三处切开），保留切下来的部分作为盖子。挖去所有南瓜子和周围的纤维，然后将南瓜放在烤盘上，或者放在一个可用于烤箱中的盘子上（盘子一定要深些，可以接住流出来的奶油——一个不应该但可能会发生的意外）。

将足够多的格鲁耶尔奶酪碎放入南瓜中，大概占三分之一，之后倒入奶油至南瓜的三分之二处。加入一些肉豆蔻粉、一点盐和足够的现磨黑胡椒。放入适量黄油，盖上南瓜盖子，这样看起来又是一个完整的南瓜。

放入烤箱烤 45 分钟，最多烤 1 小时 15 分钟，烤制时间取决于南瓜的大小。查看熟没熟时可以揭开盖子，戳一下里面的南瓜肉。如果已经变软就是熟了。此时南瓜皮可能烤得有点焦，整个南瓜开始变软。注意，当南瓜彻底变软、熟透后，真的会有塌掉的危险。南瓜越大，塌掉的危险越大。如果发生这种情况，不要慌张，虽然看起来像瘪掉的气球，但吃起来依然美味。

小南瓜的话，可以放在单独的碗中装盘，配上勺子以便舀出南瓜肉。如果是大南瓜，可以挖出里面的南瓜肉，舀出奶香醇厚的汤汁（格鲁耶尔奶酪此时应该成了长长的奶酪丝），放入预热好的汤碗中。不论如何，都要趁热食用。

夹馅烤土豆

1 人份

> 250 克适合烘烤的土豆
> 20 克普通黄油或涂抹式黄油
> 适量牛奶
> 6 克奶酪，擦碎（可使用切达奶酪或其他奶酪）
> 一小撮平叶欧芹，切碎
> 一小撮肉豆蔻，磨成细粉
> 海盐和现磨黑胡椒

能量 313 千卡
蛋白质 8 克
脂肪 17 克
饱和脂肪酸 2.5 克
碳水化合物 7.75 克
膳食纤维 1.95 克

将选好的土豆带皮放入烤箱，烤箱调至 210℃，烤 75~90 分钟。爱德华国王土豆和红皮土豆是两个内里最为粉糯绵软的类型，不像其他品种的土豆口感偏干硬。烤熟以后，从烤箱中取出，将烤箱温度调至 235℃。

将土豆纵向对半剖开。用一把大号汤匙，将土豆内里挖出放入碗或平底锅中，留待制作土豆泥——只留下薄薄一层贴着土豆皮，以防土豆皮破裂。将土豆皮放在一个涂过薄油的烤盘上。如果想让其口感更酥脆，可以放回烤箱中烘烤（与此同时继续制作馅料），但这一步并不是必需的。

往挖出的土豆中加入普通黄油或涂抹式黄油、欧芹碎、肉豆蔻粉，将其压制成土豆泥。加入牛奶以便达到合适的黏稠度——光滑、柔软、稠厚、如奶油般质地的土豆泥最为理想。用盐和黑胡椒调味。

将土豆泥盛入土豆皮中，压实抹平（要用一块厨房纸巾垫着，因为土豆皮特别烫）。装完土豆馅后，在上面撒上磨碎的奶酪。放到烤盘上，放入预热好的烤箱上层，烤约 15 分钟或者等到土豆呈现焦黄色。如果需要，也可用烤炉完成。

举一反三

在这个食谱的基础上，可以有很多种变形。以下是一些可以尝试的搭配，你甚至可以把以下的某些组合再进行结合！

- 为了获得口感更醇厚、更富有营养的土豆泥，用奶油或蛋黄替代牛奶。

- 将以下食材和奶酪混合做成馅料——火腿、咸牛肉丁、葱花、香葱、烟熏鲭鱼和奶油奶酪；羊奶酪、橄榄碎、烤香的培根碎、烟熏三文鱼或鳟鱼和莳萝；罐头金枪鱼、日晒番茄干、烟熏红甜椒粉（注入一些暖意）、蒜香蘑菇、番茄片和更多奶酪，黄油煸炒过的洋葱或青椒碎末。

- 在土豆泥中拌入一些传统的茄汁焗豆。注意，这样就不需要太多牛奶了。

- 在土豆泥中加入波尔斯因奶酪，可以获得蒜香和香草融合的醇厚口感。注意，这样就不需要太多牛奶了。

- 如果有剩下的熟肉末（番茄意面酱或搭配辣椒、肉类或蔬菜的都可以），将其和土豆泥混合。

- 撒上不同种类的奶酪或奶酪组合，比如马苏里拉奶酪、圣宝兰奶酪、高达奶酪、拉可雷特奶酪、羊奶酪、红列斯特奶酪、布里奶酪、斯提尔顿奶酪、帕马森奶酪、鼠尾草德比奶酪、烟熏奶酪、埃曼塔奶酪、格鲁耶尔奶酪、文斯勒德奶酪等。

小贴士

如果没有足够的时间，可以提前准备好放在冰箱里（甚至可以前一天准备）。想吃的时候放在微波炉加热即可。

玛吉·比尔的

黑叶羽衣甘蓝小菜

- > 1 捆（约 700 克）黑叶羽衣甘蓝，洗净切段
- > 50 克无盐黄油
- > 1 汤匙橄榄油
- > 2 个小红葱头，切细丝
- > 1/2 个 榅桲，去皮去核，磨成粗丝
- > 1/2 茶匙柠檬汁

能量 164 千卡
蛋白质 5.2 克
脂肪 14.4 克
饱和脂肪酸 7.1 克
碳水化合物 3.3 克
膳食纤维 5.1 克

这是冬日里非常美味的一道配菜。黑叶羽衣甘蓝是 β-胡萝卜素和植物营养素的优质来源，这也是芸薹属蔬菜的共性。加入黄油和植物油会提供更多能量。

4 人份

用大号汤锅烧水至水沸腾，将黑叶羽衣甘蓝放入并焯水 3 分钟或至变软。需要多少时间根据菜叶的成熟度来定。沥干后挤出多余水分。

在炒锅中用中火加热黄油，直至其变为栗色，此时加入橄榄油防止油温过高。加入红葱头和榅桲，之后转小火炒至变软，变成金黄色。加入柠檬汁和焯好的黑叶羽衣甘蓝，翻炒均匀即可出锅。

烟熏鳟鱼
配土豆沙拉

> 半根黄瓜，去皮
>
> 10 个当季小土豆，煮熟或蒸熟
>
> 2 汤匙酸奶
>
> 1 汤匙酸奶油或法式酸奶油
>
> 1 茶匙第戎黄芥末酱（可选）
>
> 1/2 茶匙白葡萄酒醋
>
> 一小撮糖
>
> 适量香葱，切末
>
> 一小把莳萝
>
> 一些龙蒿叶
>
> 盐和现磨黑胡椒
>
> 2 块熟的鳟鱼排（每片约 20 克）

能量 291 千卡

蛋白质 31 克

脂肪 11 克

饱和脂肪酸 3.1 克

碳水化合物 17.3 克

膳食纤维 2.3 克

烟熏鳟鱼是一种味道鲜美的鱼肉制品，因此特地将这道沙拉做成醇厚的口味，没有加入任何重口味的成分。如果你确实想让其味道更强烈一些，可以加入黄芥末酱。如果可以接受，加些酸黄瓜或者刺山柑一定错不了。尽管鳟鱼是油性鱼类，但是它的脂肪含量并不高，这道菜作为简餐是蛋白质的优质来源。

2 人份

黄瓜葱中间剖开，用勺子挖去籽，将余下的部分切成月牙形黄瓜片，放入碗中。将土豆切成厚片放入黄瓜中。另取一个碗，将酸奶喝酸奶油混合。如果需要的话，加入黄芥末、醋和糖，并用盐和黑胡椒调味。将混合酱料倒入黄瓜和土豆的容器中，搅拌均匀。加入香料继续拌匀。

土豆沙拉和鳟鱼排一起上桌。

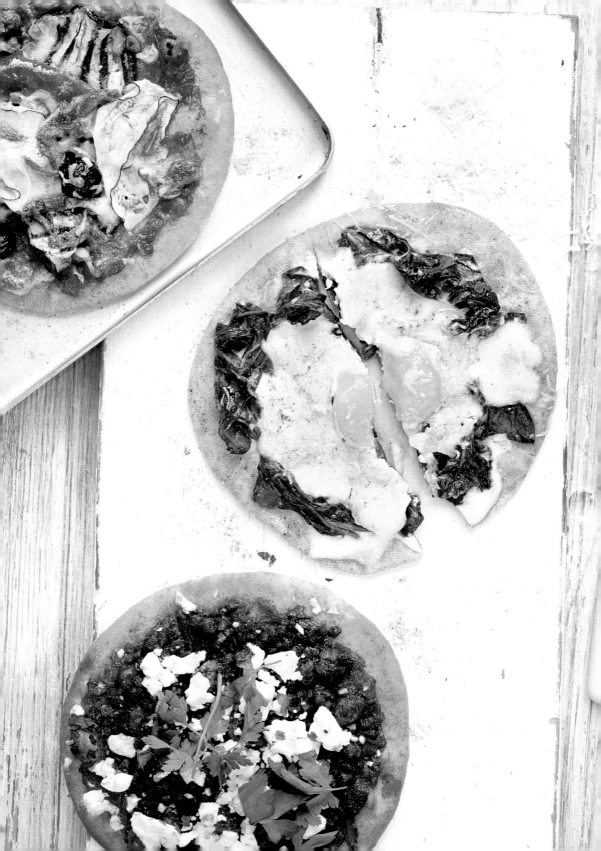

薄饼比萨

> 150 克标准粉或全麦粉

> 1.5 茶匙泡打粉

> 半茶匙盐

> 150 毫升希腊酸奶

> 适量粗粒小麦粉或玉米面

能量 183 千卡

蛋白质 5.8 克

脂肪 4.3 克

饱和脂肪酸 2.6 克

碳水化合物 32.1 克

膳食纤维 1.6 克

这些富含酸奶成分的薄饼比用酵母发面的薄饼热量稍微高一些，但是仍然不会让人觉得油腻，如果你正在寻找打开胃口的方式，那么这种薄饼吃起来没有负担。面团本身也易于处理，因为弹性不强，放在冰箱中方便储存。可以使用任何传统口味的比萨馅料，但是我在这里介绍一种制作即食番茄酱的捷径，以及一些不需要番茄酱的口味（铺满菜叶）。这些比萨算得上是理想的美味日常餐食或小吃。不同的馅料可以给你补充能量、蛋白质、维生素和矿物质。肉类、蛋类和菠菜都是铁元素的优质来源。

4 张薄饼比萨的量，每个直径约 18 厘米

除了粗粒小麦粉，将其余配料全部混合均匀，揉成一个面团。如果觉得太黏了，可以再加些面粉。继续揉捏面团 1~2 分钟，直至面团变得光滑。用保鲜膜包好面团放入冰箱冷藏约一个小时，也可以在冰箱里保存一两天，不会有任何问题。

当你准备好烤薄饼时，将烤箱预热到最高温度，如果有烘焙石板的话，正面向上放置在烤箱内加热。将面团切成四块，将每块擀成直径约 18 厘米的薄饼。将选好的馅料放在薄饼上。将烤盘或烘焙石板从烤箱取出，撒上粗粒小麦粉或者玉米面，如果有的话。如果没有，就在烤盘上铺上一张硅油纸，防止在烤制过程中粘底。

将薄饼转移到烤盘上，放回烤箱中。将温度降低至 200℃，烤制 8~10 分钟，直至边缘和底面开始变黄。

小贴士

可以一次性多做些面团冻起来。最好是分成小份，按份包好保鲜膜。等你想给自己烤一张比萨的时候，可以只拿出一张烤，而不需要做一堆。从冷冻室拿出来解冻后即可使用。

快手番茄酱

> 薄饼比萨
> 4 汤匙纯番茄酱
> 2 汤匙橄榄油
> 2 瓣蒜，压成蒜泥
> 一小撮糖
> 一小撮干牛至
> 盐和现磨黑胡椒

4 张薄饼的量

将所有配料混合，均匀涂抹在比萨上。之后加入传统比萨馅料，可以尝试西葫芦擦成粗丝或者切丝、烤茄子、马苏里拉奶酪、火腿或意式熏火腿，或者橄榄、刺山柑和鳀鱼。

能量 67 千卡　**蛋白质** 1.1 克　**脂肪** 5.6 克　**饱和脂肪酸** 0.8 克
碳水化合物 3.3 克　**膳食纤维** 0.8 克

菠菜鸡蛋薄饼

> 薄饼比萨
> 300 克菠菜（看着很多，但变软后就少了）
> 1 个马苏里拉奶酪球
> 4 个柴鸡蛋
> 肉豆蔻粉
> 帕马森奶酪碎（可选）

4 张薄饼的量

在开水中焯烫菠菜 1 分钟，捞出之后立刻沥干，并用流动的凉水冲洗。尽量用手挤干水分，并大致切成寸段。

将菠菜在薄饼上码好，撒上马苏里拉奶酪。将薄饼边缘稍向上折，防止蛋液溢出，在菠菜中间挖一个小坑敲入鸡蛋。撒入一些肉豆蔻粉，如果喜欢再来一些帕马森奶酪。

能量 123 千卡　**蛋白质** 13.5 克　**脂肪** 7.3 克　**饱和脂肪酸** 4.6 克
碳水化合物 1.2 克　**膳食纤维** 2.1 克

"白"比萨

4 张薄饼的量

这道食谱使用了土豆，但也可以用其他白色根茎类蔬菜代替，比如根芹或者洋姜。

汤锅中加水煮沸。放入土豆片焯烫 1 分钟，捞出之后立刻沥干，并用流动凉水冲洗。将土豆片平铺在薄饼上，撒上奶酪和香料碎，再淋入一些橄榄油及调味料。

能量 114 千卡　**蛋白质** 5.7 克　**脂肪** 6.0 克　**饱和脂肪酸** 3.6 克　**碳水化合物** 9.7 克　**膳食纤维** 0.8 克

> 薄饼比萨
> 6 个当季小土豆，带皮切皮，越薄越好
> 1 块硬质马苏里拉奶酪（100 克），磨碎
> 1 根迷迭香，只要叶子，切成碎末
> 橄榄油
> 盐和现磨黑胡椒

香辣羊肉薄饼

4 张薄饼的量

如果想试一下传统的中东比萨，就可参考这个食谱。

将欧芹碎和羊奶酪之外的所有食材混合，尽量让肉馅混合物保持松散。按薄饼数量将肉馅等分放到薄饼上，撒上欧芹碎，如果需要再撒上羊奶酪碎。

能量 168 千卡　**蛋白质** 12.6 克　**脂肪** 12.2 克　**饱和脂肪酸** 5.2 克　**碳水化合物** 2.7 克　**膳食纤维** 0.5 克

> 薄饼比萨
> 200 克羊肉馅
> 2 汤匙纯番茄酱
> 1 汤匙橄榄油
> 半个小洋葱，切成末
> 1 茶匙孜然粉
> 1 茶匙香菜籽粉
> 1 茶匙漆树粉（可选）
> 1 瓣蒜，切成末
> 1 茶匙干薄荷
> 欧芹碎
> 50 克羊奶酪碎（可选）

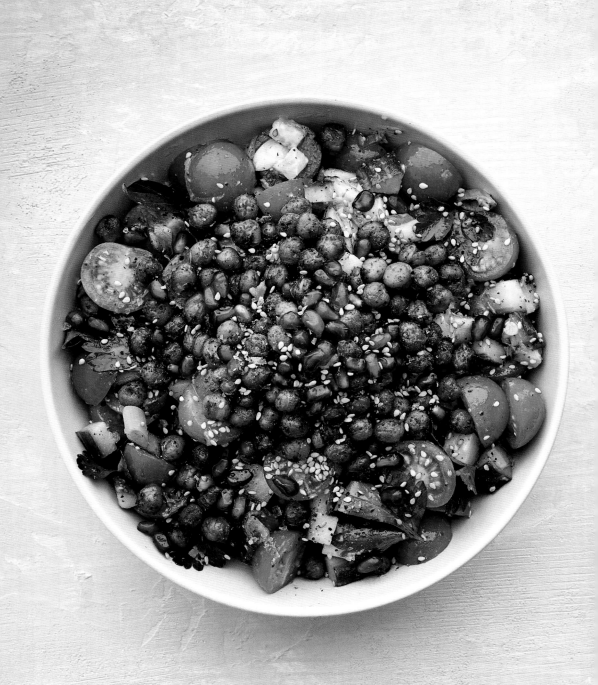

迪维亚·夏尔马的
香烤鹰嘴豆沙拉

4 人份

在烤箱中层放上烤架，将烤箱预热至 200℃。在大号浅烤盘中铺好硅油纸。

将鹰嘴豆和 2 汤匙橄榄油混合，加入 1 茶匙漆树粉、红甜椒粉和一小撮盐。用胡椒调味。

用一小张锡纸包裹蒜瓣，放在同一个浅烤盘中，放入烤箱烘烤。中途均匀倒入鹰嘴豆，烘烤 20~30 分钟，或烤至呈金黄色，口感酥脆。静置冷却。

打开烤大蒜的锡纸，将蒜肉挤入沙拉碗中，蒜皮丢掉。用叉子将大蒜压成泥，加入剩下的橄榄油、柠檬汁、剩余的两茶匙漆树粉和盐，拌匀。

放入樱桃番茄、黄瓜丁、葱花和欧芹碎，翻拌均匀。撒入鹰嘴豆和石榴籽。

> 2 罐 400 克的鹰嘴豆罐头，漂洗沥干
> 6 汤匙橄榄油
> 3 茶匙漆树粉
> 2 茶匙烟熏红甜椒粉
> 1 茶匙盐
> 6 大瓣蒜，无须去皮
> 4 汤匙柠檬汁
> 300 克樱桃番茄，对半切开
> 1 根黄瓜，切丁
> 5 棵小葱，切成葱花
> 欧芹碎（装饰用）
> 石榴籽（装饰用）
> 黑胡椒适量

能量 377 千卡
蛋白质 9.9 克
脂肪 23.75 克
饱和脂肪 4.1 克
碳水化合物 34.25 克
膳食纤维 9.5 克

三文鱼荞麦面
配青菜

> 一小块生姜，磨成末

> 2 瓣蒜，拍碎

> 1 汤匙蜂蜜

> 2 汤匙酱油

> 1 汤匙味啉或甜雪莉酒

> 2 片三文鱼排或 1 盒北豆腐

> 100 克干荞麦面或 200 克熟荞麦面

> 1 茶匙香油

> 2 茶匙植物油

> 2 棵小葱，切成葱花

> 一包油菜（大概 6 棵）或其他绿叶菜

> 1 茶匙芝麻（可选）

> 盐和现磨黑胡椒

能量 729 千卡

蛋白质 27.3 克

脂肪 24.7 克

饱和脂肪酸 3.6 克

碳水化合物 94.7 克

膳食纤维 1.3 克

营养成分依据三文鱼荞麦面配青菜的食谱测定。

这是一份作用不容低估的凉面。豆腐是三文鱼很好的替代品。你可以在这道菜中使用芦笋、四季豆或西兰苔等绿色蔬菜作为配菜。顺带一提，储存一点煮好的面条对于制作快手饭菜来说非常有用。加点香油、酱油，或许再撒点中式五香粉，你就有了一份方便轻食。面条是不错的淀粉类碳水化合物来源，而三文鱼可以提供优质蛋白。像 β - 胡萝卜素和叶酸这些维生素的含量则取决于你选择的蔬菜。

2 人份

将姜末、蒜末、蜂蜜、酱油和味啉放入碗中，搅拌均匀，用盐和胡椒调味。加入三文鱼排，在碗中翻滚几圈，确保每面都蘸满料汁。腌制至少 30 分钟，如果有时间可以腌制得久一些。

如果用干面条，可以根据包装上的说明把面条煮熟。沥干水分后加入香油拌匀晾凉。

锅热后倒入植物油，将三文鱼从料汁中取出，沥去多余料汁留作它用。将三文鱼鱼皮向下放入锅中，煎 3 分钟后翻面再继续煎 2 分钟。从锅中取出。

将小葱和油菜放入锅中，翻炒两分钟后倒入腌鱼剩下的料汁。等待一两分钟，让蔬菜吸收下汤汁，加入适量水，青菜应该会很快变软。

装盘时，去掉三文鱼鱼皮，将鱼肉拆散，码在面条上，加入青菜和锅中剩余的汤汁。如果需要的话，撒上芝麻搭配食用。

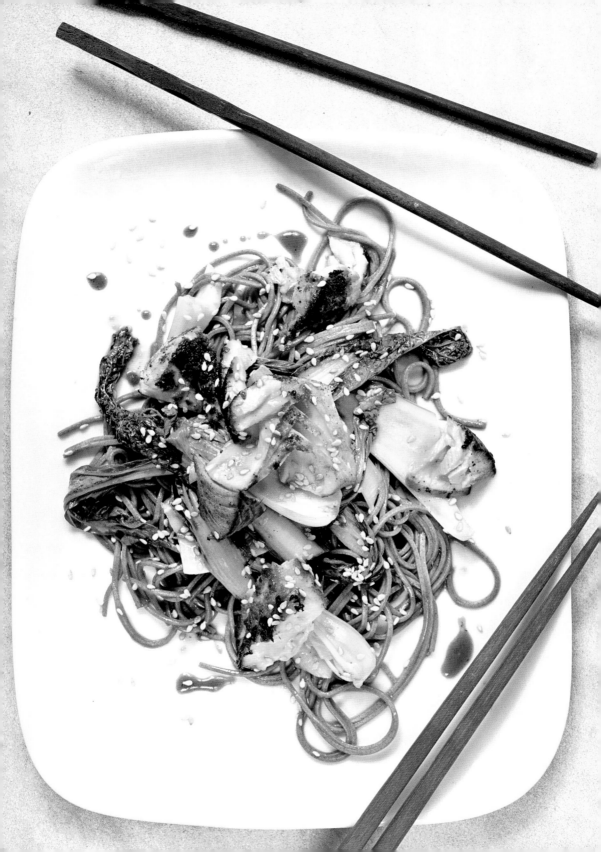

花样肉丸

> 1 汤匙橄榄油
> 1 个洋葱，切碎
> 2 瓣蒜，切碎
> 300 克牛肉馅
> 300 克猪肉馅
> 100 克面包糠
> 75 毫升淡奶油、牛奶或酸奶
> 1 个大号柴鸡蛋
> 1 茶匙干牛至
> 2 把新鲜欧芹叶，切成末
> 盐和现磨黑胡椒

每个肉丸的营养成分：
能量 96 千卡
蛋白质 7.0 克
脂肪 5.6 克
饱和脂肪酸 2.2 克
碳水化合物 4.8 克
膳食纤维 0.3 克

肉丸可能是成批制作后最有用的食材，因为用途极其广泛。制作肉丸的基础菜谱为后续的各种变体提供了无限可能，因此在这个食谱的最后你会收获一些怎么烹调这些肉丸的建议。这些特制的肉丸额外添加了面包糠和奶油，因此营养特别丰富。它们口感柔软、能量丰富，如果你需要增加些体重，那么非常适合来点肉丸。同时肉丸也是蛋白质和铁元素的绝佳来源。对于胃口小的人来说，也十分容易控制食量。

制作 20 个肉丸

将烤箱预热至 220℃。烤盘上铺好硅油纸或者防油纸。

在煎锅中热油，加入洋葱末和蒜末。小火翻炒几分钟直至洋葱变软。从火上拿下晾凉。将肉馅、面包糠、奶油、鸡蛋和香料放入大碗中，根据喜好用盐和胡椒调味。将所有食材搅拌均匀最好的办法是用手抓匀。将拌好的肉馅揉成高尔夫球大小的肉丸——每个大约 40 克。将肉丸间隔摆放在烤盘上。在烤箱中烤约 15 分钟，直至表面颜色变黄，彻底熟透。

举一反三

小汉堡

不是把肉丸揉成圆形，而是压成小肉饼，做成小汉堡（迷你汉堡）。如果你有迷你汉堡坯，小朋友会特别喜欢帮忙组装汉堡。你可以在制作肉饼的最后 5 分钟加入奶酪片，将其变成奶酪汉堡，搭配任何你喜欢的配料食用。

羊肉丸子

可以用羊肉馅代替猪肉馅或牛肉馅。在肉饼中加入干薄荷或迷迭香，以及柠檬皮，之后在肉馅中加入一些羊奶酪碎。吃时切开放入皮塔饼中，搭配酸奶薄荷酱食用。

斯堪的纳维亚肉丸

斯堪的纳维亚经典肉丸应该是最安抚人心的肉丸吃法之一。用高汤和淀粉制作牛肉浇汁，加入一些奶油，如果有越橘酱，可以搭配一些，没有的话，可以用红醋栗酱代替，搭配土豆泥食用。

清炖丸子汤

用羊肉丸子拌好的肉馅，放入汤中，比如前面的鸡汤面，或者甚至可以加入法式清汤中。小火焖煮至熟透。当你的冰箱冷藏室或冷冻室中有肉丸存货时，煮一些速食面，放入法式鸡肉清汤或高汤中，加入一些酱油或任何你喜欢的调料，就是一顿快手简餐。加入足够的新鲜香料，即可享用你的方便肉丸汤面。

将肉馅换成猪肉和鸡肉的混合肉馅，你甚至可以加入一些切碎的虾肉。加入青柠皮、一点点姜末以及香菜茎。将法式鸡肉清汤或高汤和椰奶混合，加入酱油或鱼露、青柠汁、新鲜香料和面条。

肉丸配意面

如果你可以接受番茄酱，番茄肉丸意面会非常不错，但是就算接受不了番茄酱，也不会有什么损失。你可以将肉丸切片放入你最爱的通心粉中，和各种蔬菜一起焗烤。也可以捏成更小的丸子（甚至可以用香肠），切成小圆片。

素丸子

你可以制作一道素丸子，只需要把上述的食谱调整一下，用任何种类的熟豆子代替肉馅。你还可以用藜麦代替面包糠以增加蛋白质的含量。

在煎锅中加入橄榄油加热，将洋葱末翻炒至变软。加入蒜末继续翻炒几分钟。取 200 克豆子和洋葱末、蒜末混合打成细豆泥。取剩余的豆子放在一个大碗中，按压成颗粒较粗的泥以增加口感。将刚才的豆泥与此结合，并加入其他调料搅拌均匀。如果你觉得有点干，可以往里面加入一些水、牛奶或柠檬汁，一次一茶匙。参考上述步骤将其揉制成形。

> 1 汤匙橄榄油
> 1 个洋葱，切碎
> 2 瓣蒜，切碎
> 600 克豆子，煮熟的白豆、黑豆、芸豆和斑豆都是不错的选择
> 100 克藜麦，煮熟
> 50 克羊奶酪碎或帕马森奶酪碎
> 2 个柴鸡蛋，打散
> 1 茶匙混合香料
> 4 汤匙新鲜的软嫩香草，切碎的欧芹、薄荷、香菜或莳萝均可
> 1 个未打蜡青柠或柠檬的皮
> 盐和现磨黑胡椒

每个素丸子的营养成分：
能量 126 千卡
蛋白质 8.5 克
脂肪 2.5 克
饱和脂肪酸 0.7 克
碳水化合物 18.6 克
膳食纤维 7.2 克

玛丽亚·埃利亚的
西瓜牛油果黑豆塔可饼
配希腊酸奶酱

> 1 个橙子，榨汁
> 1 个黄柠檬，榨汁
> 1 个青柠，榨汁
> 半个未打蜡橙子的果皮
> 半个未打蜡柠檬的果皮
> 半个未打蜡青柠的果皮
> 半根红辣椒，切碎
> 250 克西瓜，去籽，切成薄片
> 海盐

酸奶酱原料：

> 125 毫升希腊酸奶
> 半茶匙孜然粉
> 2 茶匙香菜籽，烤香后压成粉
> 1 瓣蒜，切成碎末
> 2 茶匙擦成末的橙皮
> 1 汤匙鲜榨橙汁

塔可饼原料：

> （8 厘米 ×15 厘米）玉米面或白
> 面墨西哥卷饼皮
> 半罐熟黑豆，沥水漂洗干净
> 8 个樱桃番茄，切成四瓣
> 1 个牛油果，切成 1 厘米见方的丁
> 15 克手摘香菜叶
> 1 个小号橙子或血橙，去皮，去
> 掉白色部分，切瓣
> 2 根小葱，切成葱花
> 1 根红辣椒，去籽，切细丝

配料：

> 青柠角

这道美食配料有些多，但不要因此被吓退。只是简单的搭配和搅拌，大部分都可以提前做好。一切努力都是值得的！食材丰富新鲜，带来大量维生素，特别是维生素C。这对于食欲不振的人来说再合适不过了，因为可以先试着从一小份开始，搭配你选择的馅料，想吃什么就放什么。

4 人份

将三种果汁和果皮在一个耐酸的大碗或容器中混合，加入辣椒、半茶匙海盐和西瓜。拌匀，放入冰箱中腌制至少 30 分钟或过夜。制作酸奶酱时，将所有配料混合后放入冰箱，用时再取出。

将腌好的西瓜放入筛子中，滤去多余汁水。

制作塔可饼，将平底煎锅或烤盘预热，放入墨西哥卷饼皮，两面都要热透。在每张饼中央放上一些酸奶酱，之后加入沥过水的西瓜、黑豆、樱桃番茄、香菜叶、橙子瓣、葱花和辣椒。每人两张饼搭配一牙青柠，如果胃口小就吃一张。

举一反三

用 250 克去皮去骨鲷鱼或海鲈鱼片代替西瓜，放入带皮橙子汁中腌制 15 分钟，或者一半用西瓜，一半用鱼。

每份基础食谱（2 个塔可饼）的营养成分：
能量 556 千卡　**蛋白质** 23.2 克　**脂肪** 10.7 克　**饱和脂肪酸** 3.7 克
碳水化合物 99.2 克　**膳食纤维** 11.2 克

每份鲷鱼塔可饼（2 个塔可饼）的营养成分：
能量 586 千卡　**蛋白质** 28.7 克　**脂肪** 11.6 克　**饱和脂肪酸** 3.7 克
碳水化合物 99.2 克　**膳食纤维** 11.2 克

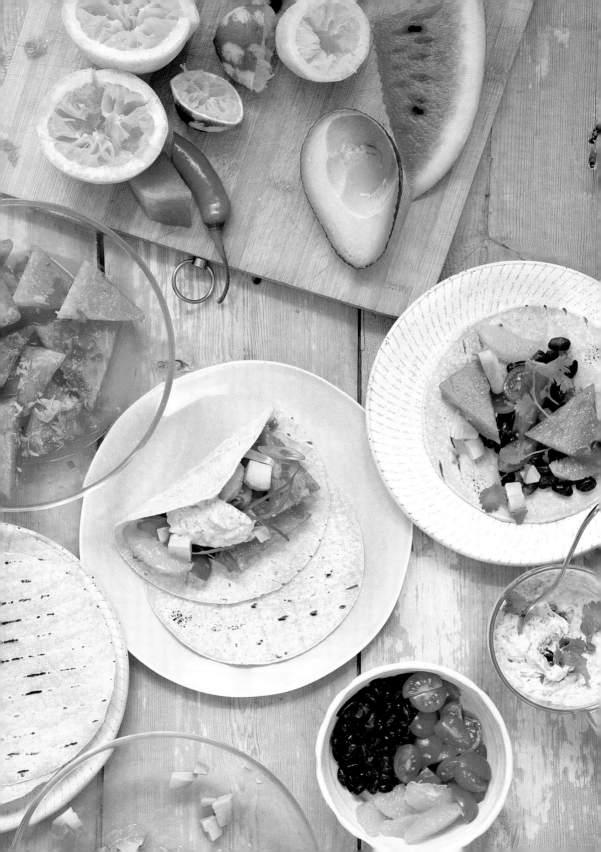

主菜

　　随着生活节奏越来越快，很多人到晚上才会吃上一顿大餐。接受癌症治疗十分累人，等到晚上再吃意味着你可能累得不想做饭也不想吃饭了。根据自己的喜好调整吃饭的时间，比如在中午吃上一顿正餐，或者晚饭早点吃。这一节大部分菜肴都可以分成小份冻起来，想吃的时候不用准备就可以轻松开饭。家人和朋友可以在你接受治疗前帮你准备好一部分食物。如果你觉得汤汁少的食物吃起来不舒服，可以选择带有酱汁或肉汁的菜肴。把多出来的肉汁或酱汁分份冷冻，以备后用。

鱼和海鲜

- 水煮或烤鱼排，比如三文鱼、鳕鱼或黑线鳕，再做一份酱料，将法式酸奶油温热加入意式青酱或柠檬，搭配土豆泥做成鱼肉馅饼
- 烟熏鳕鱼杂拌配甜玉米、土豆和奶油
- 蜜汁酱烤三文鱼配炒蔬菜和米饭或面条
- 锡纸柠檬烤三文鱼配北非小米和烤蔬菜
- 烤白色鱼排，比如海鲈鱼或鲽鱼，配番茄香菜橄榄油莎莎酱
- 茄汁香蒜大虾配米饭或面条

鸡肉

- 意式熏火腿卷鸡胸肉和奶油奶酪，烤后配烤土豆蔬菜或沙拉
- 鸡胸肉点缀奶油奶酪和黄芥末，烤至表面金黄

红肉

- 香肠配土豆泥和茄汁焗豆
- 牧羊人派。试着用冷冻的土豆泥放在上面一起加热，轻松快速搞定；或者把没用完的土豆泥冷冻起来以后再用，用的时候请在冰箱冷藏室里解冻，再加入些黄油、法式酸奶油或奶油就可获得最佳口感
- 一锅炖的菜式，比如咸牛肉烩土豆或红烩牛肉
- 羊里脊串，以酱油、孜然、红甜椒粉和橄榄油调味，烤熟后配沙拉或米饭

素食

- 酿青椒——用米饭和意式青酱、奶酪拌匀做馅
- 奶酪舒芙蕾。尽管一说到舒芙蕾就会觉得流程烦琐，但是有一些可以二次烘焙的舒芙蕾食谱，也就是第一次烤完后可以冷冻，吃时只需要重新加热
- 意式烩饭。用奶油南瓜、蘑菇、番茄或混合蔬菜与圆粒大米制成，不要让烩饭太干。食用前再加入些奶酪，比如帕马森奶酪或羊奶酪
- 法式杂菜煲撒入一些奶酪，搭配烤土豆或米饭
- 素香肠搭配土豆泥、炒洋葱或茄汁焗豆
- 烩蔬菜或砂锅蔬菜
- 咸馅饼。洋葱奶酪或番茄奶酪馅，如果你周身乏力无心做饭，可以买现成的馅饼
- 蔬菜咖喱。使用香气扑鼻的香料，但如果有口腔溃疡，就不要放辣椒，搭配米饭或印度面包，比如馕或者烙饼

皇家马斯登的
蒙古鹰嘴豆红薯炖菜

> 350 克或 2 个大红薯，去皮，切
>   成 2 厘米见方的小块
> 1 汤匙植物油
> 1 个大号洋葱，切成方块
> 2 片香叶
> 1 茶匙肉桂粉
> 2 瓣蒜，切成蒜末
> 1 茶匙孜然粒
> 2.5 茶匙姜黄粉
> 2.5 茶匙葛拉姆马萨拉粉（咖喱粉）
> 4 个番茄
> 一把新鲜香菜
> 100 克希腊酸奶
> 400 克罐装鹰嘴豆，洗净沥干
> 150 克大豆
> 1 个蔬菜高汤块
> 275 毫升淡奶油
> 盐和现磨黑胡椒

能量 374 千卡
蛋白质 19.0 克
脂肪 18.1 克
饱和脂肪酸 6.5 克
碳水化合物 37 克
膳食纤维 12.7 克

这道素食炖菜含有多种香料，却不辛辣。这是医院食谱中很受欢迎的一道菜，细腻浓厚的炖汁搭配鹰嘴豆和蔬菜，提供了大量的蛋白质和能量。这道菜富含维生素，其中 β-胡萝卜素、维生素 E、叶酸和铁元素的含量都很高。可搭配米饭食用。

放凉后分成小份冷冻起来，当你乏力到不想做饭的时候，就可以简便迅速地享用餐食了。

6 人份

在大锅中将红薯煮至七八分熟，大约需要煮 15 分钟，之后沥干放至一旁（红薯此时应该仍然是硬的）。

在汤锅中用中火热油，放入洋葱、香叶和肉桂粉，洋葱炒至透明。加入大蒜、孜然粒、姜黄粉和葛拉姆马萨拉粉，盖上锅盖焖 4 分钟左右。

与此同时，用搅拌机将番茄和香菜一起搅打（留几片香菜叶子用作装饰）。

将一半酸奶加入洋葱中，继续加热 5 分钟。加入搅打好的番茄和香菜。加入鹰嘴豆、红薯、大豆和蔬菜高汤块，如果需要，最多倒入 500 毫升热水。大火烧开后转小火焖 5 分钟。

拌入剩余的酸奶和奶油，再次热透。调味并用碎香菜叶点缀。

玛丽·孔蒂尼的
里科塔奶酪菠菜可丽饼

玛丽·孔蒂尼的

可丽饼需准备：

> 100 克标准粉，过筛

> 300 毫升半脱脂牛奶

> 2 个大号柴鸡蛋

> 盐和现磨黑胡椒

> 无盐黄油或橄榄油，用于制饼

里科塔奶酪菠菜馅料需准备：

> 350 克新鲜的里科塔奶酪

> 3 汤匙帕马森奶酪（外加一些点缀用）

> 1 个柴鸡蛋蛋黄，打散

> 1 茶匙细砂糖

> 250 克新鲜菠菜，在盐水中焯熟，挤去多余水分并切小段（或者是 125 克速冻菠菜）

> 2 汤匙新鲜的有机香料——欧芹、罗勒搭配一些薄荷叶，切碎

> 一大份肉豆蔻粉

> 鲜榨柠檬汁适量

> 盐和足量现磨黑胡椒碎

鲜番茄酱需准备：

> 750 克成熟的甜番茄

> 3~4 汤匙橄榄油

> 2 瓣蒜，切片

> 一把鲜罗勒

> 盐

"这是一款可以提前准备好的美味菜肴。需要咸味煎饼、里科塔奶酪和菠菜做的馅料，以及新鲜的番茄酱，烘烤时需要白汁。这些食材搭配起来十分容易，共同成就了一道新鲜易做的美味。"玛丽·孔蒂尼说。

这道菜中所需的半成品食材都便于冷冻，因此有必要提前做出一批可丽饼和番茄酱。有了这两样，你只需要把菠菜和里科塔奶酪混合，再来一个非常简便的白汁即可，你也可以把冻起来的食材用在别的地方。这道菜味道丰富，质地柔软，易于进食。拥有优质的蛋白质、β-胡萝卜素、钙、维生素 E 和叶酸。

6 人份

制作可丽饼时，将所有材料放入搅拌机中拌匀。不粘煎锅加热，涂上少许黄油或橄榄油。放入一勺可丽饼面糊，以刚好可以盖住锅底的量为宜。小火烤制可丽饼，直至底面开始变黄，表面出现小气泡。此时翻面将另一面烤熟。从锅中取出放到盘子中等待放凉。将所有的面糊都烤成可丽饼，在盘子中码好，摞起来。凉透时，可以用保鲜膜包好，在冰箱里可最多存放 5 天。

制作里科塔奶酪和菠菜馅料时，用叉子把里科塔奶酪弄碎，将其余的配料加入奶酪中用叉子拌匀。试一下咸淡，用盐和黑胡椒进行调味。如果馅料过于干燥，加一汤匙牛奶使其松散。

制作番茄酱时，在每个番茄顶部轻轻划开十字，放入开水中 10 秒后捞出，此时番茄的皮应该可以很容易剥下来。将番茄大致切成几块，放入平底锅中。锅中加入油和蒜。小火焖 20 分钟，直至番茄炖烂，汤汁变得浓稠。根据口味调味，并加入大量鲜罗勒提升口味。

简易白汁原料：

> 500 毫升牛奶

> 50 克无盐黄油

> 50 克标准粉

> 肉豆蔻粉

> 盐和现磨黑胡椒

================

能量 477 千卡

蛋白质 20.8 克

脂肪 30.8 克

饱和脂肪酸 15.2 克

碳水化合物 32.2 克

膳食纤维 4.2 克

制作简易白汁时，将所有食材在搅拌机或食品加工机中打匀。倒入平底锅小火焖煮，不停搅动直至汤汁变稠。调味后放至一旁。

将烤箱预热至 200℃。在大号烤盘上涂黄油或橄榄油，用来盛可丽饼。饼上放好里科塔奶酪和菠菜馅料，并用勺子淋上一些白汁。不用担心白汁里有结块，烤完后会奇迹般消失的。撒上帕马森奶酪碎。将饼卷起，开口向上，饼身向下。

将所有可丽饼都如此放入烤盘中，淋上番茄酱和剩余的白汁，撒入帕马森奶酪碎和鲜罗勒叶。在预好热的烤箱中烤约 40 分钟，直至热气腾腾即可。

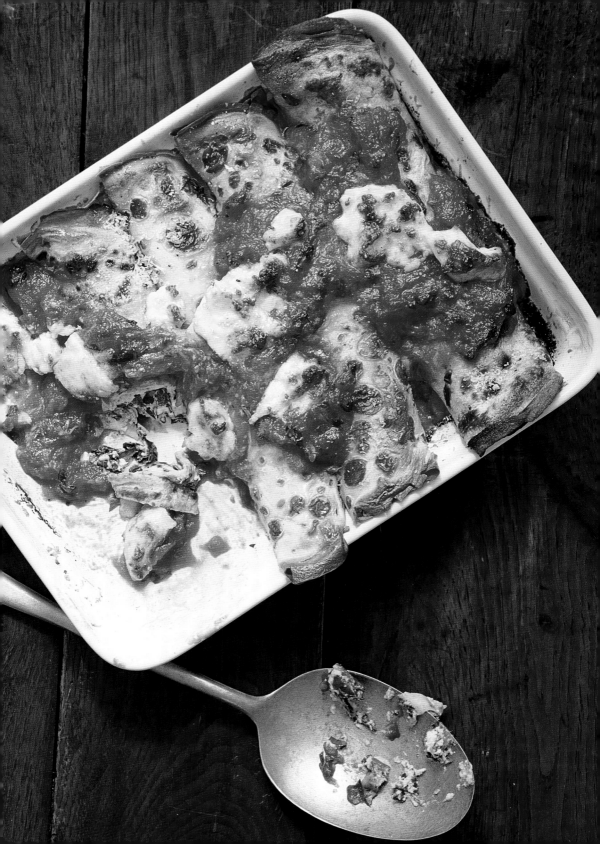

杰克·门罗的
甜菜头豌豆大麦烩饭

> 500 克新鲜甜菜头，去皮切丁（或者用真空包装的甜菜头）
> 1 升热鸡肉高汤或蔬菜高汤
> 25 克无盐黄油
> 1 个洋葱，切细丝
> 2 瓣蒜，拍碎
> 250 克大麦米
> 100 毫升红葡萄酒或白葡萄酒或水
> 200 克速冻甜豌豆或其他绿色蔬菜（四季豆、蚕豆、西兰苔、甜豆等）

柠檬辣椒油需准备（可选）：
> 1 个未打蜡柠檬的汁和皮
> 2 汤匙花生油
> 一小撮粗辣椒面

佐以：
> 一小把欧芹，切碎，备用
> 现磨黑胡椒

能量 437 千卡
蛋白质 11.0 克
脂肪 13.1 克
饱和脂肪酸 4.8 克
碳水化合物 68.9 克
膳食纤维 7.1 克

"我非常喜爱这道意式烩饭，对眼睛和味蕾来说都是一种犒赏。大麦米有益健康，富有坚果的香气，甜菜头带来泥土中的营养物质，每颗小小的豌豆又饱含春日的气息…… 如果你受制于时间或者没有足够的锅碗瓢盆，可以在开始的时候把甜菜头和洋葱一起扔进锅，真空包装的食材和新鲜的一样优秀。"杰克·门罗说。

柠檬辣椒油完全是可有可无的，如果你没有口腔溃疡困扰的话，确实值得加一点。这道菜提供了丰富的维生素，包括叶酸、β - 胡萝卜素和维生素 E。

4 人份

将甜菜头放入汤锅中，加入一些高汤，煮至沸腾，然后转小火焖煮至变软，大约需要 15 分钟。

在一个大平底锅或煎锅中把黄油融化，加入洋葱和大蒜，小火炒至洋葱变软变透明。加入大麦米翻炒一分钟，直至所有米粒都裹上黄油，然后加入葡萄酒或水。调至中火烹制 1 分钟，沸腾后转小火。当甜菜头变软后，放入搅拌机并加入剩余的高汤，搅打均匀。一勺勺将甜菜头汤慢慢舀入锅中，让大麦米充分吸收汤汁后再加下一勺。重复此操作直至大麦米变软、膨胀并有点发黏，整个过程大约需要 30 分钟。

倒入速冻豌豆，翻炒均匀。继续炖两三分钟。

如需要制作柠檬辣椒油，则将柠檬汁、柠檬皮和辣椒面、花生油混合，再将其撒在烩饭上。搭配现磨黑胡椒和欧芹碎一起食用。

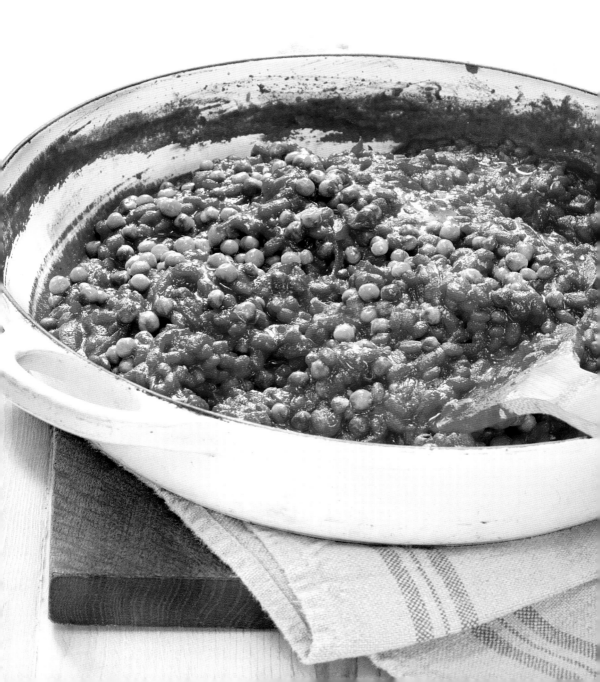

杰米·迪恩的
奶油南瓜千层面

> 1 个奶油南瓜，大约 1.3 千克，去皮去籽，切成 2.5 厘米见方的小块
> 2 汤匙橄榄油
> 350 毫升热鸡汤或蔬菜高汤，买的和自制的均可
> 100 克无盐黄油，额外留一些刷油用
> 8 片鲜鼠尾草叶，另留少量用作点缀
> 100 克标准粉
> 1.1 升全脂牛奶
> 现磨肉豆蔻粉
> 250 克无须预煮的千层面皮
> 170 克马苏里拉硬质奶酪，磨成奶酪碎
> 50 克帕马森奶酪，磨成细奶酪碎
> 盐和现磨黑胡椒

能量 506 千卡
蛋白质 17.1 克
脂肪 30.4 克
饱和脂肪酸 17.5 克
碳水化合物 43.7 克
膳食纤维 3.8 克

这些食材可以做出分量十足的千层面，能满足 8 个人的胃口。但是，你可以轻而易举地做出小份的千层面冻起来，等想吃的时候再吃。奶油南瓜和奶酪的均衡搭配保证了这道菜有丰富的蛋白质、钙、β-胡萝卜素和维生素 E。再搭配一份清脆爽口的沙拉，可以获取更多维生素 C。

8 人份

将烤箱预热至 200℃。烤盘上铺好铝箔纸。将南瓜块放在烤盘上，淋上橄榄油。搅拌均匀并用盐和黑胡椒调味。烤约 30 分钟，直至南瓜变软。放入食品料理机中，加入高汤打成细腻的糊状。

用黄油给 23 厘米 × 33 厘米的烤盘刷上一层油，将烤箱温度降至 190℃。

在大号汤锅中用中火融化 70 克黄油。将鼠尾草叶碾碎释放香气，放入黄油中，翻炒，用一把木勺拍打挤压叶片，直至叶子变脆但黄油颜色未变深。用三线铲将鼠尾草叶子盛出放入盘中备用。

将面粉倒入黄油中，中火翻炒约 2 分钟，直至面粉和黄油混合均匀，面粉开始炒出香气。缓缓倒入牛奶，不停搅拌。将刚才取出的鼠尾草叶放回汤中。边搅拌边待烧开，之后转为小火煮 15 分钟，中间隔几分钟搅拌一次，防止煳锅。尝一下咸淡，调味并加入一点肉豆蔻粉。

舀一勺鼠尾草奶油汁薄薄铺在涂好油的烤盘上。在烤盘中平铺四张千层面皮，稍有重叠即可。再加一勺奶油汁盖住面皮，并放入四分之一的南瓜泥，撒上各四分之一的马苏里拉奶酪碎和帕马森奶酪碎。继续重复两遍，一层层铺料，将剩余的白汁倒在上面，把最后一点南瓜泥放在面上。

撒上剩余的马苏里拉奶酪碎和帕马森奶酪碎，用几片鼠尾草叶装饰。将剩余的 30 克黄油抹在上面。用铝箔纸把千层面严严实实地包裹好，放入烤箱中烤 40 分钟。取出去掉铝箔纸，再继续烤 20 分钟，直至表面冒泡，呈金黄色。

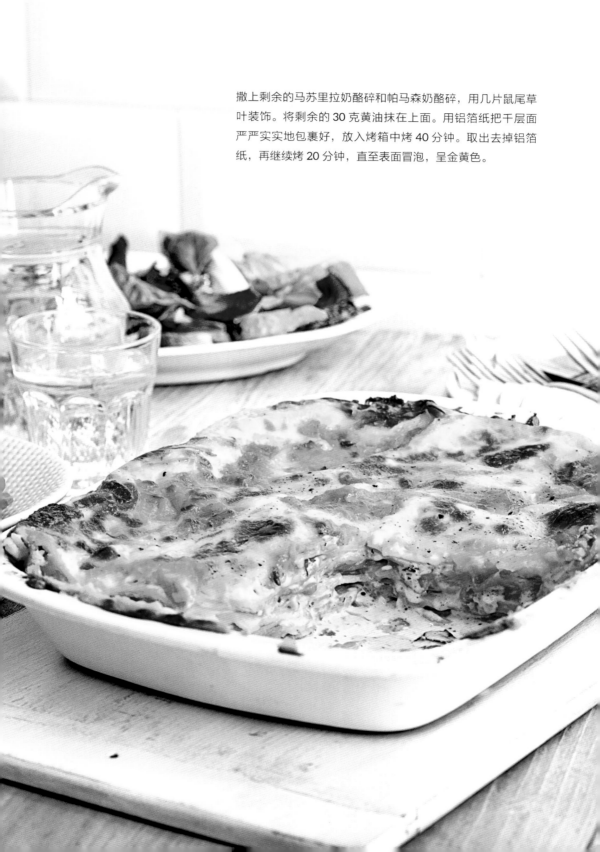

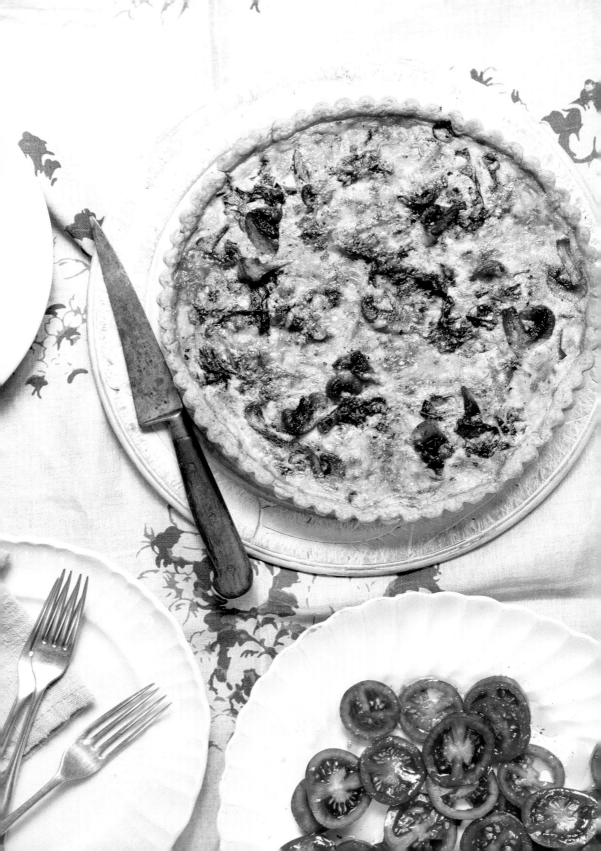

瑞士甜菜口蘑挞

挞皮原料：

> 225 克斯佩尔特小麦粉

> 65 克无盐黄油，冷藏后切丁

> 65 克固体植物油

馅料需准备：

> 1 汤匙橄榄油

> 200 克口蘑，切片

> 200 克瑞士甜菜，将菜梗和菜叶
  分开，切碎

> 1 瓣蒜，拍碎

> 75 克融化的奶酪，比如格鲁耶尔
  奶酪

> 肉豆蔻粉

> 4 个柴鸡蛋，打散

> 150 毫升全脂牛奶

> 法式酸奶油

> 盐和现磨黑胡椒

能量 585 千卡

蛋白质 14.6 克

脂肪 45.4 克

饱和脂肪酸 23.3 克

碳水化合物 32.0 克

膳食纤维 2.1 克

虽然这里选用了斯佩尔特小麦粉，但是如果你喜欢标准粉，也可以使用。这些材料能做出一个很大的挞皮，很好分装和冷冻。这样你就可以根据喜好填入不同的馅料。任何地中海式蔬菜都适合放在这里，熏鱼、培根和鸡肉也很适合。我特别喜欢奶油南瓜、芦笋和鸡肉的组合，可以提供充足营养，比如蛋白质、钙、β-胡萝卜素和维生素E。

可制作直径 25 厘米的挞或 6 个小挞

将烤箱预热至 200℃。

制作挞皮时，将面粉过筛至一个大碗中，揉入黄油和固体植物油，用盐调味。加入足量清水使面粉融合，用刮刀搅拌至面团成形。用最小的力度把面团揉成球状，轻轻揉至表面光滑。用保鲜膜裹起来放入冰箱冷藏 30 分钟。

将面团擀成圆片，放入直径 25 厘米的挞盘，或六个小挞盘中压紧。在挞皮上放一张硅油纸，沿烤盘压紧，放入烘焙石板。放入烤箱中盲烤 15 分钟，之后除去石板和硅油纸，放回烤箱继续烤约 3 分钟，或直至饼底开始变成金黄色。取出待用。

制作馅料时，在煎锅中用中火加热橄榄油，放入口蘑片和瑞士甜菜梗，炒至变软且蘑菇出水并蒸发完。加入蒜末、瑞士甜菜叶子和少许水，加热至菜叶变软、软硬适中，用盐和黑胡椒调味。将蘑菇和甜菜摊开在挞皮上。撒上奶酪，磨一些肉豆蔻粉在上面。取一个小碗，将蛋液、牛奶和奶油混合。将这个混合液倒在馅料上。入烤箱烤制 30~35 分钟直至成形。这样中间可能仍有些稀软。

如果你能吃番茄，可以搭配番茄沙拉，如果不能吃，可以搭配绿色沙拉。

清炖鱼
配欧芹酱汁

> 300 毫升牛奶
> 半个洋葱，切丝
> 2 颗丁香
> 1 片香叶
> 半茶匙白胡椒粒
> 1 片干肉豆蔻（可选）
> 满满 1 茶匙玉米面
> 1 汤匙法式酸奶油
> 一大块无盐黄油（可选）
> 2 厚块鱼排，每块约 150 克（鳕鱼、黑线鳕、狭鳕鱼都可以）
> 一小把卷叶香芹菜，只保留叶子，切碎

能量 335 千卡
蛋白质 33.4 克
脂肪 12.8 克
饱和脂肪酸 7.4 克
碳水化合物 24.0 克
膳食纤维 0.8 克

这是一道经典的病号餐，可能会让人感觉有点过时了，但它能存续至今的一个原因是制作得当的话，令人赞叹。细嫩的鱼肉一块块散落盘中，被酱汁的香气包裹。这是一道快手菜，做鱼的同时制作酱汁，而不是一先一后，这样可以保证鱼肉鲜嫩多汁。这是一道富含蛋白质和钙的菜。搭配一份松软的土豆泥可以带来更多能量。

2 人份

将牛奶倒入小号汤锅中，加入洋葱丝、丁香、香叶、白胡椒粒，如果需要还可以加入肉豆蔻皮。烧至快沸腾时，从火上拿下，让香料浸泡几分钟。滤入一个干净的汤锅中。将玉米面和一点冷水混合，搅入牛奶中。小火煮至酱汁变得浓稠，搅入法式酸奶油，如果用，还可加入黄油。

与此同时，烧开一锅水，用盐调味。放入鱼排，立刻将火调小，小火煮大概 5 分钟直至熟透。从锅中取出鱼排，彻底沥干。和酱汁搭配食用，用欧芹碎点缀。

其他尝试：这道酱汁的美好在于它的醇厚口感，但是你可以加点芥末或刺山柑，来点刺激的，或者加点龙蒿让口感更香甜。做鱼的时候加入少许葡萄酒、苦艾酒或法国茴香酒也不会出错。

乔·伍德豪斯的
法式焗皱叶甘蓝

金黄酥香的表皮下是边缘烤至焦香的甘蓝以及藏于其下的醇厚酱汁，十足的奶酪味中带有丝丝芥末的辛辣。甘蓝和核桃仁完美搭配，成就了这道绝美的冬季时令菜肴。来自芥末的微酸气息平衡了菜品的浓烈口感，葡萄酒的加入让人瞬间置身于阿尔卑斯山区。很重要的一点是，制作这道菜时要使用优质葡萄酒，其香气会成为亮点，最佳的选择是干白或氧化后的白葡萄酒。

4 人份

将烤箱预热至 180℃。

将切好的甘蓝放在烤盘上，淋上橄榄油并用盐调味。在烤箱中烤约 45 分钟，直至边缘开始上色。

与此同时，用中号的带盖汤锅中火融化黄油。加入洋葱、蒜末和盐。盖上盖子焖 15~20 分钟，直至食材变软但尚未变色，中间可开盖检查几次，翻炒均匀。

加入葡萄酒或雪莉酒，等待泡沫翻滚后，翻炒 2 分钟。

将这一锅食材倒入搅拌机，加入法式酸奶油、芥末酱和一半的奶酪碎。搅拌至顺滑，根据所需调味。

选择合适的盘子，舀入一些奶汁。在盘子中平铺甘蓝块，切开的一面向下。撒上核桃碎。将所有食材用剩余的奶汁覆盖。撒上剩余的奶酪。在烤箱中烤 30~40 分钟，直至奶汁开始冒泡变稠。

将烤炉高火预热。烤 5~10 分钟，让外层变得金黄漂亮。撒上黑胡椒碎，搭配沙拉上桌，沙拉可以吸收四周焗烤的汁水。

> 1 棵皱叶甘蓝（约 800 克），去掉外面的老叶和缺少水分的根。从中间的梗部切开，分成八瓣
> 2 汤匙橄榄油
> 50 克无盐黄油
> 4 个洋葱（约 600 克），切成大块
> 4 瓣蒜，切末
> 100 毫升优质白葡萄酒或雪莉酒
> 200 克法式酸奶油
> 1 汤匙第戎黄芥末酱
> 100 克奶酪，磨碎（比如格鲁耶尔奶酪或孔泰奶酪）
> 200 克炒核桃仁，掰成大块
> 海盐薄片和黑胡椒

能量 690 千卡
蛋白质 16 克
脂肪 46 克
饱和脂肪酸 26 克
碳水化合物 51.5 克
膳食纤维 10.7 克

一锅烩烤鱼
配茴香头和新土豆

> 500 克新土豆或沙拉土豆 1，对半切开
> 1 个大号茴香头，切成 8 瓣
> 150 毫升白葡萄酒或水
> 一小把欧芹，切成末
> 1 个未打蜡的柠檬皮（可选）
> 25 克无盐黄油
> 4 块厚鱼排（首选三文鱼）
> 1 汤匙橄榄油
> 盐和现磨黑胡椒
> 几牙柠檬（可选）

能量 364 千卡
蛋白质 22.5 克
脂肪 19.3 克
饱和脂肪酸 5.7 克
碳水化合物 20.4 克
膳食纤维 1.7 克

营养成分信息基于三文鱼版本，白色鱼肉的鱼脂肪和能量的数值都会更低。

这道菜可以满足四个人的饭量。如果想减少一半的餐量，我建议你仍然使用等量的土豆和茴香，在加入两块鱼排前拿出一半，这样你还可以用这些蔬菜作为后面某一顿饭的配菜。三文鱼这样的油性鱼类是 ω-3 脂肪酸的优质来源。这道菜还提供了不少维生素 D 和维生素 E。

4 人份

将烤箱预热至 200℃。

大锅烧水至沸腾，放入土豆、茴香头和一小撮盐。锅再次沸腾后转小火煮 5~6 分钟至食材开始变软。捞出沥干水分。

将土豆和茴香头平铺在烤盘上。倒入白葡萄酒，将欧芹和柠檬皮（如果使用）分成两份，一份撒入烤盘中，快速将所有材料拌匀。将黄油均匀涂抹于整个烤盘上，并用盐和黑胡椒调味。放入烤箱中烤约 30 分钟，其间要不断查看，防止烤煳。当蔬菜表面烤出浅浅的金黄色时，用一把锋利的刀试一下，此时蔬菜应该已经软了。如果看起来太干了，可以淋上少许水。

用橄榄油和调味料涂抹鱼皮那面。将鱼皮那面向上放置在土豆和茴香头上。烤 10~15 分钟，时长取决于鱼排的厚度。

出锅后，立即将烤盘中的黄油汤汁淋在鱼肉蔬菜表面，撒入剩余的香草碎即可。

1　新土豆或沙拉土豆通常都是小土豆，沙拉土豆质感更绵密紧实，不易碎。——译者注

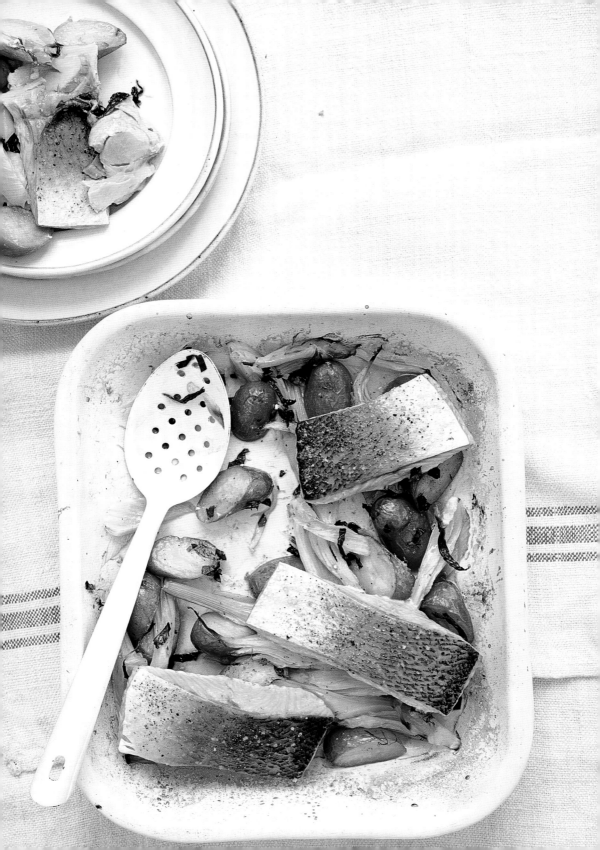

保罗·梅里特的
孜然香草鲭鱼沙拉

> 4 块大小适中的新鲜鲭鱼排
> 橄榄油，用于煎炸

孜然香草酱原料：

> 1 茶匙香菜籽
> 1 茶匙孜然粒
> 2 瓣蒜，压成蒜泥
> 一大撮番红花
> 2 汤匙切成末的新鲜平叶欧芹
> 2 汤匙切成末的新鲜香菜
> 半茶匙盐
> 半茶匙红甜椒粉

"如果你不喜欢鲭鱼，就不要非逼着自己食用，任何鱼都可以，但是我认为富含油脂的鲭鱼和腌柠檬、红甜椒粉特别对味。"保罗·梅里特说。

油性鱼类和蔬菜提供了全面的营养素，其中维生素 D 含量特别高，也是 β - 胡萝卜素、维生素 E 和烟酸的优质来源。

4 人份

制作孜然香草酱时，在煎锅加热后放入香菜籽和小茴香烤香。放凉后用捣蒜罐和杵子磨成粉，倒入碗中。再加入大蒜、番红花、切碎的香草、盐、红甜椒粉、辣椒和腌柠檬皮。搅拌均匀后与橄榄油进行混合。

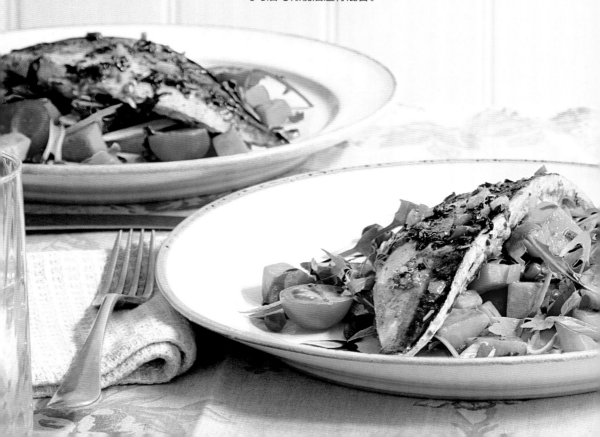

> 1 个小号鸟眼椒，切成碎末
> 2 个腌柠檬，只要柠檬皮，切成
  碎末
> 2 汤匙橄榄油

沙拉原料：

> 2 汤匙橄榄油
> 半个奶油南瓜，去皮切成丁
> 一捧芝麻菜叶
> 8 个樱桃番茄，切瓣
> 4 棵小葱，斜刀切成葱花
> 半个石榴，去皮
> 适量意大利香醋

═══════════════

能量 619 千卡
蛋白质 43.3 克
脂肪 47.2 克
饱和脂肪酸 8.9 克
碳水化合物 6.7 克
膳食纤维 2.4 克

用勺子将一半的孜然香草酱盛到盘中，将鲭鱼排放在上面。用剩余的孜然香草酱覆盖鱼排，腌制 15 分钟。

接下来制作沙拉，在煎锅中用中高火热油，倒入南瓜丁，煎 5~6 分钟，直至南瓜熟透，表面变成深黄色。装入碗中，撒上芝麻菜、樱桃番茄和葱花。用勺子将石榴粒拨出来，倒入沙拉中。加一点意大利香醋，分成四份盛入盘中。

准备好做鱼了，在不粘煎锅中高火热油。将鱼排鱼皮向下放入锅中，煎 3~4 分钟或直到鱼皮变色，翻面继续煎 3~4 分钟或等鱼熟透。

煎鱼时，将剩余的孜然香草酱倒入锅中与鱼排混合。

将鱼排放在沙拉上，将孜然香草酱从锅中舀出即可。

简单的鱼肉馅饼

你可以买包装好的鱼肉，里面有混合的原味鱼肉和烟熏鱼肉。我还喜欢加点大虾，但说实话，这取决于你的喜好。对于有口腔溃疡的人，或者觉得疲乏，不想花太多力气咀嚼的人来说，这种馅饼非常理想。鱼是其他肉类很好的替代品，再加上里面的酱汁、鸡蛋和奶酪，可以提供丰富的蛋白质和钙。

8 人份

将烤箱预热至 200℃。

将土豆块放入汤锅中，加水和盐。烧开后转小火煮至变软，大概需要 10 分钟。捞出沥干后放回锅中加盐，压成土豆泥。

制作馅料时，将牛奶倒入不粘锅，放入洋葱、丁香和香叶，烧开。放入芥末和玉米面，不停搅拌直至浓稠。放入法式酸奶油和选定的香草搅匀。用盐和黑胡椒调味，如果使用乌佐酒，也一起加入。捞出里面的洋葱、丁香和香叶。将鱼和虾放入焗饭盘，倒入做好的酱汁。缓慢转动焗饭盘，确保酱汁均匀盖住所有海鲜。撒入鸡蛋碎，如果使用刺山柑碎，也一并撒入。轻轻和表层的酱汁混合。

用奶油抹刀或类似的工具将土豆泥抹在馅料上，一定不要有缝隙。用叉子将表面弄粗糙一些，撒上奶酪碎。馅饼烤约 25 分钟，待奶酪变成棕色，整个馅饼热气腾腾即成。或者说，如果你想要把馅饼冷冻起来，最好在进烤箱之前冷冻，这样鱼肉就不用经历二次加热。

土豆泥原料：

> 1 千克土豆，削皮切块
> 一大块无盐黄油

馅料原料：

> 400 毫升牛奶
> 1/4 个洋葱，切碎
> 1 颗丁香
> 1 片香叶
> 1 茶匙黄芥末
> 1 汤匙玉米面
> 2 汤匙法式酸奶油
> 一小把莳萝、欧芹菜、龙蒿或香葱
> 2 汤匙乌佐酒（可选）
> 400 克包装鱼肉块（或同等重量的肉质紧实的鱼块）
> 100 克生大虾
> 2 个全熟煮鸡蛋，去壳切碎
> 2 汤匙刺山柑，沥水切碎（可选）
> 25 克切达奶酪，磨碎
> 盐和现磨黑胡椒

能量 251 千卡
蛋白质 18.7 克
脂肪 7.7 克
饱和脂肪酸 4.0 克
碳水化合物 27.9 克
膳食纤维 2.2 克

小贴士

这是一道非常适合分小份冷冻的菜肴。可以用一人食的舒芙蕾烤碗分装，或者用锡纸盒分装两个人或更多人的量。

一锅烩大葱烤鸡
配新土豆和葡萄

> - 1 汤匙橄榄油
> - 6 个鸡腿
> - 500 克新土豆，切片
> - 2 棵大葱，切成葱花
> - 150 毫升白葡萄酒（或总共准备 300 毫升热鸡汤）
> - 150 毫升热鸡汤
> - 一小把龙蒿，不切
> - 100 克无籽葡萄
> - 盐和现磨黑胡椒

能量 391 千卡
蛋白质 23.9 克
脂肪 19.0 克
饱和脂肪酸 4.8 克
碳水化合物 26.7 克
膳食纤维 4.2 克

这是一道口感醇厚的菜肴，特别是加了葡萄以后，可以说是画龙点睛了。如果想要稀一点的汤汁，可以从砂锅里盛出所有的食材，将剩余的汤汁大火收汁，喜欢的话，还可以加入一块黄油、一汤匙法式酸奶油或奶油。这是一道"一锅出"的餐食，富含蛋白质，还有各类维生素和矿物质，包括铁元素、锌元素和B族维生素。

4 人份

将烤箱预热至 200℃。

在大号砂锅中热油，鸡皮朝下，将鸡腿放入锅中煎炸，直至表皮金黄酥脆。从锅中取出放在一旁备用。加入土豆和葱花，煎炸几分钟直至开始变软，之后倒入白葡萄酒和热鸡汤。用盐和黑胡椒调味，将龙蒿整根放入。

将鸡腿放在砂锅中，鸡皮朝上。整口锅放入烤箱，不用盖盖子，烤约 30 分钟。最后 5 分钟放入无籽葡萄。确保蔬菜软烂，鸡肉熟透。从烤箱中取出。上桌时将汤汁淋在上面。

小贴士
这道菜可以分份冷冻。

明迪·福克斯的
鸡肉大麦暖沙拉

> 1 茶匙粗海盐
> 150 克大麦米
> 60 毫升外加 3.5 汤匙初榨橄榄油
> 150 克香菇，修剪蒂部，如果较大，对半切开
> 225 克口蘑，修剪蒂部，如果较大，可对半切开或切成四份
> 1 大瓣蒜，剁成蒜末
> 225 克烤鸡肉，撕成大块
> 4 汤匙平叶欧芹碎
> 2 汤匙香葱末
> 2 汤匙薄荷碎
> 115 克芝麻菜
> 1 汤匙红葡萄酒醋
> 盐和现磨黑胡椒

能量 519 千卡
蛋白质 23.6 克
脂肪 31.5 克
饱和脂肪酸 4.9 克
碳水化合物 37.6 克
膳食纤维 2.7 克

"美味可口的大麦米搭配新鲜的香草和带着泥土气息的蘑菇，成就了一份让人心满意足的健康沙拉。把蘑菇放到锅里以后就不用着急了，待其边缘的颜色慢慢变深，口感变脆。"明迪·福克斯说。

这是一份富含蛋白质、铁元素、锌元素和 β-胡萝卜素的高能量沙拉。

4 人份

在一个大号汤锅里加入 2 升水和粗海盐，烧开。加入大麦米后小火煮 40~45 分钟，直至大麦米变软但仍弹牙有嚼劲。

在距离大麦米还有 20 分钟煮熟时，开始准备蘑菇。将 20 毫升橄榄油放入大号重型煎锅中，中高火烧热。加入大约三分之一的蘑菇，翻炒一两次后不用再翻炒，继续煎约 3 分钟，等待蘑菇变成棕色。将蘑菇推到锅的一侧，再分两次加入剩余的蘑菇，按前述方法煎，直至蘑菇变成漂亮的棕色，总共需要约 10 分钟（如果最后第一拨蘑菇的颜色太深了，可以把它们放在后放入的蘑菇之上）。从火上取下，加入蒜和鸡肉，混合均匀。用盐和黑胡椒调味。

将煮好的大麦米沥水晾干，放入大碗中；加入两汤匙橄榄油、欧芹碎、香葱末和薄荷碎。然后加入蘑菇的混合物，搅拌均匀。用盐和黑胡椒调味。

在第二个碗中，将剩余的橄榄油、红葡萄酒醋和芝麻菜拌匀，用盐和黑胡椒调味。用芝麻菜搭配温热的大麦米和蘑菇食用。

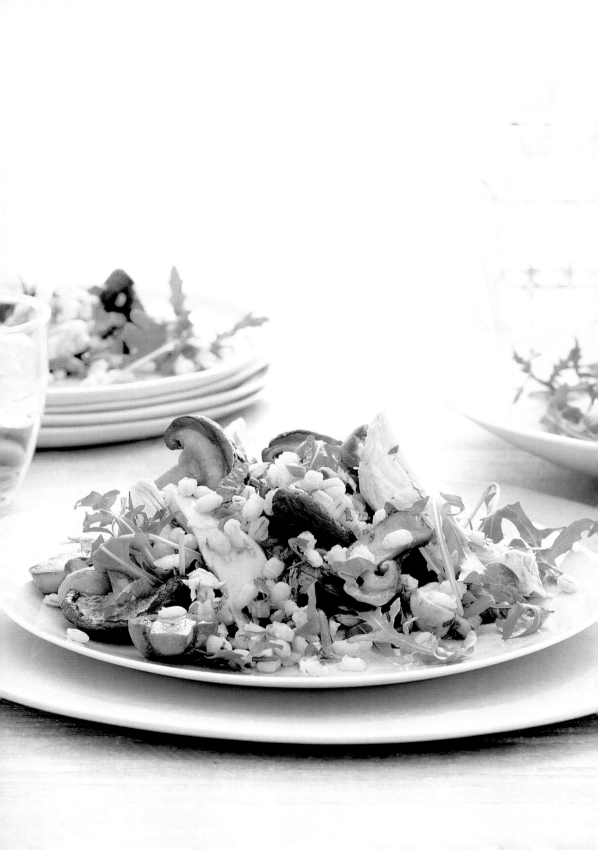

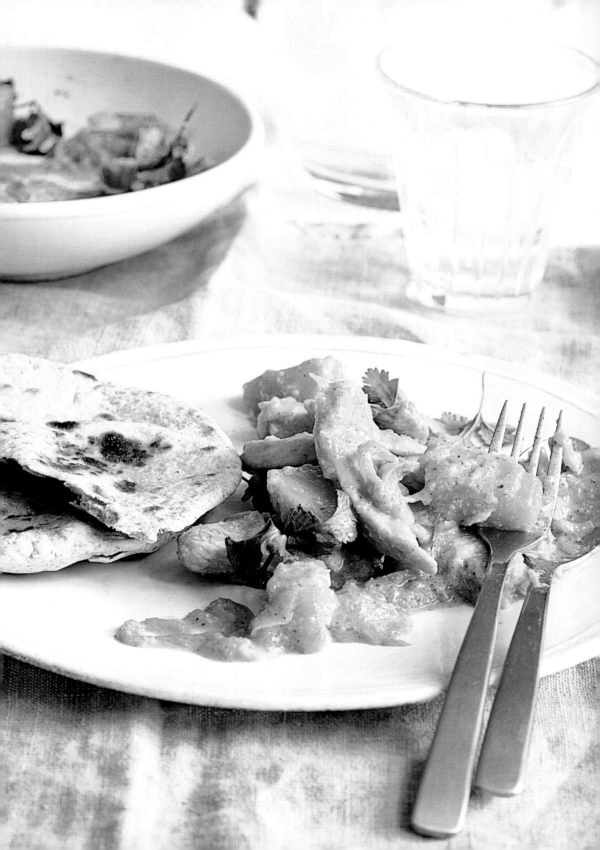

鸡肉南瓜咖喱

- > 50 克无盐黄油
- > 2 个洋葱，切细丝
- > 半茶匙小豆蔻粉
- > 半茶匙葫芦巴粉
- > 半茶匙姜黄粉
- > 1/4 茶匙肉桂粉
- > 2 瓣蒜，剁成蒜末
- > 半茶匙新鲜姜末
- > 50 克扁桃仁（或腰果），磨碎
- > 200 克去皮南瓜，切成 3 厘米见方的丁
- > 4 个鸡腿或 2 块鸡胸，切成适口的块
- > 225 毫升热鸡汤或水
- > 1 片香叶
- > 75 克希腊酸奶
- > 一些香菜叶
- > 盐

能量 318 千卡
蛋白质 9.7 克
脂肪 23.8 克
饱和脂肪酸 9.5 克
碳水化合物 9.7 克
膳食纤维 2.3 克

这是一道柔滑绵密的咖喱，其中的香料温和香甜，没有辣椒，即使你有口腔溃疡，也希望你可以吃得舒舒服服。如果你没有口腔溃疡，或者吃的人不只你一人，你可以加一些辣椒面和其他的香料，或者吃的时候在餐桌上备些青辣椒圈，随取随用。如果你想用不辣的咖喱粉或咖喱酱取代食谱中的香料，完全没问题。

这道菜中鸡肉、南瓜和坚果的组合提供了蛋白质、β-胡萝卜素和维生素E。

4 人份

在厚底的汤锅中融化黄油，放入洋葱。小火炒至洋葱变软变透明，但仍未变色。加入香叶之外的所有香料、蒜末、姜末和扁桃仁碎。小火翻炒两分钟，然后加入南瓜和鸡肉。翻炒均匀后倒入热鸡汤或水。用盐调味，放入香叶。盖上盖子，小火焖煮约15分钟，直至南瓜和鸡肉变软。

加入希腊酸奶，用最小火继续焖煮3~4分钟。试一下味道，如需要再进行调味。香菜叶大致切碎后撒入。搭配薄饼或米饭食用。

小贴士

这道咖喱可以冷冻，但记住冷冻会增强姜和辣椒的味道。如果你很在意其中任何一种味道，加的时候一定要谨慎。

瓦莱丽·贝里的
南美风味烤鸡

> 400 克洋葱，每个切成八瓣
> 350 克胡萝卜，切成大块
> 200 克欧洲萝卜，对半劈开，去芯，切成大块
> 275 克红甜椒，去籽去芯，切成大块
> 200 克西芹，切大片
> 350 克奶油南瓜，带皮，去籽，切成大块
> 300 克小土豆
> 1 头蒜，从中横向对半切开，外加 5 瓣未剥皮蒜瓣
> 100 克意式培根，大致切碎
> 半茶匙肉桂粉
> 1 茶匙孜然
> 一大撮辣椒面
> 2 茶匙干牛至
> 2 汤匙橄榄油
> 1 大只谷饲整鸡
> 10 颗樱桃番茄
> 500 毫升优质热鸡汤，在火上保温
> 3 个牛油果
> 1 个柠檬
> 一小把切碎的香菜
> 300 毫升酸奶油
> 100 克盐渍刺山柑，洗净后在清水中浸泡 30 分钟
> 蒸春季时蔬，配菜用（可选）

能量 816 千卡
蛋白质 45 克
脂肪 54 克
饱和脂肪酸 17.6 克
磷化合物 38.7 克
膳食纤维 13.6 克

"在我两个姐妹接受癌症治疗期间，照顾她们的饮食起居的确是个很大的挑战。随着唾液减少，咀嚼和吞咽食物有了顾虑。在这道菜谱中，鸡肉和蔬菜都保留了表皮以留住更多水分，同时这道菜搭配了两种美味柔和的酱汁：牛油果酱和刺山柑味的酸奶油。"瓦莱丽·贝里说。

4 人份

将烤箱预热至 190℃。将洋葱、胡萝卜、欧洲萝卜、红甜椒、西芹、南瓜、土豆、5 瓣蒜和意式培根放在一个加深的大烤盘中。用香料和牛至调味。淋入两汤匙橄榄油，拌匀。

将两个半拉的蒜头放入鸡肚子中，调好味道。将鸡放在蔬菜上，鸡胸一面向下（这是保证鸡胸肉鲜嫩多汁的秘籍），烤45 分钟。之后，用两把平铲将鸡翻面。加入樱桃番茄，继续烤 45 分钟。每隔 15 分钟将热鸡汤淋在烤鸡的表面，注意不要把蔬菜烤煳。如果太干，蔬菜上也要淋些鸡汤。用钎子扎入鸡腿最厚的部分，汤汁应该是无色的。如果汤汁仍带些粉色，再烤 10~15 分钟。

从烤箱中取出烤鸡，用硅油纸和铝箔将烤鸡裹紧，切之前这样让烤鸡静置 10 分钟。从烤盘中把所有汤汁沥到汤锅中，将烤盘连同蔬菜一起放回烤箱中。撇去表面的浮油后尝一下汤汁。如果需要，可高火收汁，之后将汤汁倒回蔬菜中，搅拌均匀，烤箱关火。将烤鸡切开，放回烤盘的蔬菜上。在关火的烤箱中保温。

牛油果对半切开，去核。用勺子将果肉挖出，放入碗中。加入柠檬汁和切碎的香菜，用叉子压碎牛油果，直至成细滑的牛油果泥。调味。将酸奶油倒入另一碗中，用刺山柑点缀。

烤鸡和蔬菜搭配满满一大勺牛油果酱和刺山柑味酸奶油食用。蒸春季时蔬是个不错的补充。

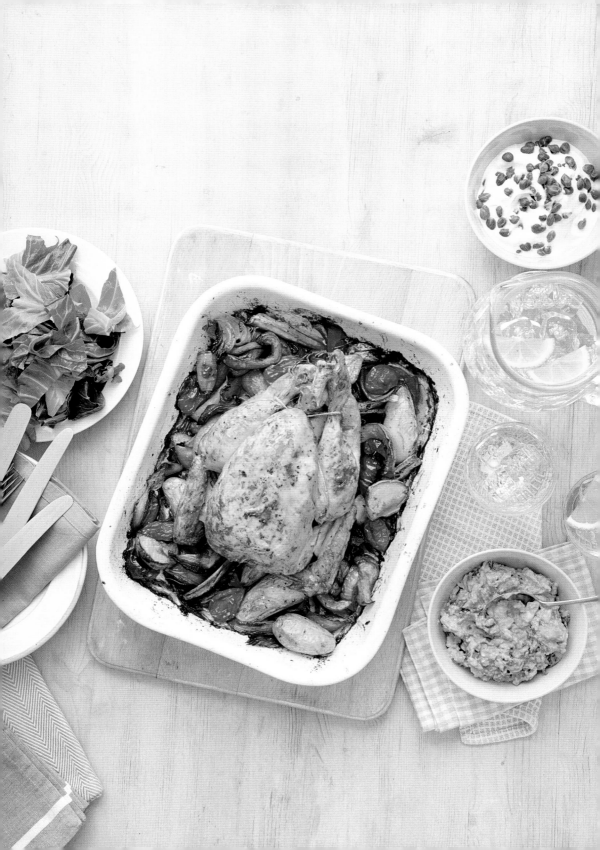

戴维·塔尼斯的
火腿奶酪面包布丁

"这有点像法式咸派，但做起来更容易。加入简单烹调的菠菜或瑞士甜菜可以做成美味的绿菜版本，或者撒上一把切碎的新鲜香料和小葱。"戴维·塔尼斯说。

> 黄油，软化，用于涂抹
> 出炉半天的法棍，斜切成 5 毫米厚的面包片
> 50 克优质烟熏火腿，切丁
> 75 克格鲁耶尔奶酪，磨碎
> 200 克菠菜或瑞士甜菜，洗净，焯水后沥干
> 2 个大号柴鸡蛋
> 100 毫升稀奶油
> 150 毫升牛奶
> 半茶匙盐
> 现磨黑胡椒，调味用
> 3 棵小葱，切细丝

能量 432 千卡
蛋白质 21.0 克
脂肪 22.6 克
饱和脂肪酸 12.0 克
碳水化合物 38.9 克
膳食纤维 3.6 克

4 人份

将烤箱预热至 180℃。在 1 升的浅烤盘上薄薄涂一层黄油。

法棍切片的一面涂一层薄薄的黄油。用一半法棍摆满烤盘，黄油面向下。在法棍切片上摆好火腿、一半奶酪碎、菠菜或瑞士甜菜。盖上剩下的一半法棍切片，黄油面向上，撒上剩下的奶酪碎。

将鸡蛋、奶油和牛奶一起打散拌匀，加入适量盐和黑胡椒。

磨一点肉豆蔻粉，再加上小葱丝，继续搅打。将混合好的蛋液倒入烤盘，如需要，将法棍向下按，没入蛋液中。烤约 45 分钟，直至蛋液成型但仍可以微微抖动，表面呈现漂亮的棕黄色。

小贴士

这是一道全面的食物，提供了蛋白质、钙、铁元素、β - 胡萝卜素和维生素 E。搭配橄榄油罗勒烤番茄或红甜椒，还可以获取更多维生素。

皇家马斯登的
坚果焗

这是素食主义者钟爱的一道菜。搭配传统的烤土豆、蔬菜和洋葱酱汁食用，或者准备一烤盘蔬菜，比如红洋葱、青椒、新小土豆、奶油南瓜和坚果焗一起烘烤。

3~4 人份

将烤箱预热至 180℃。

洋葱切成小丁，大葱切成葱花，胡萝卜擦碎，面包碾成面包屑，或者放在加工机中打碎（也可以买现成的——但最好用新鲜的、还没脱水的食材）。

在烤面包模具或者合适的容器上薄薄刷上一层油（刷油量取决于食谱的量）。

将一半油在汤锅中加热，放入洋葱和葱花小火焖软。之后加入坚果、面包屑、香料、马麦酱、胡萝卜碎。用盐和黑胡椒调味。成品的稠度应该是稀软的糊状。如果太湿了，再加入一些面包屑；如果太干，加入一点清水。

从火上把锅拿下来，倒入准备好的模具中，放入预热好的烤箱中烤约 50 分钟。

> 1 小个洋葱
> 60 克大葱（半棵不算很大的葱）
> 220 克胡萝卜
> 40 克巴旦木碎
> 40 克混合坚果，切碎
> 6 克蒜蓉
> 2 茶匙橄榄油
> 1 茶匙平叶欧芹，切碎
> 1 汤匙马麦酱
> 150~200 克面包屑
> 盐和黑胡椒

能量 390 千卡
蛋白质 11.2 克
脂肪 19 克
饱和脂肪酸 2.5 克
碳水化合物 69 克
膳食纤维 14.3 克

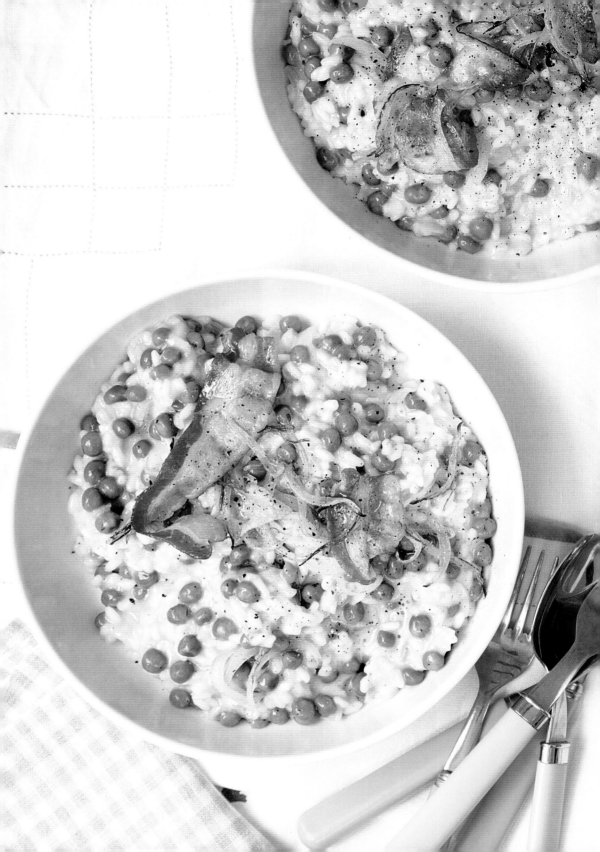

安杰拉·哈尼特的
豌豆培根意式烩饭

"最初我用意式培根让一份通心粉变得与众不同，后来我发现培根作为意式烩饭的点睛之笔同样出色。"安杰拉·哈尼特说。

4 人份

开中火，在大锅中热油。加入洋葱末，翻炒至透明变软。加入米饭，继续炒 2 分钟。转大火加入葡萄酒，此时放入锅中会嗞嗞作响。等待约 2 分钟让酒精挥发。

当汁水变少时，开始加入高汤，中火一次一勺，等每一勺汤汁被吸收以后再加下一勺，并不断搅拌。米饭始终应保持湿润，但不是泡在汤里。整个加汤和搅拌的过程要持续约 18 分钟。在快关火前加入豌豆，确保热透。

与此同时，制作配菜。另起一口锅，热油，翻炒意式培根。从锅中夹出意式培根，放入洋葱，炒至呈浅浅的棕色。放入意式培根与之混合。

当意式烩饭熟了后，从火上拿下来，拌入黄油丁。撒上帕马森奶酪碎，调好味，点缀上炒过的洋葱和意式培根即成。

如果喜欢，可以再加入一些帕马森奶酪碎。

> 2 汤匙橄榄油

> 1 个小洋葱，切成碎末

> 250 克意大利烩饭米

> 200 毫升白葡萄酒

> （约）800 毫升热蔬菜高汤

> 400 克速冻豌豆

> 50~75 克冷藏无盐黄油，切丁

> 50 克帕马森奶酪，磨成碎，并多备一些上桌使用

> 盐和现磨黑胡椒

佐以：

> 2 汤匙橄榄油

> 200 克意式培根，切碎

> 1 个洋葱，切丝

能量 569 千卡

蛋白质 23.9 克

脂肪 37.6 克

饱和脂肪酸 15.5 克

碳水化合物 27.7 克

膳食纤维 8.9 克

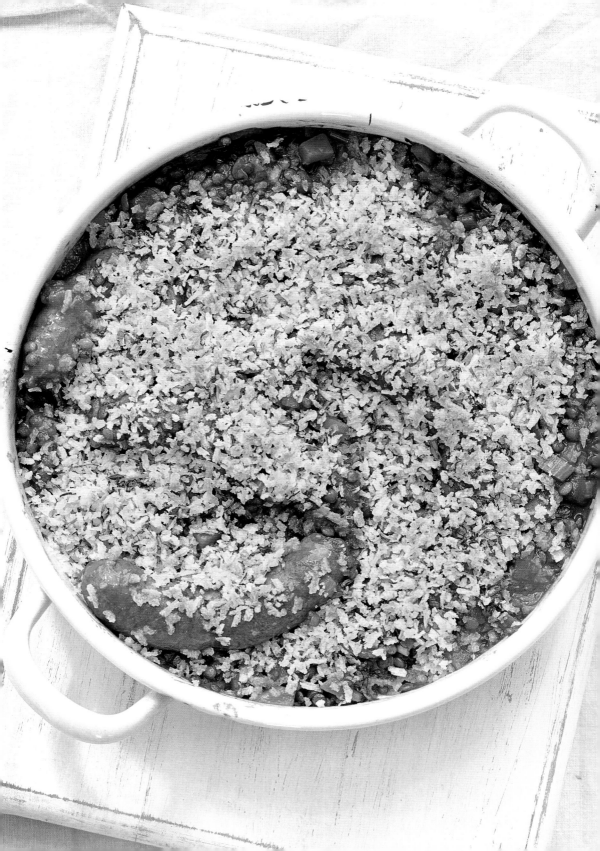

香肠勒皮小扁豆砂锅

> 1 茶匙植物油

> 8 根香肠

> 100 克优质烟熏拉东培根丁

> 1 个洋葱，切丁

> 1 根胡萝卜，切丁

> 一根西芹，切丁

> 2 瓣蒜，切末

> 1 茶匙小茴香

> 1 枝龙蒿

> 1 枝百里香

> 200 克生勒皮小扁豆（棕色或绿色的）

> 400 克罐头番茄块

> 650 毫升高汤（鸡汤或蔬菜高汤）

> 一小撮糖

酥皮（可选）需准备：

> 50 克面包糠

> 25 克帕马森奶酪，磨成碎

> 2 汤匙切碎的新鲜平叶欧芹

> 25 克无盐黄油，融化

> 平叶欧芹叶，切碎或撕碎，摆盘用

能量 769 千卡

蛋白质 38.6 克

脂肪 42.5 克

饱和脂肪酸 17.1 克

碳水化合物 55.7 克

膳食纤维 11.5 克

这道菜可以很好地替代香肠和土豆泥的搭配，另一个附加优势是在加入酥皮前，它可以完美地速冻起来。小茴香和龙蒿给这道菜带来一丝抚慰人心的香甜。酥皮并不是必不可少的，但是会给成品带来更多层次感。如果胃口不大，可以从一根香肠搭配美味汤汁和小份酥皮开始尝试。这是一道营养丰富的菜肴，含有大量蛋白质、铁元素、锌元素、维生素B、维生素E和β-胡萝卜素。如果你胃口更大，那么可以搭配一个烤地瓜或烤土豆，摄入一些淀粉类碳水化合物。

4 人份

在一口大号砂锅中加热植物油。将香肠全部煎成金黄色，从锅中取出。加入培根丁，煎至酥脆，变为棕色，煸出油脂。

转小火加入蔬菜丁和蒜瓣。炒约 5 分钟直至开始变软，四周颜色变深。往锅中加入小茴香、龙蒿、百里香和小扁豆，倒入番茄块、高汤和糖，煮沸几分钟。将香肠放回锅中。如果喜欢，也可将香肠切成块。将砂锅保持沸腾 5 分钟，以便小扁豆开始变熟，之后转小火，盖上盖子文火焖煮约 45 分钟，隔一会儿搅拌一下，确保不会糊锅。如果你觉得汤太少了，可以加点汤水。

制作酥皮时，将烤炉预热至高火，将面包糠、帕马森奶酪和欧芹与融化的黄油混合，然后撒到小扁豆上，放在烤架下烤至金黄并开始冒泡。

撒上欧芹碎即可。

小贴士

这道菜适合批量制作，因为分成多大份都非常适合冷冻。

杰里米·李的
猪腩肉暖沙拉

"这道沙拉备起菜来十分快捷，烹制过程却漫长且缓慢，但是不用担心。如果愿意，你可以把它扔在烤箱里一整天，甚至过夜也没事，再次加热也不会影响它的口感。我的一个观点是：往菜肴中添加任何隐藏在自家菜园的蔬菜时都是快乐的时光，比如香草或者甜菜头、胡萝卜、豆角、薄荷或欧芹。"杰里米·李说。

这道菜菜量如此巨大，是家庭聚会或朋友来访时不错的菜肴。这道健康的食谱中包含了蛋白质、锌元素和B族维生素。

10 人份

将烤箱预热至 240℃。

将洋葱、茴香头、柠檬和蒜排列在深烤盘中，烤盘的尺寸要能装下一整块猪腩肉。

在猪皮表面用尖刀轻轻地划几刀。将小茴香粉、黑胡椒碎混合后在猪皮表面揉搓。将猪肉放入烤盘中的蔬菜上，猪皮朝上。倒入橄榄油和葡萄酒。在烤箱中烤 10 分钟左右，此时猪肉颜色开始变深，发出噼啪噼啪的声音。用铝箔纸将烤盘密封，将烤箱温度下调至 120℃，慢火文烤。如果过夜可以烤箱温度调到更低，或者至少烤 8 小时。

上桌前，将猪腩肉放在案板上，大致切成块状。从烤盘中倒出所有的蔬菜，盛装在漂亮的餐盘中。将绿色蔬菜撒在盘子四周，然后是土豆块，之后把猪腩肉放在上面，掉下的脆皮碎块也放进来。淋上烤出来的汤汁即成。

> 2 个洋葱，去皮，大致切碎

> 3 个茴香头，切碎

> 1 个柠檬，切片

> 4 瓣蒜

> 1.5 千克猪腩肉，整块即可

> 1 汤匙小茴香，磨碎

> 半茶匙黑胡椒颗粒，磨碎

> 6 汤匙橄榄油

> 6 汤匙白葡萄酒（或鸡汤）

> 几捧煮熟去皮的土豆

> 几小把豆瓣菜或其他可口的绿叶蔬菜

能量 475 千卡

蛋白质 29.8 克

脂肪 37.3 克

饱和脂肪酸 11.9 克

碳水化合物 4.8 克

膳食纤维 1.0 克

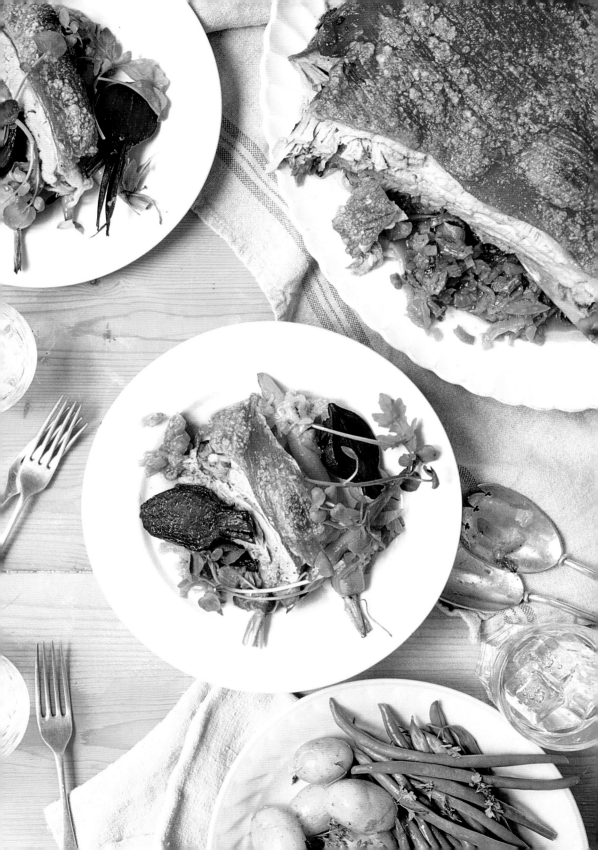

炖羊肉
配羊奶酪烤土豆根芹泥

希腊式炖羊肉搭配口感细腻丰富的土豆泥，这是一道组合完美的菜肴。羊奶酪生的时候带有一些涩味，并不招人喜欢，特别是在你有口腔溃疡的情况下，但是和根芹一起烘烤中和了这种味道，去掉了刺激的后味。我在炖羊肉中没有加番茄，但是你如果喜欢，可以在加高汤的同时加一汤匙番茄酱。这道菜特别适合那些想增加体重的人，它营养丰富，包含蛋白质、铁元素、锌元素和B族维生素，能量很高。

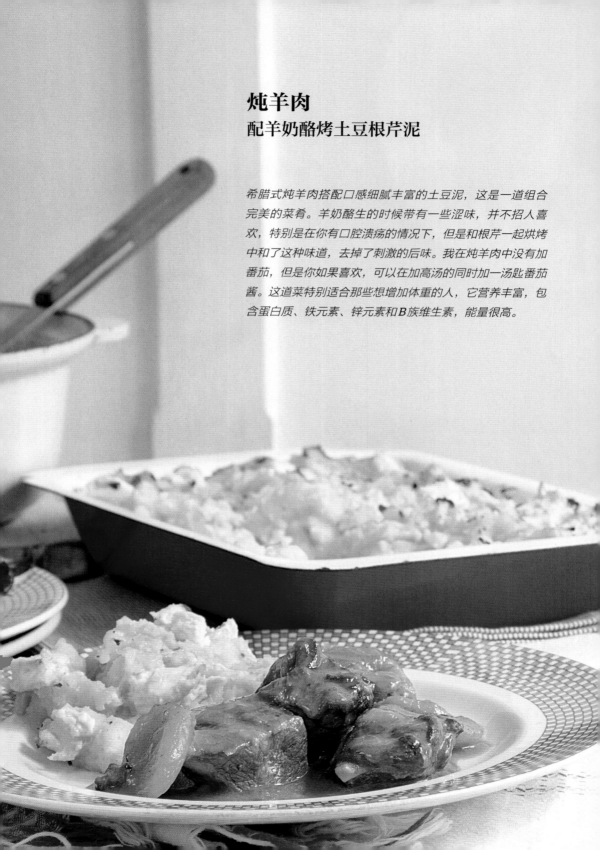

- > 1 千克羔羊颈肉或肩肉，切成 5 厘米见方的块
- > 2 汤匙橄榄油
- > 1 个大洋葱，切成月牙片
- > 4 瓣蒜，剁成碎末
- > 300 毫升白葡萄酒（也可以是总共 600 毫升高汤，或者替换为水或苹果汁）
- > 300 毫升热羊肉汤或鸡汤
- > 一小撮番红花，在少许温水中浸泡
- > 1/4 茶匙肉桂粉
- > 1 茶匙未打蜡的柠檬皮
- > 2 大枝迷迭香
- > 100 克杏干，切成圆片
- > 一把平叶欧芹
- > 盐和现磨黑胡椒

羊奶酪烤土豆根芹泥原料：
- > 1 个大的面土豆，去皮切大块
- > 1 棵根芹，去皮切大块
- > 几瓣蒜，不用去皮
- > 一大块无盐黄油
- > 1 汤匙法式酸奶油
- > 100 克羊奶酪，切丁

能量 560 千卡
蛋白质 38.3 克
脂肪 33.4 克
饱和脂肪酸 15.1 克
碳水化合物 19.8 克
膳食纤维 5.2 克

6 人份（或者把一半冻起来）

用盐和黑胡椒给羊肉调味。在大号砂锅中热油，加入洋葱，翻炒几分钟直至洋葱变软。加入蒜末，继续翻炒几分钟。将洋葱和大蒜推到锅的一侧，将火稍调大些。放入羊肉，直至羊肉所有面都变成棕色。倒入白葡萄酒，大火沸腾一会儿，不断翻动，防止粘锅底。加入高汤、番红花和泡它的水、肉桂、柠檬皮、迷迭香和杏干。开锅后转小火，盖上盖子。炖约 1 个小时，或至羊肉软烂。打开锅盖继续小火炖 15~20 分钟，直至部分收汁或汤汁变得黏稠。

接下来制作羊奶酪烤土豆根芹泥，烤箱预热至 200℃。将土豆、根芹和大蒜放入汤锅中，加水没过蔬菜。开锅后盖上盖子，小火煮约 10 分钟，直到土豆和根芹变软。用漏勺沥干土豆和根芹的水分，放回锅中。取出其中的大蒜瓣，挤出里面的肉。将其加入土豆和根芹中，用盐和黑胡椒调味。加入黄油和法式酸奶油，压成细腻的土豆根芹泥。在一个浅烤盘中涂上油，将土豆根芹泥码在盘中，将羊奶酪丁均匀地按在土豆泥中，用土豆根芹泥浅浅盖住羊奶酪，均匀地抹上黄油。烤约 30 分钟，直至顶层开始变成棕色，羊奶酪开始变软。用炖羊肉搭配羊奶酪烤土豆根芹泥摆盘即可。

小贴士

这道菜的两个部分都可以冷冻，既可以分开冷冻也可以一起冷冻。如果是按照一顿饭的量来冷冻，锡纸盒里一半放羊奶酪烤土豆根芹泥，另一半放羊肉，而不是一个放在另一个的上面，前一种做法冷冻后可以放在烤箱里加热，并且羊奶酪烤土豆根芹泥这一部分仍然可以获得烤焦的口感。

蒂姆·海沃德的
牛肉酥皮派

炖菜需准备：

> 1 汤匙标准粉

> 500 克牛肉（炖肉用），切成块

> 2 汤匙橄榄油

> 2 个洋葱，切成碎末

> 1 大根胡萝卜，切成碎末

> 1 根西芹，切成碎末

> 1 棵葱，切成碎末

> 半罐司陶特黑啤酒或约 250 毫升 红葡萄酒（可选，或者总共准备 500 毫升高汤）

> 250 毫升热鸡汤

> 一小撮干百里香叶或 1 茶匙新鲜的

> 半茶匙烟熏红甜椒粉

> 半茶匙意大利香醋

> 半茶匙蘑菇沙司

> 盐和现磨黑胡椒

酥皮派的外壳需准备：

> 250 克自发粉

> 50 克冷藏无盐黄油

> 15 克辣根沙司（可选）

> 150 克全脂牛奶

"当我需要稳定我的情绪或者让自己冷静下来时，这道菜就是我的必选菜。这道菜很好地利用了便宜的炖煮牛肉，也在肉店买一些口感较好的牛肉，我还用了一些不同寻常的方法来平衡各种口味。当然，如果你乐意，也可以只用盐和黑胡椒调味。"蒂姆·海沃德说。

如果你发现在治疗期间对肉类的口味有所改变，那么这道菜十分理想。它还是提供各种营养素的绝佳来源——蛋白质、铁元素、锌元素、B 族维生素，以及来自胡萝卜的 β - 胡萝卜素。

4 人份（大份）

将标准粉以及盐和黑胡椒放入一个塑料袋，再将牛肉放入。使劲摇晃塑料袋，使牛肉均匀地裹上面粉和调料。在大号砂锅中加热一汤匙橄榄油，煎炒牛肉，使其所有面都变为棕色并开始有棕色的脆皮。注意锅里一次不要放入太多牛肉，否则牛肉会变成煮的而不是煎的。你可能需要分批完成这道工序。从砂锅中取出牛肉，并把所有可能粘在锅底的碎渣清理出来。

在砂锅中加热剩余的橄榄油。加入所有的蔬菜，小火炒至四周变软，开始带些焦糖色。转大火倒入黑啤酒或红葡萄酒。此时应该会剧烈地冒泡，并散发出诱人的香气。让气泡沸腾至基本散尽，加入高汤。转为小火炖煮时，重新把牛肉加进来。放入百里香。盖上盖子，文火焖煮约 1 小时，直至肉质软烂。

将烤箱预热至 200℃。制作酥皮派的外壳时，将自发粉和黄油在一个盆中混合。用盐调整咸淡，之后将几种材料揉在一起，直至变为像细面包糠一样的状态。如果喜欢，可以加入

能量 647 千卡

蛋白质 38.0 克

脂肪 23.6 克

饱和脂肪酸 10.3 克

碳水化合物 64.1 克

膳食纤维 6.6 克

辣根沙司。缓缓加入牛奶，直至将其揉成一个面团。将面团分成四个球，压成小圆饼的形状。

尝一下炖牛肉汤汁的味道，烟熏红甜椒粉会增加口味的厚重感，如果只用一点点的话，可能不太尝得出烟熏的味道。意大利香醋的味道有些刺激，但它能让整道菜更加诱人。蘑菇沙司增添了木香的层次感。这三种调味料怎么用，完全取决于你想怎么调整肉汁的口味。

将酥皮放在牛肉上面，可以半泡在汤中。放入烤箱烤约 20 分钟，直至酥皮膨胀，顶部变为棕色。

印度豌豆肉末咖喱

> 1 汤匙橄榄油
> 一块无盐黄油
> 1 个洋葱，切成碎末
> 2 瓣蒜，切成碎末
> 2 厘米长的一块姜，磨成末
> 2 汤匙碎香菜梗
> 750 克羊肉馅
> 1 个大的或者 2 个小点的白土豆
  或新土豆，去皮切丁
> 半茶匙姜黄粉
> 1 根肉桂粉
> 2 颗丁香
> 4 个绿豆蔻荚
> 1 茶匙香菜籽
> 1 茶匙黑胡椒粒
> 1 片香叶
> 300 毫升热鸡汤
> 400 克新鲜或者速冻的豌豆
> 1 汤匙番茄酱（可选）
> 盐和现磨黑胡椒

佐以：
> 一把香菜叶
> 2 个不辣的青辣椒，切细圈（可选）
> 希腊酸奶

能量 295 千卡
蛋白质 20.5 克
脂肪 15.7 克
饱和脂肪 5.9 克
碳水化合物 20.7 克
膳食纤维 5.9 克

我增加了这道菜的菜量，因为多做点会很有用，它非常适合冷冻，食用方便，而且口味香甜，孩子们都喜欢。不要被长长的香料清单吓到，你需要做的就是用棉布方巾把它们包起来。或者用你最爱的原味咖喱粉代替。这道菜营养均衡，富含蛋白质、铁元素、锌元素、B 族维生素，还有一些 β - 胡萝卜素。最好搭配松软的薄饼吃。

6 人份

在大号砂锅或汤锅中加热橄榄油和黄油。放入洋葱，炒至变软，大约需要 5 分钟。加入蒜末、姜末、香菜梗和羊肉。翻炒至羊肉全部变为棕色，接着加入土豆丁和姜黄粉。继续翻炒 2 分钟。

将所有整个的香料放在一小块棉布方巾上，并系成一个小包。用擀面杖或类似的工具轻轻拍一下香料，帮助其释放香气，将香料包放入砂锅中。

倒入鸡汤，用盐和黑胡椒调味。放入豌豆，如果用番茄酱，也一并放入。大火烧开后转小火，盖上盖子焖约 30 分钟，直至酱料的味道变得浓郁，豌豆软糯香甜。

如果需要，搭配香菜、青辣椒和一勺希腊酸奶食用。

小贴士
这道菜适合分装冷冻。

甜品和烘焙

甜食对于一部分人来说非常有治愈效果，这一部分的创意既可以作为正餐的一部分，也可以作为餐间零食。这些食谱中有些高糖高脂肪，并不是通常意义上的"健康饮食"，但是对于那些体重下降或者胃口不好的人来说，这些食谱也许是增加食物摄入量的理想之选。

- 炖煮的、烤的或者罐头的水果搭配卡仕达酱、奶油、酸奶或冰激凌

- 酥皮水果派或水果馅饼搭配奶油、卡仕达酱或冰激凌

- 新鲜的水果乳脂松糕

- 烤蛋挞——用现成的挞皮制作蛋挞

- 希腊酸奶拌果酱或蜂蜜，额外再加上些坚果或格兰诺拉麦片

- 切块蛋糕，比如姜蛋糕或苹果蛋糕，搭配自制或现成的卡仕达酱或冰激凌

- 用树莓或草莓这类柔软的水果制成水果圣代，一层打发的奶油、一层冰激凌叠起来，放些蛋白酥皮碎获得酥脆的口感。（伊顿·莫斯）

- 速炸香蕉：将香蕉斜切成 1 厘米厚的片，在煎锅中融化一些黄油，待黄油起泡时，放入香蕉片，每面煎一两分钟，撒入肉桂粉，用蜂蜜或枫糖浆与 1~2 汤匙水混合，再加入些青柠汁，将调好的汁倒在香蕉上，小火焖两分钟左右。搭配奶油或冰激凌可以完美获取更多能量。

普吕·利思的
黑糖天堂

> 200~250 克水果
> 100 毫升高脂奶油
> 100 毫升希腊酸奶
> 4 汤匙黑糖

能量 530 千卡
蛋白质 4.5 克
脂肪 32.2 克
饱和脂肪酸 20.2 克
碳水化合物 59.0 克
膳食纤维 4.8 克

这可能将是你做的甜品里最简单的一个。你可以用各种新鲜水果或糖渍水果，甚至罐头水果作为原料。用罐头水果的话，准备过程更简单。普吕说，用鲜杧果或百香果会特别美味，但是你可以选择自己喜欢的水果。如果想搭配一点饼干享用，那么姜味饼干会十分对味。

2 人份

将水果平分，放入两个玻璃碗或大号舒芙蕾烤碗中。将高脂奶油和希腊酸奶混合，搅拌至均匀且质感厚重，但并未定型。用勺子将其舀到水果上。在奶油和酸奶上淋上黑糖，需要淋上厚厚的一层。放入冰箱冷藏约 30 分钟。黑糖会融化成一片片深色的液体。为了增添酥脆的口感，可以再加入一点儿黑糖或者搭配甜口的薄脆饼干食用。

万能苹果酱

> 500 克适合烹饪的硬质苹果，去皮切丁
> 2 汤匙液体蜂蜜
> 半个柠檬榨汁（可选）
> 一小块无盐黄油

1/4 份的营养成分：
能量 83 千卡
蛋白质 0.4 克
脂肪 0.7 克
饱和脂肪酸 0.3 克
碳水化合物 20.3 克
膳食纤维 2.7 克

这道苹果酱可以作为很多菜肴的基本用料。将其和等量微微打发的奶油混合成奶油苹果泥，拌入酸奶或卡仕达酱中，撒到冰激凌或煎饼上，或者用潮湿的手指饼、卡仕达酱和奶油做成迷你乳脂松糕。这里用柠檬汁只是为了防止苹果变色，如果你觉得不用也无所谓，或者吃不了柠檬汁，就去掉。在冰箱和冰柜中储存都很方便，所以值得做一大份苹果酱并分份冷冻。

约制作 500 毫升（4 份）

将苹果放入汤锅中，淋入蜂蜜并加入适量水，水量以盖住锅底为准。如果使用柠檬汁，也一并放入。放入黄油小火慢炖至苹果软化为果酱，不用捣烂。冷藏并按需取用。

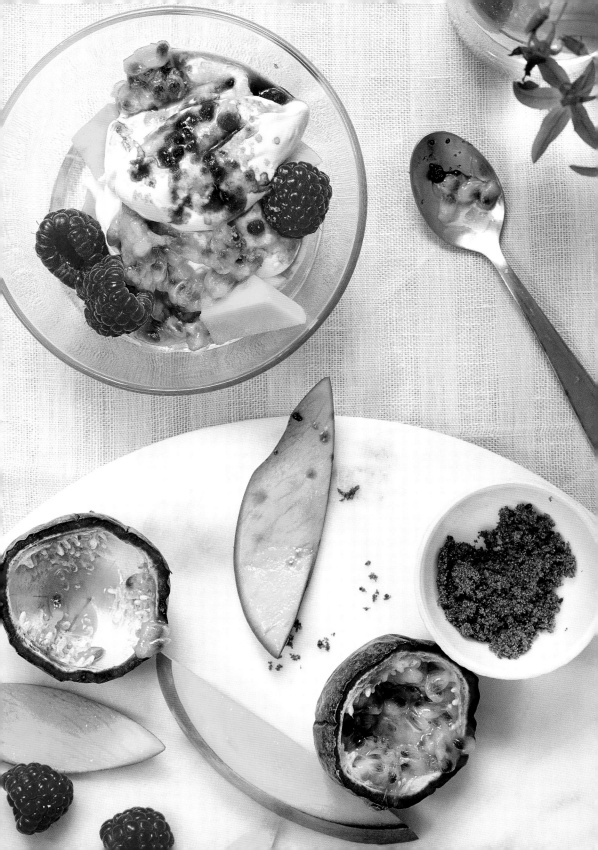

沁人心脾的水果沙拉

糖浆需准备：

> 50 毫升石榴汁或半个石榴，去皮

> 2 个小豆蔻豆荚，轻轻拍碎

> 50 克液体蜂蜜

> 1 茶匙玫瑰露

佐以：

> 冰激凌、法式酸奶油或酸奶

点缀：

> 几片薄荷叶或几瓣玫瑰花瓣或开
  心果碎

**按推荐量计算的水果和糖浆营养
成分：**

能量 129 千卡

蛋白质 1.2 克

脂肪 0.2 克

饱和脂肪酸 0 克

碳水化合物 32.9 克

膳食纤维 2.5 克

在设计上，希望这道水果沙拉使用的水果不会加重口腔溃疡相关问题。另一个需要注意的点是这里使用的水果（特别是蜜瓜和葡萄）糖分很高，这就意味着易于冷冻，而且可以在冷冻状态下直接大快朵颐。因此如果想要自己的嘴巴冰凉一下，一定要考虑速冻几份。能做出几份取决于水果的用量。这里的糖浆足够用于 4 份水果沙拉。

4 人份

选用的水果包括各种蜜瓜的切块、葡萄、荔枝（罐头的就好）、梨（罐头的就好，如果是新鲜的，去皮、去核并在柠檬汁中过一遍以防止变色）、杧果，甚至可以加入去籽的黄瓜。

将所有糖浆的配料以及 100 毫升冷水放入汤锅中，小火煮至蜂蜜融化。如果你用的是新鲜石榴而不是石榴汁，就用勺子轻轻碾压，以便释放出一些颜色。尝一下并调整甜度以及风味，如需要，可再放些蜂蜜或玫瑰露。过滤。

将糖浆倒在准备好的水果上并冷藏。可以加上前文提到的任意小料上桌，并搭配冰激凌球、法式酸奶油或酸奶以增加能量、蛋白质和钙。

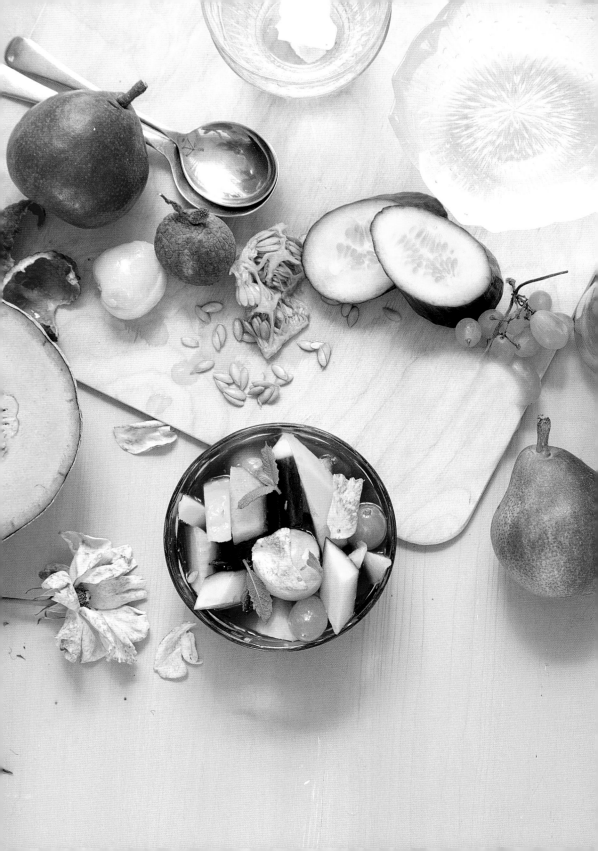

黄瀞亿的

椰奶布丁
配坚果芝麻碎

这些小布丁就像是植物基的爽滑意式奶冻。在甜品上桌之前这是不错的小品。当你想从冰箱里找点方便快捷的零食时，这个布丁堪称完美的选择。

9 人份

将椰奶倒入铁锅中，中火加热。热透后，加入椰奶油，搅拌混合均匀。加入琼脂粉，搅拌至溶解。放入糖，再次搅拌至溶解。

将混合物过筛，并分成 9 等份，倒入圆形的小号舒芙蕾模具中（5 厘米深，直径 5 厘米）。放入冰箱冷藏 1 小时，待其定型。与此同时，将盐焗花生和烤腰果用杵子捣碎。加入熟芝麻、烤椰子片和金砂糖，放一旁备用。

食用时，将布丁从冰箱中取出。将模具放在一盘热水中方便脱模。然后将布丁倒扣在盘子中脱模，淋上浓缩椰奶并撒上坚果碎。放上一片花瓣或者一朵可食用鲜花。

> 1 升椰奶
> 400 克听装椰奶中的椰奶油（将整听椰奶放在冰箱中冷藏一夜，将奶油和椰奶分开，从表层舀出椰奶油）
> 3 茶匙琼脂粉
> 3 汤匙砂糖

佐以：
> 一把盐焗花生
> 一把烤腰果
> 3 汤匙熟芝麻
> 2 汤匙烤椰子片
> 2 汤匙金砂糖
> 浓缩椰奶
> 9 片玫瑰花瓣或其他可食用鲜花

能量 312 千卡
蛋白质 4.8 克
脂肪 15 克
饱和脂肪酸 1.75 克
碳水化合物 18 克
膳食纤维 2.5 克

汤姆·艾肯斯的
焦糖小豆蔻李子

> 12 个熟透的李子，对半切开，去核
> 2 汤匙黑糖
> 一大撮混合香料
> 一大撮姜粉
> 一大撮五香粉
> 一小撮丁香粉
> 一个小豆蔻豆荚中的籽实，捣成碎末
> 2 个未打蜡橙子的橙皮
> 3 汤匙无盐黄油，软化，额外准备少许用于涂抹
> 1 汤匙布里欧修面包糠

香草酸奶油需准备：
> 300 克法式酸奶油
> 半根香草荚
> 80 克幼砂糖
> 半茶匙肉桂粉

焦糖李子的营养成分：
能量 155 千卡
蛋白质 1.4 克
脂肪 9.9 克
饱和脂肪酸 5.9 克
碳水化合物 17.9 克
膳食纤维 2.0 克

香草酸奶油的营养成分：
能量 364 千卡
蛋白质 1.7 克
脂肪 30.0 克
饱和脂肪酸 20.3 克
碳水化合物 22.9 克
膳食纤维 0 克

这道甜品里香料众多，但它们一起成了香甜的酱料，和这些美味的李子相得益彰。这种酱料抹在吐司面包上也非常不错，放在冰箱中还耐储存，因此可以考虑一次制作两倍的量。烤熟的水果和香草酸奶油平衡了水果刺激的口感。各种香甜的口味造就了一道高能量甜品，易入口又美味。

4 人份

将烤箱预热至 200℃ 或者将烤炉调到最高档。在大号深烤盘中抹上黄油。

将李子排列在烤盘中，切开的一面朝上。将所有香料、橙皮、黄油和布里修欧面包糠拌匀，然后一点点放在李子核的位置。如果每半颗李子搭配差不多半茶匙的量，应该够用。在预热好的烤箱中烤 15 分钟，或者放在热烤炉中烤至焦糖化。

制作香草酸奶油，将法式酸奶油放在碗中，沿香草荚的长边从中分开，用锋利的刀尖刮出籽。将其放入法式酸奶油中，并加入幼砂糖和肉桂粉。用电动打蛋器搅打一分钟，直至其变得轻盈蓬松。也可以用木勺搅打 3~4 分钟。

李子搭配香草酸奶油一起上桌。

茴香意式奶冻
配糖渍樱桃

> 300 毫升高脂奶油

> 1 汤匙小茴香籽

> 植物油，用于刷油

> 100 毫升全脂牛奶

> 50 毫升白脱牛奶 [1]（或半茶匙柠檬汁放入 100 毫升牛奶中，静置几分钟）

> 75 克蜂蜜

> 2 片吉利丁片

能量 451 千卡

蛋白质 4.0 克

脂肪 41.9 克

饱和脂肪酸 25.7 克

碳水化合物 17.3 克

膳食纤维 0 克

这是一款非常优雅的小甜品，虽然用料厚重，却拥有丝滑的口感。意式奶冻易于入口，因此如果你有口腔溃疡，可以只尝试意式奶冻的部分。它们热量很高，对于想增加体重的人来说再理想不过了。每个奶冻可以作为甜品或两餐之间的零食。

4 人份

将奶油倒入小汤锅中，然后用蒜杵子轻轻拍扁小茴香籽并放入奶油中。小火加热至快沸腾时，从火上拿开，放置在一旁，等待小茴香的香气与奶油充分融合，至少等到奶油降至室温。

准备 4 个舒芙蕾烤碗或模具，在模具内轻刷一层植物油，并用厨房纸轻擦一遍。

在汤锅中加入全脂牛奶、白脱牛奶和蜂蜜，并热透。在冷水中浸泡吉利丁片至变软，挤出多余水分后将其加入奶油混合料中。注意，混合料是温热的即可，不要接近沸点那么高的温度。不停搅拌，吉利丁片完全融化之后过滤入尖嘴奶罐中。

将混合料倒入准备好的舒芙蕾烤碗中，待其冷却后放入冰箱冷藏至少 4 小时，以便其定型。食用前从冰箱中拿出。为了取出奶冻，将烤碗的侧面在刚开的水中蘸几秒，之后倒扣在盘子上。

在盘子四周摆上一些糖渍樱桃。

小贴士

如果担心倒扣这一步不好操作，也可以在制作时使用大一些的烤碗，然后把糖渍樱桃放在上面。

1　白脱牛奶为制作黄油后残留的液体，是一种发酵制品，可以使烘焙品更松软，并非市面上一般的牛奶、酸奶等。——译者注

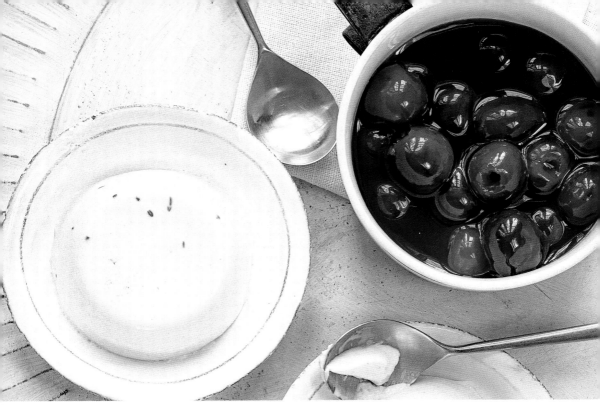

糖渍樱桃

这里制作的糖渍樱桃比需要的量略多，但可以在冰箱里存放几天，留着非常有用。可以试着把它和希腊酸奶搭配食用，或者拌入米布丁中、放到冰激凌上。

把樱桃放入汤锅中，加入蜂蜜和柠檬汁，加水至刚刚没过樱桃就好。小火加热至樱桃变软。樱桃的糖水应该稍微黏稠，玉米面加些冷水倒入锅中，搅拌至汁水变稠。

> 400 克樱桃，去核
> 满满 2 汤匙蜂蜜
> 半个柠檬榨汁
> 1 汤匙玉米面（可选）

能量 143 千卡
蛋白质 1.0 克
脂肪 0.2 克
饱和脂肪酸 0 克
碳水化合物 36.6 克
膳食纤维 1.2 克

小贴士
如果不能一次用完，也很适合冷冻起来。

八角李子金宝酥

制作金宝酥时可以不预处理李子，但李子皮可能有些苦涩味，所以我觉得最好还是先把李子皮去掉。金宝酥可以在舒芙蕾烤碗中分成若干份制作，完成后冷冻起来。也可以将李子做成糖渍李子，甚至可以把剩下的糖浆做成饮料。水果和坚果的组合提供了均衡的营养成分，包括β-胡萝卜素和维生素E，并含有丰富的膳食纤维。

水果馅料：

> 2 根肉桂

> 1 颗八角

> 75 克糖或蜂蜜

> 200 毫升水或葡萄酒

> 1 千克较硬的成熟李子，对半切开，去核

金宝酥的原料：

> 175 克标准粉、斯佩尔特小麦粉或全麦粉

> 75 克无盐黄油

> 25 克速食燕麦片

> 25 克扁桃仁片

> 50 克德梅拉拉糖 [1]

能量 283 千卡

蛋白质 4.0 克

脂肪 10.1 克

饱和脂肪酸 5.1 克

碳水化合物 46.9 克

膳食纤维 3.9 克

8 人份（小份）

将烤箱预热至 180℃。

将香料、糖或蜂蜜，以及水或葡萄酒放入汤锅中。小火加热至小沸，继续煮开几分钟，让香味得到释放。加入李子继续小火煮至可以皮肉分离。从火上拿下，过滤，保留汁水并去掉果皮，放入布丁烤碗中。

制作上层的金宝酥时，将面粉倒入盆中。加入黄油，用手搅拌揉搓混合至面包糠状。拌入燕麦片、扁桃仁片和一半糖。将该混合料放到李子上面，不需要弄得平整光滑。均匀地撒上剩下的糖。

烤箱中烤 30~35 分钟，烤至金宝酥表面金黄，李子的汁水已经渗出来。如果制作小份金宝酥，烤 20 分钟即可。

小贴士

制作馅料时，可以用布拉姆利苹果或者是应季的醋栗和肉桂粉、姜混合。

---

1 得名于原产国圭亚那共和国的德梅拉拉-马海卡区，是金砂糖的一种，通常颗粒较粗糙。——译者注

桃子蓝莓酥皮派

这是一款清淡的布丁，而这一切要归功于酥皮里的白脱牛奶，但即便没有也同样美味。你可以把它放在适用于烤箱的大盘子里，也可以把它分成八小份布丁。因此有必要把混合好的用料分装到八个刷好油的舒芙蕾烤碗中，批量烘焙后再冷冻。之后用微波炉就可以完美加热，或者放在烤箱或蒸锅中等它们自然解冻，低温时的口感也很优秀。它们真的是消灭剩余食材的高手，你甚至不用特地去买白脱牛奶，把一茶匙柠檬汁倒入 100 毫升牛奶中，并静置几分钟，就会得到一杯变稠的牛奶，和白脱牛奶有着完全一样的效果。这也是利用新鲜水果和罐头水果的美味方式，还提供了一些维生素，比如 β-胡萝卜素和其他抗氧化成分。搭配卡仕达酱或酸奶食用可增加能量和蛋白质的摄入。

8 人份

将烤箱预热至 190℃。用黄油刷满一个大号的布丁烤碗或八个小号的舒芙蕾烤碗。

制作酥皮，将自发粉、泡打粉和幼砂糖放入一个大盆或食品加工机中，并加入黄油，搅拌至混合料呈现面包糠样的状态（你也可以手动完成这一步）。

将白脱牛奶和蛋液混合，将其轻轻拌入面粉混合料中，搅拌至柔软有黏性的面团成形。

如果制作一个大布丁，将桃子放在烤碗底部，撒上蓝莓和糖。取甜品勺大小的小面团，均匀铺在桃子和蓝莓表面。不用担心之间的缝隙，因为它们在烘烤过程中会膨胀，并且你会希望一些果汁可以从往上来。烤 30~35 分钟。

如果制作小份的，将桃子切成方块，将其和蓝莓平均分配到舒芙蕾烤碗中并撒上幼砂糖。每个晚上放入满满一甜品勺大小的面团，烤约 20 分钟。

酥皮需准备：

> 225 克自发粉

> 2 茶匙泡打粉

> 100 克幼砂糖

> 75 克冷藏无盐黄油，切丁，并预留额外刷油用量

> 100 毫升白脱牛奶（或 100 毫升牛奶配一茶匙柠檬汁）

> 1 个柴鸡蛋，打散

馅料需准备：

> 400 克罐头桃子，沥干，或 4 个鲜桃，去皮去核

> 100 克蓝莓

> 1 汤匙黄糖

能量 261 千卡

蛋白质 4.6 克

脂肪 9.0 克

饱和脂肪酸 5.2 克

碳水化合物 43.5 克

膳食纤维 2.6 克

露西·扬的
夏日水果巴甫洛娃蛋糕 [1]

巴甫洛娃蛋糕需准备:
> 120 克经过巴氏灭菌的蛋白
> 175 克幼砂糖
> 1 茶匙玉米面
> 1 茶匙白葡萄酒醋

馅料需准备:
> 150 毫升高脂奶油,打发
> 200 毫升半脱脂法式酸奶油
> 3 大汤匙优质柠檬酱
> 100 克新鲜树莓
> 100 克新鲜蓝莓
> 100 克新鲜草莓,每个切成四瓣
> 薄荷叶,用于装饰

能量 247 千卡
蛋白质 2.5 克
脂肪 14.1 克
饱和脂肪酸 8.9 克
碳水化合物 29.3 克
膳食纤维 1.0 克

制作巴甫洛娃蛋糕或蛋白酥皮的关键是在搅打蛋白时慢慢加入幼砂糖,否则糖会沉到碗底,导致蛋糕塌陷。要有耐心,不要急着往里面加糖!玉米面和白葡萄酒醋会让内里软糯有黏性。

8 人份

烤箱预热至 120℃。将硅油纸铺在大号浅烤盘上。

将制作巴甫洛娃蛋糕时,将蛋白搅打至完全干性发泡。慢慢加入幼砂糖,一次一茶匙,不停搅拌,直至全部打发有光泽。用固定的搅拌器或电动打蛋器最方便。将玉米面和醋混合,拌入蛋白糖的混合料中。将蛋白糖舀到浅烤盘中,围成一个直径约 23 厘米的圆圈。用勺子将蛋白糖四周推高一些,中间是陷下去的(像一个鸟巢),以便等一下装填馅料。放到烤箱中烤约 1 个小时。关掉烤箱,无须取出巴甫洛娃蛋糕,待其在烤箱内完全冷却。

将打发的奶油和法式酸奶油混合,拌入柠檬酱和一半的新鲜水果。放入巴甫洛娃蛋糕中心的凹陷处。用剩余的水果和薄荷叶进行装饰。

小贴士

● 任何多出来的蛋白糖都可放入密封罐中或冷冻保存。之后可以碾碎放入酸奶、奶油、冰激凌或糖渍水果中,甚至可以把所有这些食物混在一起!

● 如果不想利用手中的蛋白糖制作巴甫洛娃蛋糕,你可以把它捣碎,制作很多份"伊顿大满贯"[2],用这道甜品类似的食材,或者任何手上现成的食材均可。

1 巴甫洛娃蛋糕,起源于澳大利亚或新西兰,为纪念苏联著名舞蹈家安娜·巴甫洛娃。——译者注
2 这是一种用蛋白酥皮、奶油、草莓等混合在一起的甜品,据说源于伊顿公学。——译者注

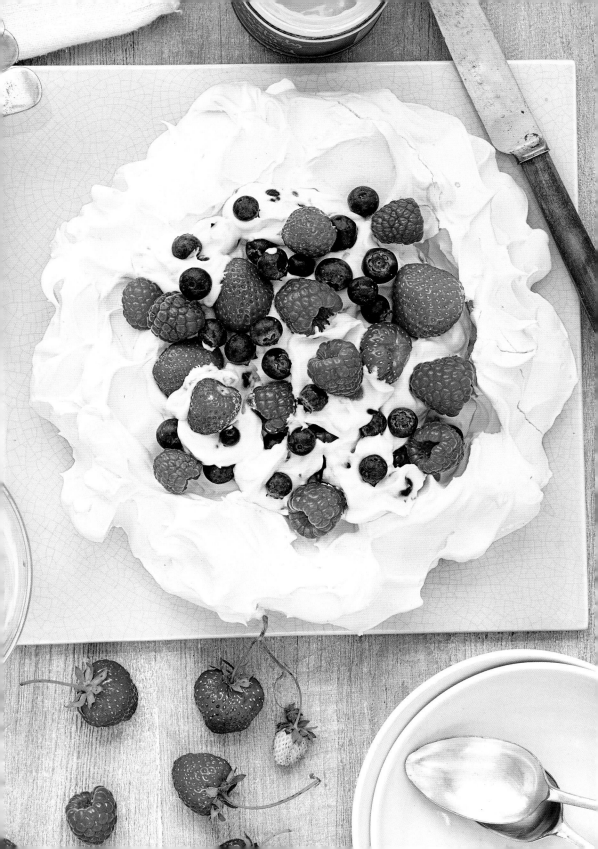

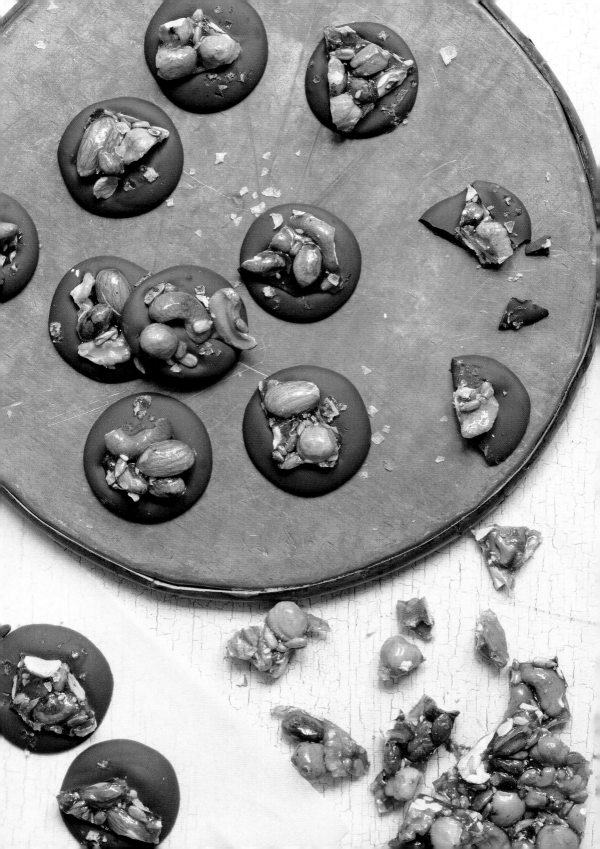

乔治娅·格林·史密斯的
巧克力薄脆

> 80 克混合坚果果仁（通常按小份包装售卖，选择坚果和果仁种类多的更好吃）
> 100 克葡萄糖浆（用易于挤压的管装）
> 200 克 G&B 牌玛雅金巧克力，或者任何你喜欢的黑巧克力
> 半茶匙肉桂粉
> 莫顿海盐薄片

每片薄脆的营养信息：
能量 45 千卡
蛋白质 0.7 克
脂肪 2.4 克
饱和脂肪酸 1.0 克
碳水化合物 5.5 克
膳食纤维 0.2 克

"你可以在人生的任何阶段享用这款小食，无论你年龄多大和住在哪里。易于制作，味道一流，吃完总能让人会心一笑。如果先做酥脆的果仁部分，你可以在融化巧克力时吃上几口，但是不要吃光！作为礼物送给朋友也堪称完美，或者给孩子做一些，在某些特别的时刻吸引其注意力，或者做一些好好犒劳自己。"乔治娅·格林·史密斯来说。

约能制作 40 个

在煎锅中用中火烘烤坚果和果仁，直至颜色变为金黄色。在煎锅中加入葡萄糖浆，炒至变为焦糖。这大约需要 5 分钟，中间不断晃动煎锅，直至糖浆冒泡变为琥珀色。关火。

将带有焦糖的坚果放到不粘的浅烤盘或者铺好硅油纸的烤盘中，直至完全冷却。不要等不及老早就去查看，否则会烫到手指的。

将巧克力捣碎放入耐热的盆中，放在正在加热的汤锅上，注意不要让盆底接触热水。放入肉桂粉，缓缓搅动直至巧克力完全融化。

将焦糖果仁掰成 1~2 厘米见方的小块，形状随意。

用茶匙将融化的巧克力一勺勺舀到另一个不粘或铺好硅油纸的浅烤盘中，把焦糖果仁碎块放在上面。最后的点睛之笔是在每颗巧克力上撒上一两片莫顿海盐薄片。

小贴士
放在密封容器中，于阴凉处存放，可以保存很久。

巧克力杯

我发誓这会是你做过的最简单的巧克力杯。同时这道甜品有多少变化，取决于你用什么种类的巧克力（想想有那么多口味的巧克力）。这些巧克力杯比大部分（巧克力杯的）口感都更加细腻柔滑。如果你想让巧克力味更浓，减少奶油的用量就好了，但最多减少一半的奶油。

可制作 6 份意式浓缩大小的巧克力杯，可在冰箱保存一周

用小号汤锅将水烧至沸腾。将巧克力弄碎并放入盆中，盆刚好可以坐在汤锅上即可。确保盆底不会接触沸水。将火调小，融化巧克力时不停搅拌，直至完全融化且质地光滑。离火。

在巧克力中缓缓加入 50 毫升刚煮开的水，并缓缓拌入香草精和搅打奶油。

倒入小号的意式浓缩杯或玻璃杯中，等待其定型。在室温下上桌享用，如果冷藏会变硬。

其他口味：

在开水中加入一茶匙速溶咖啡，再倒入巧克力中，同时可以加入一撮小豆蔻粉，这几种味道在一起的效果非常好。

巧克力中加入一小撮香料，可以尝试用姜末、肉桂粉、茴香或小豆蔻。在倒入巧克力之前，在杯底铺一层水果。

将糖渍仔姜切成碎末，放入融化的巧克力中拌匀。

> 100 克黑巧克力
> 1 茶匙香草精
> 150 毫升搅打奶油

基础款巧克力杯的营养成分：

能量 182 千卡

蛋白质 1.3 克

脂肪 14.7 克

饱和脂肪酸 9.1 克

碳水化合物 11.3 克

膳食纤维 0.6 克

斯蒂芬妮·亚历山大的
红枣司康

> 250 克自发粉

> 半茶匙磨碎的肉豆蔻

> 一小撮盐

> 20 克无盐黄油，并额外预留一些
  刷油

> 2 汤匙幼砂糖

> 150 克红枣，去核，切碎

> 60 毫升牛奶

能量 134 千卡

蛋白质 2.6 克

脂肪 2.2 克

饱和脂肪酸 1.3 克

碳水化合物 27.8 克

膳食纤维 1.4 克

"司康是早餐茶的绝配，制作起来简便快捷，从烤箱中取出时无比新鲜。"斯蒂芬妮·亚历山大说。

可制作 10 个

将烤箱预热至 210℃，给一个烤盘刷油。

面粉过筛，和肉豆蔻粉、盐一起放入一个大盆中，之后揉入黄油。加入幼砂糖和红枣碎。在尖嘴奶罐中，将牛奶和 60 毫升水混合后倒入面粉混合料中，拌匀至其成为一个柔软但结实的面团。如果有些干，可以再加些牛奶。

在撒了一层薄面粉的工作台面上快速揉面，之后将面团压扁，切成 10 个方块。

将方形面团放在烤盘上，烤 7 分钟。将烤箱温度降低到 180℃，继续烘烤 8 分钟直至表面金黄。从烤箱中取出烤盘，将司康放在铁丝架上冷却。

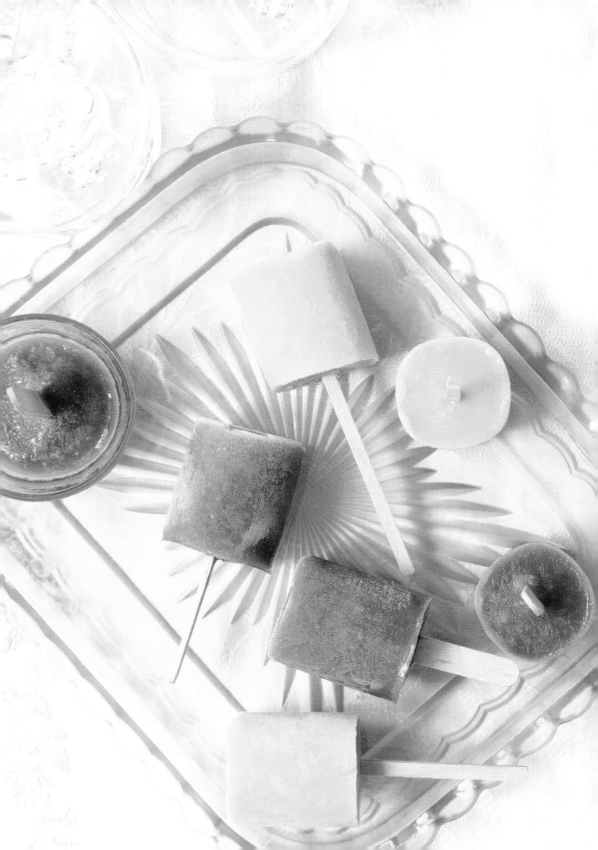

冰棒

这几种口味都特意做得让人感觉舒缓，所以如果你正在克服口腔溃疡的问题，希望对你能有帮助。如果你家没有冰棍模具，那么可以用冰棒棍穿透小号的纸杯进行制作。你也可以把它们冻在冰格或冰袋里，以便少量多次食用。

绿茶（抹茶）蜜桃味冰棒

本食谱采用冷萃的方法泡茶，这样可以获得更温和、不那么苦涩的口感。据称抹茶中类黄酮这种抗氧化物的含量较高。如果没有抹茶，也可以用红茶、白茶或茉莉花茶代替。

可制作 6 个 50 毫升冰棒

将 150 毫升热水倒入茶叶中，浸泡几个小时，将茶汤过滤到搅拌机中，放入桃子和蜂蜜。搅打均匀后倒入模具中。彻底冻硬。脱模时，在热水中浸润一小会儿即可。

甜瓜椰子薄荷味冰棒

每个品种的甜瓜吃起来都清爽柔和，因此你可以选择任意品种，但要保证熟透了。

可制作 6 个 50 毫升冰棒

将蜂蜜放在极小号的汤锅中，加入一汤匙水，如果用姜末、薄荷，也一起放进去。小火加热至蜂蜜融化，离火，等几分钟让香味充分释放。

将甜瓜和椰奶放在搅拌机中，如果使用青柠汁，就挤入一些。将蜂蜜糖浆过筛滤入搅拌机中。搅打至丝滑，倒入模具中。彻底冻硬。脱模时，在热水中浸润一小会儿即可。

> 1 茶匙抹茶（或者一个绿茶包）
> 150 克桃子（罐装即可）
> 2 汤匙液体蜂蜜

能量 31 千卡
蛋白质 0.3 克
脂肪 0 克
饱和脂肪酸 0 克
碳水化合物 8 克
膳食纤维 0.5 克

> 4 汤匙蜂蜜
> 半茶匙鲜姜末（可选）
> 几小枝薄荷，拍烂
> 150 克甜瓜，去籽切碎
> 100 毫升椰奶或酸奶
> 鲜榨青柠汁（可选）

能量 56 千卡
蛋白质 0.3 克
脂肪 0.1 克
饱和脂肪酸 0 克
碳水化合物 14.5 克
膳食纤维 0.2 克

冰激凌

冰箱里常备些冰激凌不是坏事。如果你有口腔溃疡或者胃口不好，冰激凌是比较容易入口的食物。自制冰激凌吃起来会更新鲜些，但很多都需要用到半熟的鸡蛋，如果免疫力低下，比如正在接受化疗，要避免这种操作。话虽如此，但本食谱都不含鸡蛋，并且制作迅速。它们融合了水果、牛奶和奶油的营养成分。如果没有冰激凌机，那么可以将混合料放入适合冷冻的容器中。在定型过程中，不时搅拌一下，小窍门就是要拌入一些空气。

香蕉冰激凌

这款冰激凌很可爱，本身就是很好的口味搬运工——试着加入一些磨碎的肉桂、肉豆蔻或小豆蔻。

可制作约 1 升冰激凌 / 8 人份

香蕉去皮，将其在食品加工机中和青柠汁、黄糖一起搅打至完全细腻光滑。加入全脂牛奶继续搅打，之后缓缓搅入高脂奶油直至完全融合。

倒入冰激凌机冷冻搅拌直至浓稠、光滑，再放到冷冻室中。

> 3 根较大的成熟香蕉（香蕉皮开始有些发黑）
> 半个大号青柠榨汁
> 200 克黄糖
> 250 毫升全脂牛奶，冷藏
> 250 毫升高脂奶油，冷藏

1/8 份（134 克）的营养成分：

能量 309 千卡

蛋白质 2.1 克

脂肪 18.1 克

饱和脂肪酸 11.3 克

碳水化合物 37.7 克

膳食纤维 0.7 克

> 425 克罐头杧果或其他水果，沥
  干后重约 250 克
> 100 克糖或蜂蜜
> 125 毫升淡奶
> 125 毫升高脂奶油

本菜谱 1/8 份（75 克）的营养成分：
能量 165 千卡
蛋白质 1.7 克
脂肪 9.9 克
饱和脂肪酸 6.2 克
碳水化合物 18.2 克
膳食纤维 1.2 克

杧果印度雪糕

这是一款消灭厨房剩余食材的绝佳冰激凌，甚至可以简化到使用罐的装桃、杏或梨。不用担心没有印度雪糕的模具，你可以使用冰棒的模具、冰格或者直接冻成一大盒冰激凌。这甚至比前面的香蕉冰激凌还要容易做，因为你不需要时不时拿出来搅拌。类似的一点是你可以在这个冰激凌中加入香料，小豆蔻或番红花都非常不错，也可以加几滴玫瑰露。

可制作一盒 600 克的冰激凌 / 8 人份

将水果和砂糖或蜂蜜一起打成果泥，直至细腻丝滑。加入淡奶，再次搅打。高脂奶油稍稍打发，搅拌入果泥中。倒入模具或者任何你选用的容器中。食用前需从冷冻室转入冷藏室放置几分钟。

> 720 克全脂希腊酸奶（或者自己
  喜欢的非奶制品发酵乳）
> 280 克冻草莓
> 2 茶匙香草精
> 4 汤匙枫叶糖浆（可选）
> 100 克开心果，碾碎

能量 387 千卡
蛋白质 12.8 克
脂肪 22.5 克
饱和脂肪酸 9.4 克
碳水化合物 37.7 克
膳食纤维 4.5 克

迪维亚·夏尔马的
草莓开心果冻酸奶

4 人份

将酸奶舀入冰格（或迷你玛芬蛋糕烤盘）中，放入冰箱并冷冻 8 小时或整宿。将冻好的酸奶块和冻草莓、香草精、枫叶糖浆（如果使用）一起放入搅拌机中，搅打至顺滑。拌入碾碎的开心果。即刻享用或冷冻，想吃时取出食用。

小贴士

如果使用非奶制品发酵乳，最好选用脂肪含量较高的类型，比如椰奶，否则冷冻后的酸奶块冰碴会比较多。

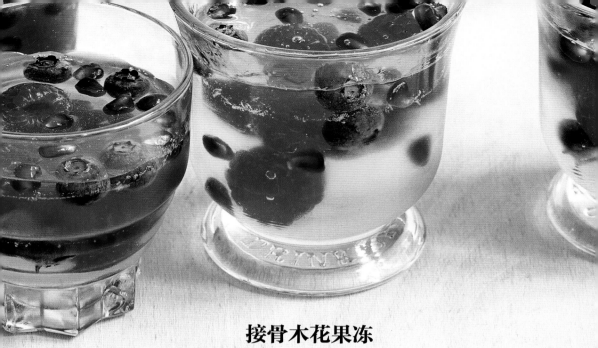

接骨木花果冻

可以用各种水果制作果冻，比市面上一包包的果冻味道好多了。尝试任何自己喜爱的果汁，如果喜欢还可以在里面加入水果。按照下面的方法做就好，记住，5 片吉利丁片可以凝固约 500 毫升的液体。如果你觉得有些恶心或者有口腔溃疡的问题，吃点果冻会让人很舒服。另外，果冻的营养并不是特别丰富，当你可以吃其他食物的时候不要只吃果冻。这里提到的果冻用了现成的果汁饮料，易于制作。你可以在里面放上自己喜欢的水果——树莓或者蓝莓，赏心悦目。

> 5 片吉利丁片
> 200 毫升接骨木花果汁饮料
> 300 毫升水或白葡萄酒
> 50 克蜂蜜
> 自选水果（可选）

4 份的营养成分：

能量 102 千卡

蛋白质 2.2 克

脂肪 0.2 克

饱和脂肪酸 0.2 克

碳水化合物 21.6 克

膳食纤维 0 克

可制作 500 毫升果冻，根据大小可分成 4~6 份不等

将吉利丁片放在比较凉的水中浸泡。

将果汁、水或葡萄酒以及蜂蜜放在汤锅中，小火加热至蜂蜜融化。吉利丁片挤干水分加入汤锅中。搅拌至吉利丁片溶解，注意不要让液体沸腾，否则会影响吉利丁片的凝固能力。

如果你要加水果，将其放在果冻模具或单独的玻璃杯中。用筛子将果冻液滤入模具或杯子中并搅拌。当果冻降至室温后，放入冰箱。如果不想让水果都聚集在表面，每隔几分钟搅拌一下直至开始凝固，这样可以让水果均匀分布在容器中。

巧克力豆南瓜曲奇

> 200 克无盐黄油，软化
> 100 毫升枫糖浆
> 1 茶匙泡打粉
> 半茶匙姜末
> 半茶匙肉桂粉
> 半茶匙混合香料
> 1 个柴鸡蛋，打散
> 150 克速食燕麦片
> 50 克南瓜泥
> 100 克巧克力豆（或水果干）

每块曲奇的营养成分：
能量 91 千卡
蛋白质 1.3 克
脂肪 6.0 克
饱和脂肪酸 3.5 克
碳水化合物 8.4 克
膳食纤维 0.8 克

这里的配料足够制作 *36 块曲奇饼干，可以装满三个烤盘。既可以一次性批量制作，也可以把一半揉好的面团冻起来——很适合冷冻，以后再烤。没必要非加巧克力豆，任何水果干或坚果都可以搭配得很好。这会成为很好的餐间零食，不仅可以提供额外的能量，而且可以提供一些来自南瓜的 β - 胡萝卜素。*

36 块曲奇的量

在一个大盆里，将黄油和枫糖浆混合打发至轻盈膨胀。在另一个盆中将面粉、泡打粉和香料一起过筛。向打发好的黄油中加入一汤匙面粉混合料，再加入打散的鸡蛋，之后分次将剩余的面粉和燕麦片加入混合料中。拌入南瓜泥，再拌入巧克力豆。

将面团放入冰箱冷藏至少一个小时。如果不想一次烤太多曲奇，你可以全部或者将其中一部分冷冻。

将烤箱预热至 180℃。用硅油纸铺好烤盘。用勺子舀核桃大小的面团到烤盘上，用叉子向下轻压。烤 15~20 分钟至表面金黄。从烤箱中取出并在烤盘上冷却至结构紧实，再放入容器中储存。

小贴士
曲奇在密封的容器中最多可以保存一周，也可以冻起来，吃之前在预热的烤箱中加热两三分钟即可重获新鲜的口感。

玛丽·贝莉的
周日橙子香草蛋糕

"刚出炉的蛋糕香气四溢。你可以只用一半的橙子馅料抹在两层蛋糕中间，用剩下的抹在蛋糕上面。"玛丽·贝莉说。

可制作 1 个直径 20 厘米的蛋糕/12 人份

将烤箱预热至 180℃。给两个直径 20 厘米的深蛋糕模具刷油并在底部铺好硅油纸。

将整个橙子放在小奶锅中，沸腾的水没过橙子，小火炖煮约 20 分钟直至变软，放至一旁冷却。

当橙子凉到可以拿在手中时，对半切开，去核。将整个橙子带皮一起放入食品加工机中，搅打至仍有部分小块，取出两平汤匙果肉留着制作馅料，将其余制作蛋糕需要的原料都加入食品加工机中，搅打至顺滑。最后将混合料平分至两个蛋糕模具中。在预热好的烤箱中烤 25~30 分钟。当蛋糕从模具四周脱离，按起来有弹性时，从烤箱取出，在模具中放置一会儿使其冷却，之后倒扣在冷却架上并揭下硅油纸。

制作橙子馅料时，将软化的黄油打发，加入过筛的糖霜和预留的橙子果肉。将馅料夹在两片蛋糕中间，并在表面撒上糖霜。

最好是现做现吃，但是在密封的容器中也可以保存 2~3 天。你还可以把填好馅料的蛋糕冻上最多两个月。食用前在室温下解冻 2~3 小时。

小贴士

薄皮的橙子通常个头较小，避免使用雅法橙，因为它们的橘络很厚。

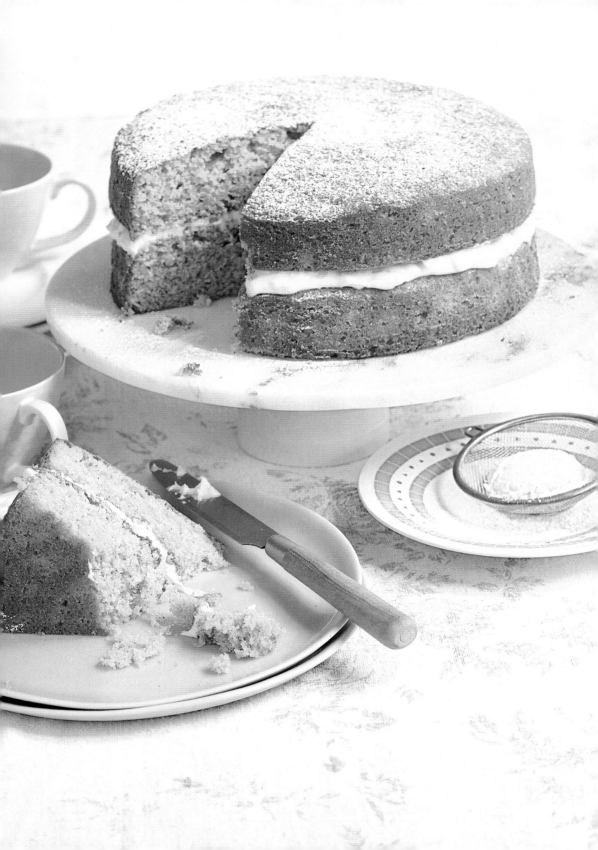

理查德·贝尔蒂内的
姜饼蛋糕

这是一款口感绵密润泽的美味姜饼蛋糕，蜂蜜的香味和黑麦粉完美搭配。如果买不到荞麦粉，可以用 50 克黑麦粉代替。这个食谱的准备工作看起来有些烦琐，但是其实没那么麻烦，耐心点！

> 100 毫升高脂奶油

> 100 克幼砂糖

> 250 克蜂蜜

> 半茶匙混合香料

> 2 茶匙姜末

> 125 克标准粉

> 50 克荞麦粉

> 200 克黑麦粉

> 1 茶匙泡打粉

> 3 个柴鸡蛋

> 一块无盐黄油，用于刷油

> 一小撮盐

> 另准备一个鸡蛋用于刷蛋液

能量 399 千卡

蛋白质 7.1 克

脂肪 10.3 克

饱和脂肪酸 5.1 克

碳水化合物 73.7 克

膳食纤维 4.5 克

可制作 1 个 400 克的蛋糕/8 人份

将奶油放入厚底汤锅中，加入幼砂糖、蜂蜜、混合香料和姜末。置于火上，小火烧至液体开始轻轻抖动，之后关火等待其冷却。一旦冷却下来，将其放入碗中或尖嘴奶罐中，盖好放入冰箱中过夜，使其更好地融合。

第二天，将各类面粉和泡打粉放在一个盆中，从冰箱取出冰好的奶油，打入 3 个全蛋。分次将所有液体和面粉混合，最终为黏稠的面糊状。不需要使劲搅拌，只需要确保所有原料混合均匀。

在盆中用布或保鲜膜盖好，静置两小时。

将烤箱预热至 190℃，用黄油给 400 克吐司模具刷油。

将面团放入刷好油的模具中，将额外准备的鸡蛋加一小撮盐打散，在面团顶部刷好蛋液。

将面包模具放入烤箱烤 10 分钟，之后将温度降至 150℃。继续烤 45~50 分钟，把钎子插进蛋糕中间，抽出来钎子是干净的即烤好了。从模具中取出放到冷却架上，用硅油纸包好存放。

切片后搭配一些黄油食用！

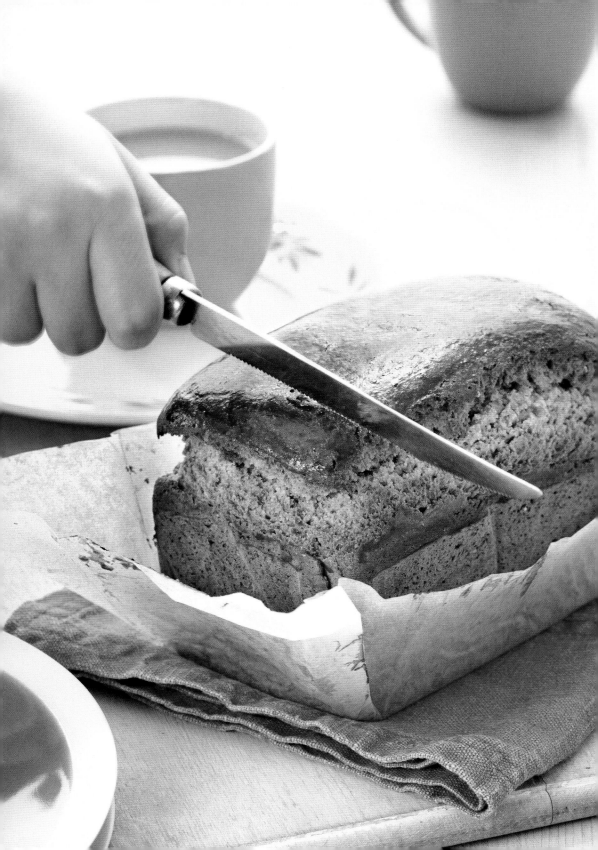

零食和饮品

零食是一种增加蛋白质、能量、维生素、矿物质等的摄入的重要方式。如果你需要增重或者在吃正餐的时候无法达到正常的饭量，那么零食显得尤为重要。如果正餐吃得特别少，就要在两餐之间按时加餐或者在想吃的时候吃一些。可以试试以下零食：

- 坚果——根据自己的味蕾选择盐焗坚果或原味坚果
- 薯片或者其他蔬菜脆片
- 饼干或吐司搭配奶酪，包括奶油奶酪、鹰嘴豆泥、鱼肉酱、烟熏三文鱼、坚果酱
- 冷餐肠或香肠卷
- 印度咖喱饺、混合炸蔬菜
- 奶酪块配水果，比如苹果、菠萝、葡萄
- 墨西哥玉米片或墨西哥玉米片配莎莎酱、牛油果酱、酸奶油或奶酪蘸酱
- 烤箱或微波炉薯条
- 广式点心（肉类或素食）
- 迷你春卷或芝麻吐司
- 沙嗲
- 印度薄脆饼配英式酸辣酱
- 虾片或蔬菜饼干配甜辣酱
- 煎饺、烤物配阿奇果、咸鱼或油炸芭蕉
- 罗望子球
- 意式面包棒
- 双层炸豆饼[1]
- 玛芬蛋糕或英式松饼（甜口或咸口）
- 早餐谷物麦片球
- 水果小面包
- 牙买加椰子糖
- 烤茶饼或司康
- 自制饮品——奶咖、麦芽奶、热巧克力奶、奶昔、思慕雪、拉西、花生牛奶

1 一种由居住在特立尼达和多巴哥共和国的印度移民发明的小吃，用两个炸豆饼夹咖喱鹰嘴豆泥和各种香辣酱。——译者注

皮埃蒙特鳀鱼酱

> 2 头蒜，分成瓣，无须剥皮
> 牛奶
> 200 毫升橄榄油
> 50 克罐装鳀鱼柳（净重约 30 克）
> 50 克无盐黄油

能量 412 千卡
蛋白质 4.5 克
脂肪 41.1 克
饱和脂肪酸 9.4 克
碳水化合物 6.5 克
膳食纤维 2.1 克

这是一道带有地中海特色的蘸酱，和冰凉脆爽的蔬菜搭配在一起简直完美，比如樱桃萝卜、胡萝卜和黄瓜，你喜欢什么就准备什么。这个酱和蒸或烤的芦笋、西兰苔也十分登对。不用担心大蒜太多，因为煮过后基本没有刺激的味道了，只留下香甜温润的口感。

这是一款高脂肪零食，所以吃的时候要谨慎。如果你需要增重，那么这款蘸酱十分理想，因为橄榄油中的单不饱和脂肪酸提供了额外的能量。沙拉中生食的蔬菜提供了维生素和矿物质，有助于平衡饮食。或者也可以按照小贴士与做熟的蔬菜一起食用。

六人份配法式蔬菜沙拉 [1]

将未剥皮的蒜瓣放入一口小奶锅，加入牛奶，没过蒜即可，小火煮约 20 分钟直至蒜瓣变软。从牛奶中捞出蒜瓣沥干，待稍冷却后，把蒜肉从蒜皮中挤出来，扔掉蒜皮。

在汤锅中加热橄榄油，加入蒜肉和鳀鱼。用极小的火加热，将鳀鱼捣碎，充分融入油和蒜中。将黄油搅打入其中，一次一小块，直至和蘸酱完全融合。

和法式蔬菜沙拉一起上桌。

小贴士

- 这道蘸酱在冰箱中耐储存。吃的时候可以重新加热或者直接拌入意面中，加入足量香草，成为一道快手晚餐。
- 也可以把这道蘸酱淋在蒸好的西兰苔或烤菊苣上。

1　法式蔬菜沙拉通常为切成条的未加工蔬菜，比如胡萝卜、芹菜、甜椒、西蓝花、玉米笋等，需要搭配酱汁或蘸酱食用。——译者注

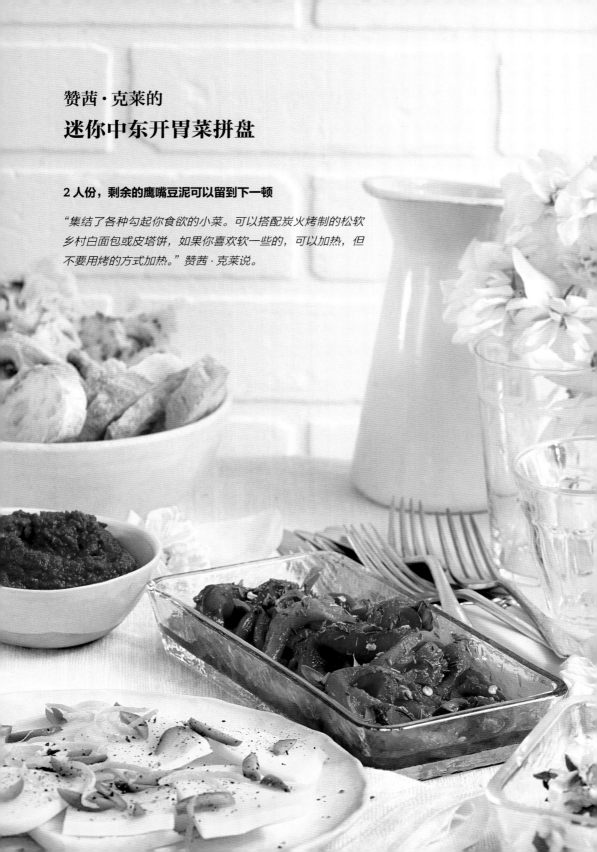

赞茜·克莱的
迷你中东开胃菜拼盘

2 人份，剩余的鹰嘴豆泥可以留到下一顿

"集结了各种勾起你食欲的小菜。可以搭配炭火烤制的松软
乡村白面包或皮塔饼，如果你喜欢软一些的，可以加热，但
不要用烤的方式加热。"赞茜·克莱说。

樱桃萝卜黄瓜酸奶酱

> 一段长约 5 厘米的黄瓜
> 3~4 个樱桃萝卜
> 3~4 汤匙希腊酸奶
> 1/4 瓣蒜，拍碎
> 香菜适量，切碎
> 一大撮漆树粉（可选）
> 盐和现磨黑胡椒

黄瓜从中对半劈开，挖去瓤的部分。将剩余的黄瓜肉切成豌豆大小的方丁，用同样的方法处理樱桃萝卜。和酸奶、蒜末、盐和黑胡椒拌匀，再撒些香菜碎和漆树粉（如果有的话）。

能量 124 千卡　**蛋白质** 5.5 克　**脂肪** 9.3 克　**饱和脂肪酸** 6.1 克　**碳水化合物** 5.0 克　**膳食纤维** 0.3 克

土耳其奶酪（或羊奶酪）配柠檬和橄榄

> 几片土耳其奶酪或羊奶酪
> 半个柠檬的皮，磨碎
> 青橄榄
> 橄榄油
> 现磨黑胡椒

"我喜欢油润咸香的土耳其奶酪，它在土耳其语中被称为 peynir，通常被装在筒形的罐子里。很多商店都有售。但是羊奶酪在这里同样适用。"

在奶酪上撒上碎柠檬皮和青橄榄（如果喜欢，可以切碎），淋上一点橄榄油，撒上黑胡椒碎。

能量 151 千卡　**蛋白质** 8.0 克　**脂肪** 13.0 克　**饱和脂肪酸** 7.3 克　**碳水化合物** 0.8 克　**膳食纤维** 0.5 克

甜菜头鹰嘴豆泥

这道菜的菜量比实际需要的要大，但是鹰嘴豆少于一罐的话，是没办法做出可口顺滑的口感的。在冰箱中可以保存好几天。

- > 2 个熟甜菜头
- > 400 克罐头鹰嘴豆，沥干水分
- > 半瓣或 1 瓣蒜，拍碎
- > 2 汤匙橄榄油
- > 1 个柠檬，榨汁
- > 3 汤匙芝麻酱
- > 半茶匙烟熏红甜椒粉，并额外预留一些用作点缀
- > 盐
- > 罗勒、墨角兰或牛至的叶子，配菜用
- > 黑种草子，配菜用

将所有食材在食品加工机或果汁机（为了有顺滑的口感）中搅打，加入足量的水确保做出奶油般紫红色的蘸酱。用盐调味，抹在盘子上，淋上橄榄油，再加些烟熏红甜椒粉。撒上罗勒、墨角兰或牛至的叶子，以及一些黑种草子。

1/4 份的营养成分：

能量 436 千卡　**蛋白质** 15.8 克　**脂肪** 33.7 克　**饱和脂肪酸** 4.7 克
碳水化合物 18.8 克　**膳食纤维** 10.6 克

烤红甜椒配孜然辣椒

如果你家有石榴糖蜜，非常值得在这道菜中一试，因为它的甜味很自然，没有醋那么刺激的味道。

- > 2 个红甜椒，去籽，对半切开
- > 1 汤匙橄榄油
- > 1~2 茶匙石榴糖蜜，或者几滴葡萄酒或雪莉酒醋
- > 薄荷或罗勒叶少许，撕碎
- > 一小撮辣椒粉
- > 1 茶匙孜然粒，在干燥的炒锅中炒香，捣碎
- > 盐

烤甜椒时，带皮的一面朝上，烤至开始变黑起泡。取出放入塑料袋中冷却，之后剥去表面的薄皮。将甜椒肉切成条。蘸满橄榄油和石榴糖蜜或醋，用盐和辣椒面调味。撒上撕碎的薄荷或罗勒叶。将孜然碎撒在甜椒和薄荷上。

能量 114 千卡　**蛋白质** 1.9 克　**脂肪** 6.4 克　**饱和脂肪酸** 1.0 克
碳水化合物 12.7 克　**膳食纤维** 3.9 克

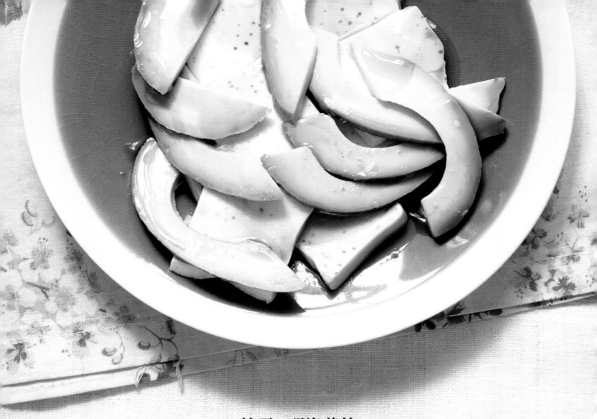

扶霞·邓洛普的
嫩豆腐凉拌牛油果

"这道菜的口味让人惊讶。"扶霞说。在这道菜中，"嫩滑的豆腐和细腻的牛油果之间产生了微妙的共鸣"，结果就是成就了一道既清爽又柔滑的美食。这道菜富含蛋白质和维生素E。

> 200 克嫩豆腐

> 2 汤匙生抽或老抽酱油

> 1 汤匙水用于稀释酱油

> 适量青芥辣（可选）

> 半茶匙芝麻油

> 半个完全成熟的牛油果，切片

2 人份（大份）

将嫩豆腐从盒子中倒到盘子上，切成 0.5~1 厘米的厚片，之后轻轻将豆腐按倒，使其顺着一个方向躺在盘子中。

倒入稀释过的酱油（如果喜欢芥末，也放进去搅匀）和芝麻油。将牛油果放在上面，尽快食用。

能量 134 千卡

蛋白质 9.0 克

脂肪 9.8 克

饱和脂肪酸 1.6 克

碳水化合物 2.4 克

膳食纤维 1.1 克

杰卡·麦克维卡的
肉豆蔻菠菜鱼肉酱

> 300 克菠菜叶，洗净

> 1 个洋葱，切成碎末

> 2 根龙蒿，取下叶子，切碎

> 1 把平叶欧芹，切成末

> 2 个全熟的煮鸡蛋，去壳，每个
> 切成四瓣

> 1 罐橄榄油沙丁鱼（净重 88 克）

> 1 罐橄榄油鳀鱼柳（净重 30 克）

> 60 克无盐黄油

> 适量肉豆蔻

能量 251 千卡

蛋白质 13.5 克

脂肪 20.3 克

饱和脂肪酸 9.8 克

碳水化合物 4.4 克

膳食纤维 2.8 克

"我妈妈从我的外婆露丝·洛温斯基那里继承了这道菜的做法，然后传给了我。在写下这个食谱之前，我还从没按照某个食谱做过。这道菜就是那种一旦有了主料鱼、菠菜、鸡蛋和龙蒿，就可以按照自己的口味进行调整，或者根据存货进行调整的菜。"杰卡·麦克维卡说。

这道菜营养十分丰富，是 β-胡萝卜素、钙、维生素D和维生素E的绝佳来源。

4 人份（大份），和吐司一起食用

将菠菜放在汤锅中，中火加热，轻轻翻动菠菜直至变软。将菠菜放入沥水盆中，尽可能挤出多余水分。

将除肉豆蔻外的所有食材放入食品加工机，并加入温热的菠菜。让加工机短暂转动几次，确保不会加工过度。别打得太细碎，不然影响口感。

磨一些肉豆蔻粉加进去，拌匀，放入小盘子中。盖好放入冰箱，随吃随拿。

罐罐奶酪

> 200 克硬质奶酪，切碎

> 100 克无盐黄油

> 2 汤匙雪莉酒、葡萄酒或啤酒
（基本原则：喜欢什么就用什么）

> 现磨肉豆蔻粉

> 现磨黑胡椒粉

能量 359 千卡

蛋白质 12.7 克

脂肪 33.6 克

饱和脂肪酸 21.2 克

碳水化合物 0.3 克

膳食纤维 0 克

这是一个古老的食谱，如果你家还有剩下的各式奶酪，那么刚好能派上用场。这道菜在冰箱里可以存放好几个星期，可以冷着吃，或者从冰箱里拿出来直接涂抹在吐司等上。奶酪是蛋白质和钙的优质来源，而黄油可以带来额外的能量。

4 人份（大份）

将奶酪碎、75 克黄油和你选择的酒放入搅拌机，搅打至顺滑，你也可以通过在碗中把它们弄碎混合来完成。用黑胡椒粉和肉豆蔻粉调味，之后将其堆到陶罐或类似的容器中。

将剩余的黄油在汤锅中融化，滤去其中的固体。倒入奶酪混合料中，冷藏。

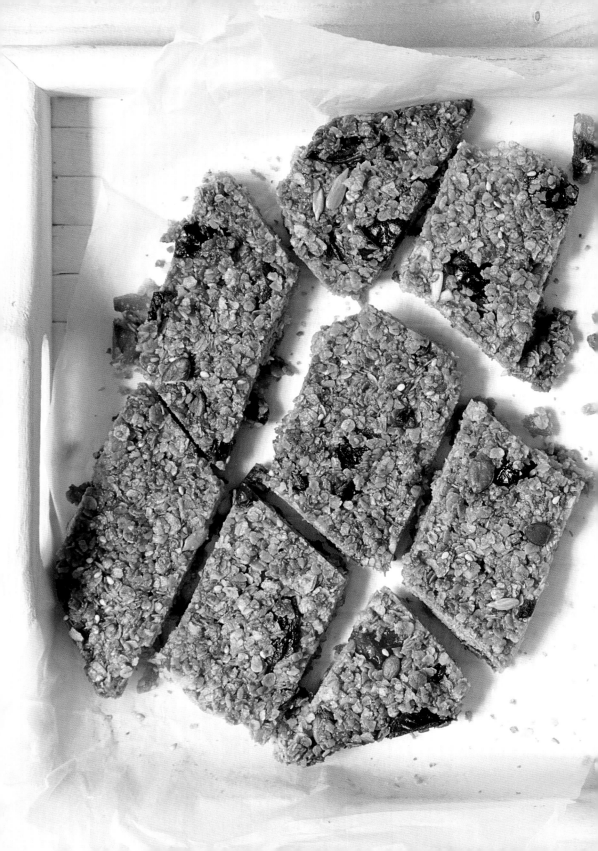

红枣枫糖浆燕麦甜饼

> 200 克无盐黄油
> 200 克蜂蜜或枫糖浆
> 200 克去核红枣
> 450 克速食燕麦片
> 50 克椰丝

能量 184 千卡
蛋白质 2.6 克
脂肪 9.8 克
饱和脂肪酸 5.5 克
碳水化合物 22.8 克
膳食纤维 2.3 克

这里制作的是比较软的燕麦甜饼，没有太硬的边角。如果喜欢，可以在里面加入不同的水果干或籽实，比如南瓜子、葵花籽或芝麻。这是获得额外能量和部分膳食纤维的理想零食，加入籽实又能获得维生素E。

可制作 24 块方形小饼

将烤箱预热至 180℃。给烤盘（约 20 厘米 × 30 厘米）铺好硅油纸。

将黄油、蜂蜜或枫糖浆和红枣一起放入汤锅中。融化后，用木铲的背面将红枣拍碎，和黄油和蜂蜜混合，再加入燕麦片和椰丝。

将混合料摊到烤盘上，向下压实。在烤箱中烤 20~25 分钟。从烤箱中取出，静置几分钟后切成方块。放在烤盘中，待其完全冷却并变紧实，之后转到冷却架上。储存在密封的容器中。

小贴士

燕麦甜饼可以冷冻。解冻后在热烤炉中回炉两三分钟，等到完全冷却后，可以在密封的容器中保存约一周。

> 1 个大号香草冰激凌球
> 1 满勺麦芽提取物
> 250 毫升全脂牛奶

能量 271 千卡
蛋白质 10.4 克
脂肪 15.6 克
饱和脂肪酸 9.9 克
碳水化合物 23 克
膳食纤维 0 克

> 1 个大号香草冰激凌球
> 2 汤匙枫糖浆
> 1 根熟透的香蕉，去皮
> 250 毫升全脂牛奶

能量 445 千卡
蛋白质 11.6 克
脂肪 16.0 克
饱和脂肪酸 10.0 克
碳水化合物 66.5 克
膳食纤维 1.5 克

> 1 个大号巧克力冰激凌球
> 2 汤匙柔滑型花生酱
> 250 毫升全脂牛奶

能量 453 千卡
蛋白质 17.2 克
脂肪 31.2 克
饱和脂肪酸 13.8 克
碳水化合物 27.1 克
膳食纤维 1.6 克

奶昔

很多人对奶昔有怀旧情绪，但是很少自己制作。其实有点可惜，因为制作奶昔简直就是小菜一碟，孩子们也会喜欢。来杯奶昔好好享受一下。想喝真正健康、水果丰富的饮料的话，可以参考前面思慕雪和拉西的做法。

前几个是高能量、高蛋白的饮品，也是很棒的补充餐食的选择，特别是在进食困难的情况下。从营养上来讲，这些饮品和一小顿饭差不多，但最佳的饮用时间是在两餐之间，增加摄入并帮助增加体重（如果这是你想要的）。它们都含有蛋白质、维生素和矿物质，特别是钙。

制作方法是完全一样的——放入搅拌机搅拌。你可以根据你想要的奶昔浓稠度决定放多少牛奶。下面这些奶昔食谱都是一人份的。

麦芽奶昔

储藏柜里放一罐麦芽奶昔是对的，因为在休息时吃上一勺不仅甜甜的，而且营养丰富又让人神清气爽。这里是与香草冰激凌混合的，也可以用巧克力冰激凌球。

香蕉枫糖浆奶昔

这款奶昔会很有香蕉太妃派的感觉。你可以用前面香蕉冰激凌的食谱来制作这款奶昔，而不是用香草冰激凌和一根成熟的香蕉。

巧克力花生酱奶昔

不仅是美味的组合，而且是可以提供高热量的优秀奶昔。

两款冰茶

有些茶因为含有单宁，喝到嘴里可能有点味道过重。在夏天，如果你想喝点清爽的饮料，以下是不错的泡茶方法（任何种类的茶叶都可以），会大幅度减弱这种刺激的口感。

取一个干净的瓶子，在里面放入一撮你最喜欢的茶叶，也可以直接用茶包。放入约 1 升冷水，放进冰箱存放几个小时或者过夜，以便泡制。口味清淡且清爽，也无须加糖。

也可以用磨得比较粗的咖啡豆这样泡咖啡，但你需要过滤一下。

传统冰茶

制作传统的甜味冰茶时，先用开水冲泡你选中的茶叶或茶包，得到一杯你最爱的茶。泡到你喜欢的浓度。你还可以在此时加入橙皮以及薄荷类香草。趁热加入你想加的糖或蜂蜜，这样易于溶解。在冰箱冷藏，加冰块饮用。

水果冰茶

能量 75 千卡
蛋白质 3.5 克
脂肪 1.0 克
饱和脂肪酸 0.1 克
碳水化合物 13.8 克
膳食纤维 0 克

将冰茶与果汁混合便能得到夏日的美味饮品。受欢迎的组合包括蔓越莓汁、樱桃汁或桃汁。用等量茶水和果汁混合。

助眠热饮

能量 188 千卡
蛋白质 8.5 克
脂肪 10 克
饱和脂肪 6.3 克
碳水化合物 17.4 克
膳食纤维 0 克

加强版热牛奶是一款不错的睡前饮品。往牛奶中加入满满一茶匙蜂蜜、一撮姜黄粉、一撮肉桂粉。小火加热至蜂蜜融化，牛奶快煮开的程度。如果喜欢，可以加入一点威士忌或朗姆酒，但是一定要先确认你是否能喝酒。

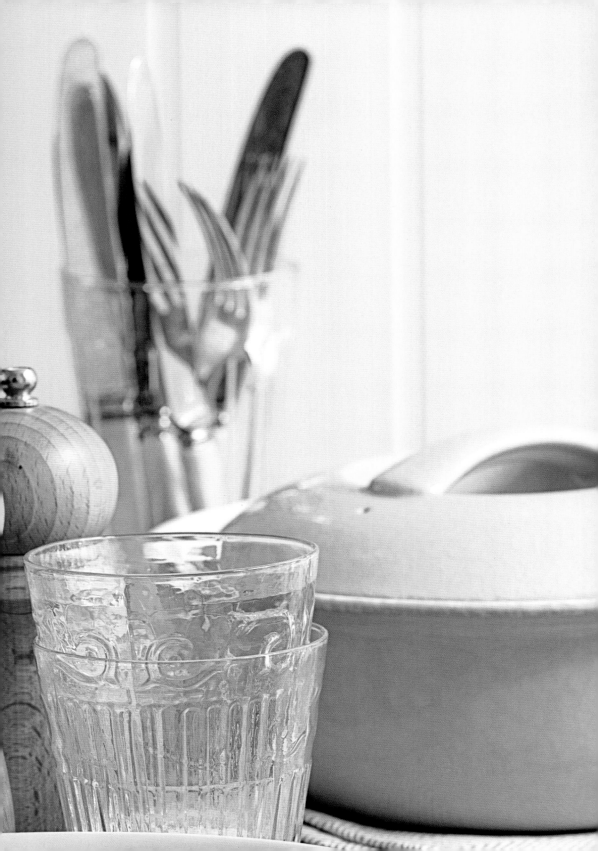

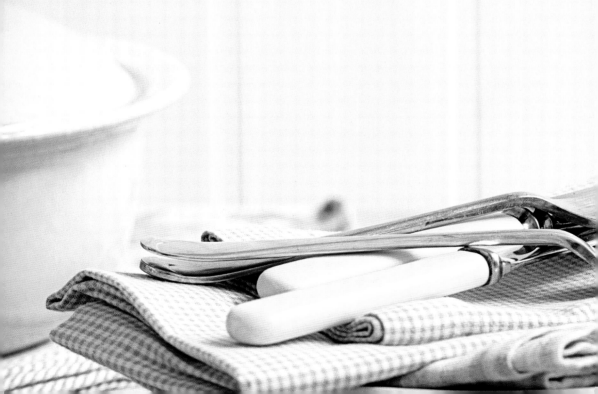

治疗结束的食谱

这些食谱是为那些胃口不错，想要减重或者不想再增重的人量身定制的。家人和朋友也可以享用这些菜肴，因为我们鼓励所有人拥抱健康的饮食！

早餐

美好的早餐是帮助自己开启一天的理想方式，比如水果或果汁等，以下是一些创意：

- 全谷物早餐麦片搭配脱脂牛奶或半脱脂牛奶、低脂酸奶
- 燕麦粥或大米粥中加入新鲜水果，比如浆果和香蕉，或葡萄干、杏干和梨脯等水果干
- 用肉桂调味的糖渍水果干
- 水果沙拉
- 糖渍水果配低脂酸奶或法式鲜奶酪，再撒上些格兰诺拉麦片、坚果或籽实

如果你喜欢热气腾腾的早饭，那么可以选择一份肉制品或鸡蛋搭配蔬菜，比如烤番茄、烤蘑菇（用少量橄榄油裹一下，再在预热好的烤箱烤约 15 分钟）、茄汁焗豆或用香料调制（印度风格）的蔬菜，都很美味低脂。

水波蛋或煮鸡蛋配杂粮面包。

在不粘锅中放少量黄油或植物油制作的炒鸡蛋。

比歇尔燕麦早餐麦片，可以一次性成批制作后储存在冰箱中，做成方便有营养的早餐。食用前加入奶油或全脂希腊酸奶，以及新鲜水果或干果，比如蓝莓、杞果或香蕉。一定要用新鲜的牛奶或酸奶，可以每 2~3 天制作一批新鲜的。

比歇尔燕麦早餐麦片

比歇尔燕麦早餐麦片是由瑞士医生比歇尔·贝内博士为他的病人发明的早餐。100年以后，这款早餐依然被认为营养极其丰富，既可以是开启一天的选择，也可以是理想的零食。燕麦含有可溶性膳食纤维，具有较低的GI值，因此其淀粉类碳水化合物吸收缓慢，水果和坚果的组合提供了叶酸和铁元素，一份小麦胚芽就提供了比推荐量高出一倍多的维生素E。很多人觉得苹果皮难以消化，如果你也这么认为，那么在打碎之前先把皮削掉。

> 125 克燕麦片
> 2 汤勺小麦胚芽
> 一大撮肉桂粉
> 50 克水果干（红枣、杏、西梅或任何喜欢的水果），大致切碎
> 250 毫升苹果汁
> 2 个可食用苹果，去核，去皮或不去皮均可
> 100 毫升酸奶（全脂或低脂）

佐以
> 一小把坚果碎籽实（可选）
> 少许液体蜂蜜或枫糖浆

全脂酸奶版的营养成分：
能量 422 千卡
蛋白质 15.4 克
脂肪 11.6 克
饱和脂肪酸 1.7 克
碳水化合物 68.6 克
膳食纤维 9.4 克

3 人份

将燕麦、小麦胚芽、肉桂粉和水果干放入碗中，加入苹果汁。拌匀后盖好。在冰箱放置过夜。如果你不打算先吃这个，也可以放几个小时。

当你准备食用时，放一些苹果丝进去，在酸奶中拌匀。如果加坚果或籽实，就在此时撒上，最后淋上蜂蜜或枫糖浆。

热带风情版

加入一些现磨的椰子肉或2汤匙椰丝，用燕麦代替小麦胚芽，加入红枣干或软糯香蕉干。磨一些肉豆蔻代替肉桂粉。还可以搭配苹果丝或梨丝，也可以切一些菠萝丁或杧果丁。这款麦片和椰子酸奶也很配。

自制格兰诺拉麦片

> 250 克原粒燕麦片
> 50 克椰丝
> 100 克坚果，大致压碎
> 一小撮盐
> 2 汤匙椰子油
> 150 克液体蜂蜜
> 1 个柴鸡蛋蛋白
> 200 克混合水果干（葡萄干、苏丹娜提子干、红枣碎、杏干或其他你喜欢的水果干）

格兰诺拉麦片的营养成分：

能量 255 千卡
蛋白质 5.4 克
脂肪 10.4 克
饱和脂肪酸 4.5 克
碳水化合物 37.3 克
膳食纤维 3.1 克

格兰诺拉麦片棒的营养成分：

能量 286 千卡
蛋白质 5.5 克
脂肪 13.8 克
饱和脂肪 6.6 克
碳水化合物 37.3 克
膳食纤维 3.1 克

这个食谱是各式口味的跳板，因为用什么水果或坚果完全取决于你。我特别喜欢扁桃仁和碧根果，并且总会加上些红枣干。你也可以换用其他的，包括热带水果干，比如杧果、木瓜和菠萝。只是要注意，不论什么都要切成大葡萄干大小的丁。什么种类的油脂都可以用，但是椰子油口味不会出错。早餐可以搭配牛奶或酸奶食用，也可以作为零食直接吃一把。

约可制作 800 克 /12 人份

将烤箱预热至 150℃。在烤盘里铺好硅油纸。

将燕麦片、椰丝、坚果和盐在大碗中混合。汤锅中加入椰子油和蜂蜜，小火慢慢搅动，直至油和蜂蜜融合。将该液体倒入燕麦混合料中，拌匀，尽量确保所有干料裹上液体，就像生的燕麦甜饼的混合料那样。

将蛋白搅打至有些蓬松，但仍以液体为主。将其倒入其他配料中，拌匀。将混合料在烤盘中摊开。烤 50~50 分钟。时间过半时检查一下，需要的话可以给烤盘转个方向。格兰诺拉麦片表面金黄，摸起来没有潮湿的感觉时就做好了。从烤箱中取出，在烤盘上等待冷却。分成小块——你会发现有些部分会掉渣，但应该都很酥脆。加入水果干放在密封的容器中。

制作格兰诺拉麦片棒：

将烤箱预热至 180℃，用硅油纸铺好直边烤盘（约 20 厘米×30 厘米）。

按上方食谱操作，但是要么把植物油的用量翻倍，要么加入 50 克黄油。彻底翻拌均匀铺在烤盘中。铺平整后向下压实。烤 20~25 分钟，直至其变为深金黄色。从烤箱中拿出烤盘，等待 3~4 分钟后，在混合料依然柔软的时候，浅浅地在表面划分出条状格子。待完全冷却后，按照表面的划线切成条形。存放在密封的容器中。

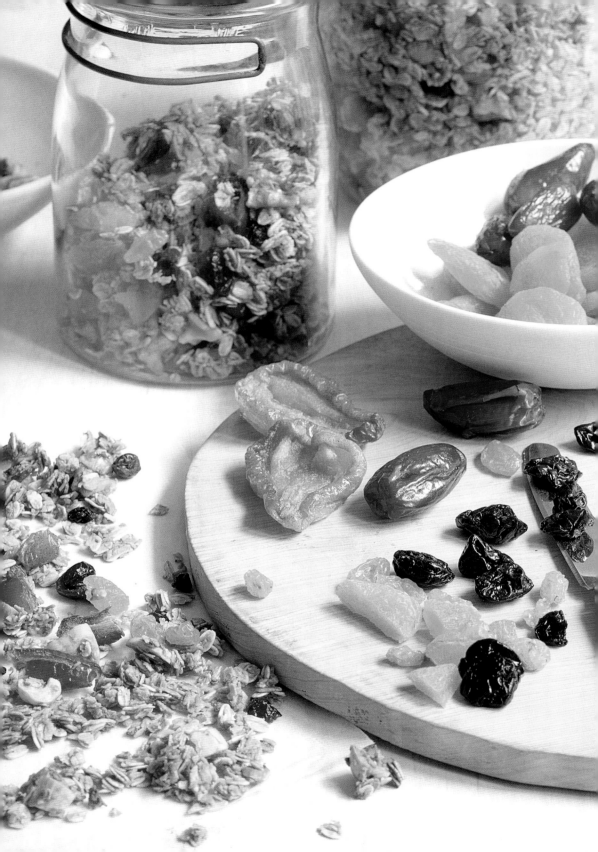

多谷物籽实面包

> 500 克多谷物面粉

> 100 克混合籽实（葵花籽、亚麻籽、芝麻等）

> 1 汤匙麦芽提取物

> 7 克袋装即发酵母

> 1 茶匙盐

1/8 份的营养成分：

能量 262 千卡

蛋白质 9.7 克

脂肪 7.2 克

饱和脂肪酸 1.1 克

碳水化合物 47.9 克

膳食纤维 3.3 克

制作时，既可以使用推荐的配料用量，也可以使用 600 克果仁多谷物面粉（市面上有售）。当然，也不是非得用混合籽实，你完全可以定制你的面包。我觉得小个头的籽实效果最佳，比如葵花籽、芝麻和亚麻籽。在面包中加入籽实确实会增加脂肪类物质，因为籽实中都含有油脂，同时它们也是维生素的优质来源，特别是维生素 E，还含有相当数量的铁、锌、钙。

将面粉和混合籽实放到盆或和面机中。将麦芽提取物溶解在 300 毫升温水中。将酵母粉撒在面粉上，快速搅拌均匀后加入盐。

在面粉中央挖一个坑或者开启和面机的开关。慢慢倒入水和麦芽提取物，搅拌成一个又软又黏的面团。如果看起来又干又硬，可以加点水，分次一点点地加。

用潮湿的茶巾或者涂过油的保鲜膜盖住面团，放置醒发半小时。继续揉面，直至光滑有弹性，并且不再有那么大黏性。如果使用和面钩，大约需要 5 分钟，如果徒手揉面，时间要翻倍。将面团放在盆中，用涂过油的保鲜膜或潮湿的茶巾再次盖住。继续醒发大概 2 小时，如果存放面团的地方比较凉爽，时间还要再长一些。

将面团倒到铺了薄薄一层面粉的工作台上，如果用的是吐司模具，轻轻将其揉成一个长方体，如果是放在烤盘上，则揉成圆形。将其放在适合 1 千克吐司的模具中，或者是铺了薄薄一层面粉的烤盘上。用保鲜膜或茶巾盖好。

让面包继续发酵 30 分钟，之后将烤箱预热至 250℃。当面包再次膨胀起来时，放入烤箱并立刻将温度调至 220℃。烤30~35 分钟，直至面包表皮成为深黄色并完美隆起。敲一下面包的底部，听起来里面是空的时就熟透了。放在架子上晾凉。

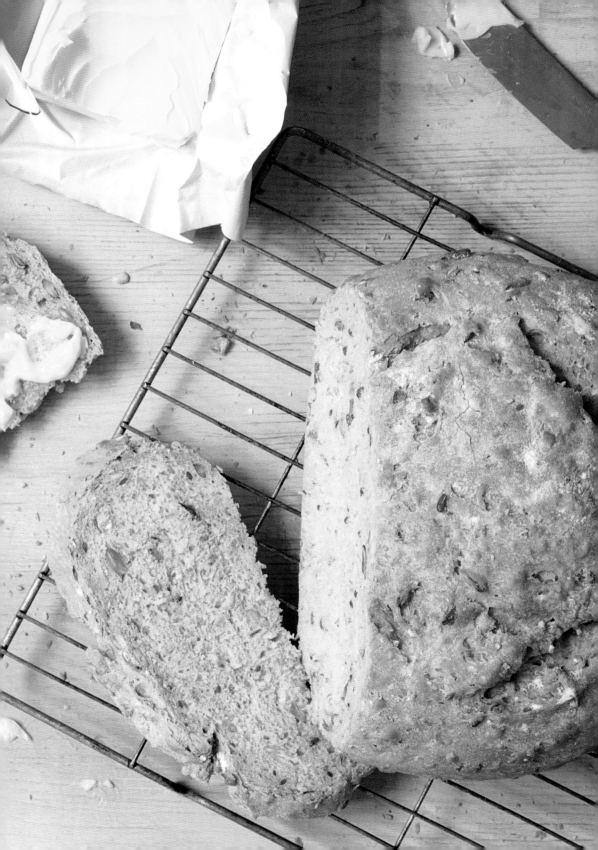

能量 290 千卡

蛋白质 21.3 克

脂肪 19.4 克

饱和脂肪酸 7.1 克

碳水化合物 9.1 克

膳食纤维 0.8 克

土耳其蛋

这道菜和扁面包搭配食用很是美味，特别是前面的薄饼。这里的食材用量可制作一人份，但是你可以在此基础上轻而易举地增加食材份数，想做多少做多少。

将蒜末和酸奶混合，放入一个浅碗中。将一锅水烧至沸腾，形成一个漩涡。将鸡蛋敲入沸水，关小火，焖约 3 分钟。控干水分，将水波蛋放到酸奶混合物上。在小号煎锅中融化黄油，但开始冒泡时，从火上取下，撒入孜然籽、甜红椒粉和辣椒面。将带有香料的黄油淋到鸡蛋上，用盐和黑胡椒调味。撒上香草，即刻享用。

> 1 茶匙植物油

> 2 根小葱，切成葱花

> 1 小块姜，剁成姜末

> 1 根不辣的红尖椒，切碎

> 1 茶匙孜然

> 半茶匙香菜籽粉

> 1/4 茶匙姜黄粉

> 一小撮肉桂粉

> 4 个柴鸡蛋

> 盐和现磨黑胡椒

> 薄荷或香菜叶，撕碎，配菜用

能量 205 千卡

蛋白质 16.2 克

脂肪 15.4 克

饱和脂肪酸 4.0 克

碳水化合物 1.6 克

膳食纤维 0.4 克

马萨拉摊鸡蛋

来一份摊鸡蛋是开启一天的绝佳方法，其中含有很多令人愉快和振奋的原料，可以帮助你唤醒味蕾。如果喜欢，可以用葛拉姆马萨拉或咖喱粉替换这里的香料。这个食谱也属于可以加入很多做好的蔬菜的那一类。试试加入一汤匙速冻豌豆，或者做熟的奶油南瓜丁。鸡蛋是高蛋白食物，并能提供相当数量的铁元素、硒元素和维生素D。

2 人份，但是可以轻松地按照配比翻倍

预热烤炉，并在蛋卷煎锅或小号煎锅中预热植物油。放入葱花、姜末、蒜末和辣椒末，中火翻炒几分钟直至变软。撒入其他香料继续炒一两分钟。

将鸡蛋在碗中打散，用盐和黑胡椒调味，倒入煎锅中，转动煎锅使蛋液平铺在锅底上。继续烹制两三分钟直至定型，并且底面变成带点焦的颜色，之后放入预热好的烤炉上，烤至上层也变成有点焦的颜色。撒上香草碎，即刻享用。

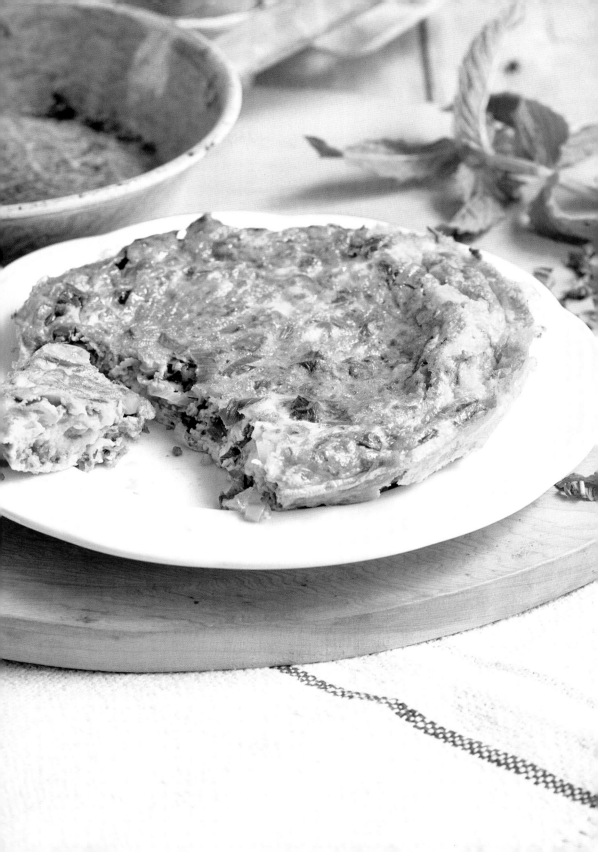

轻食

　　轻食是多吃蔬菜或沙拉的好机会，让这些轻食成为你每日食物的一部分。在《治疗期间的食谱》部分，有很多轻食的创意。为了让这些食谱更符合健康饮食的标准，注意选择瘦肉、油性鱼类和相对低脂的奶酪，或者注意每份的多少。豆类是很好的选择，考虑一下茄汁焗豆或混合豆类沙拉。如果你在减重，注意控制蘸酱、泡菜和酱汁的量，因为它们可能富含脂肪。

　　快手沙拉，可以搭配新鲜出炉的面包、烤土豆、糙米、意面、藜麦或小米。利用各式叶菜增添不同的风味和口感。加入烤香的葵花籽或松子，用意大利香醋或其他口味的醋和柠檬汁调味。如果有冰箱的话，这些很适合作为午餐便当冷藏。

- 马苏里拉奶酪配樱桃番茄、橄榄油和罗勒叶搭配菜叶或芝麻菜
- 羊奶酪配番茄和黄瓜
- 烟熏鲭鱼或烟熏三文鱼
- 尼斯沙拉（金枪鱼、番茄、豆类、全熟水煮蛋、熟土豆和沙拉用叶菜）
- 水煮三文鱼或大虾
- 牛油果配番茄和生菜叶
- 凯撒沙拉
- 混合豆类——用罐头豆子，制作前漂洗干净
- 烤奶油南瓜配毛豆
- 慢烤番茄配芝麻菜和羊奶酪
- 烤哈罗米奶酪配青酱或橄榄油、青柠和香菜做的沙拉汁
- 烤蔬菜

吐司、皮塔饼或三明治配小食。选择不同的面包，比如酸面团面包或黑麦面包。尽可能选择全麦面包，以便获得更多维生素和风味。沙拉的原料提供了额外的色彩和维生素。如果作为午餐便当，最好把沙拉配料单独盛放，吃的时候再放进三明治中。

- 鸡肉沙拉
- 三文鱼、金枪鱼或大虾沙拉
- 瘦肉（如牛肉或猪肉）沙拉
- 鹰嘴豆泥或希腊青瓜酸奶酱配脆爽的蔬菜
- 布里奶酪、艾丹姆奶酪或高达奶酪配沙拉
- 全熟水煮蛋切片配番茄或黄瓜

炒蔬菜。加入鸡肉、猪肉、鱼肉、大虾或烤腰果可增加蛋白质。用以下组合中的一种增加香味——大蒜、姜末、芝麻、芝麻油、酱油、柠檬和辣椒，可搭配面条或米饭。

烤土豆或烤红薯配黄油和各种方便的配菜，比如茄汁焗豆、小份奶酪、金枪鱼（听装泉水浸泡）、法式蔬菜杂烩和金枪鱼甜玉米粒配少量蛋黄酱。

番茄小扁豆蔬菜浓汤

> 1 汤匙橄榄油
> 1 个洋葱，切丁
> 2 根西芹，切丁
> 2 大根胡萝卜，切丁
> 1 棵大葱，切丁
> 1 大个红薯，或 300 克奶油南瓜，去皮切丁
> 半个小号根芹，去皮切丁（重约 200 克）
> 2 茶匙小茴香，磨成粉
> 半茶匙姜黄粉
> 一小撮肉桂粉
> 2 瓣蒜，剁成蒜蓉
> 50 克红扁豆
> 1.2 升热蔬菜高汤或鸡汤
> 400 克听装番茄块
> 一把罗勒叶，切碎
> 盐和现磨黑胡椒

能量 216 千卡
蛋白质 8.0 克
脂肪 4.6 克
饱和脂肪酸 0.6 克
碳水化合物 39.1 克
膳食纤维 11.3 克

很显然，罐装的番茄浓汤是很不错的备选，但是如果你想要营养更丰富一些，就试试这个食谱。尽管标题是这么写的，但如果你接受不了番茄，就不要放，可以使用绿色蔬菜代替番茄，比如菠菜、瑞士甜菜，甚至是豌豆！这样仍然可以得到一份细腻柔滑、易于下口的小扁豆蔬菜浓汤。这道汤里 β - 胡萝卜素含量极高，也是叶酸和番茄红素的优质来源。搭配一片新鲜的杂粮面包，可以获得更多膳食纤维和维生素 B。

4 人份

在大号汤锅里加热橄榄油。放入洋葱丁、胡萝卜丁、西芹丁、大葱丁、红薯丁或南瓜丁和根芹丁，大火翻炒，直至蔬菜边缘微微变焦，释放出香甜的味道。

将香料和蒜蓉加入锅中，继续翻炒 2 分钟。放入红扁豆，倒入高汤。用盐和黑胡椒调味，小火焖煮 10 分钟。

如果使用番茄，加入后继续焖煮 15~20 分钟，直至蔬菜和小扁豆都完全变软。放入罗勒叶，待其变软，离火。将汤中的固体捣成糊状，直至浓稠细腻。试一下咸淡并根据需要调味。

小贴士
这道菜适合冷冻，可以一次多做些。

雷蒙德·勃朗的
蔬菜细叶芹汤

> 1 汤匙无盐黄油
> 1 个大小适中的洋葱，切碎末
> 1 瓣大蒜，切碎末
> 2 根胡萝卜，切薄片
> 2 棵长短适中的大葱，去掉外层叶子，切成宽 1 厘米的段
> 3 根西芹，切成 5 毫米长的片
> 1 大根西葫芦，对半切开后切成 5 毫米厚的片
> 2 个成熟的番茄，每个切成四瓣后大致切碎
> 1 汤匙无盐黄油（或法式酸奶油）
> 一大把细叶芹，切成末
> 盐和现磨白胡椒

未加入黄油或酸奶油的营养成分：
能量 95 千卡
蛋白质 3.7 克
脂肪 4.1 克
饱和脂肪酸 2.2 克
碳水化合物 11.6 克
膳食纤维 5.8 克

"勃朗妈妈的配方"

"这是一道向勃朗妈妈聊表敬意的汤，我应该也向勃朗爸爸致敬，因为大部分蔬菜都来自他的菜园子。这道汤提供了层次分明的口感，因季节变化而各具特色。选择蔬菜和香草的权利完全在你手中。细叶芹是我最爱的香草之一，在法餐中广泛使用，但在英国鲜为人知，也鲜少用到。为了获得让人愉悦的质感，你可以在汤中加入一勺法式酸奶油，这一做法一直都是受人欢迎的。"雷蒙德·勃朗说。

4 人份

在大号汤锅里用中火加热黄油，放入洋葱、大蒜、胡萝卜、大葱和西芹。盖上盖子焖 5 分钟，直至食材变软变半透明。用盐和法式白胡椒调味。

加入 1 升刚煮开的热水，放入西葫芦和番茄，继续煮 5 分钟。

放入黄油或法式酸奶油（或者两者都放），放入细叶芹。试一下咸淡并根据喜好调整。即可上桌。

小贴士

这道汤可以冷冻，但最好是混合后冷冻。也就是说，可以一次做出两种汤：一开始是有很多蔬菜的汤，然后加入黄油或酸奶油后把剩汤冻起来。

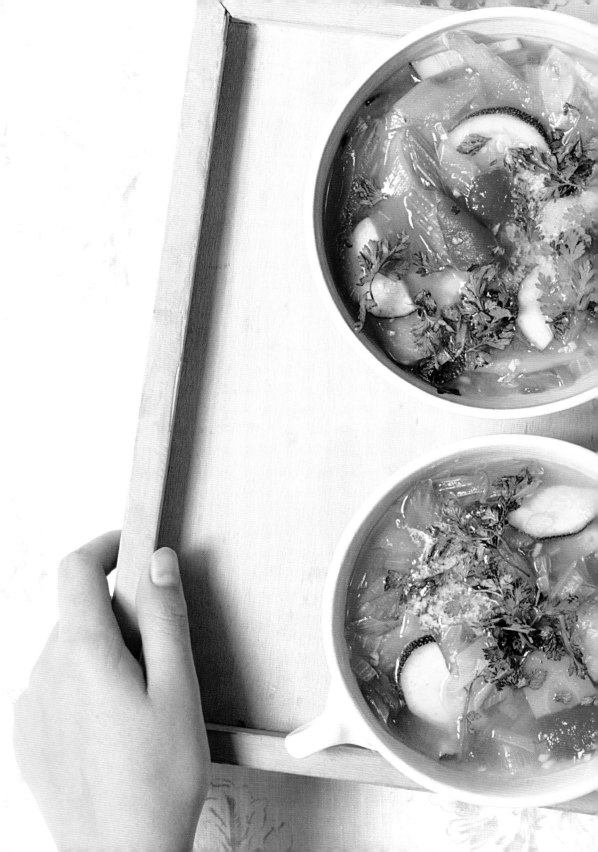

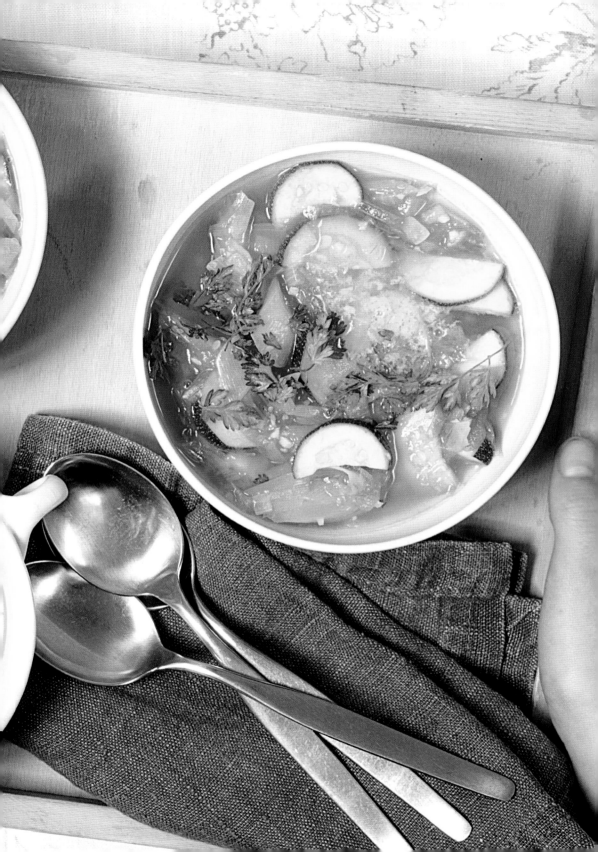

玛丽·麦卡特尼的
藜麦羽衣甘蓝白豆汤

> 2 汤匙橄榄油

> 1 个洋葱，切成末

> 3 个红葱头，切成末

> 2 大根胡萝卜，切小丁

> 2 根西芹，切小丁

> 400 克罐装白豆或其他白色豆子（沥干后净重 240 克）

> 1 茶匙干的混合香料

> 1 片香叶

> 400 克罐装番茄丁

> 1.5 升热蔬菜高汤

> 50 克羽衣甘蓝，切碎

> 60 克藜麦，充分浸泡

> 25 克罗勒叶

> 盐和现磨黑胡椒

能量 227 千卡
蛋白质 12.1 克
脂肪 5.5 克
饱和脂肪酸 0.8 克
碳水化合物 34.3 克
膳食纤维 12.4 克

"一碗便是一顿饭，满满的全是营养，吃得十分满足。"玛丽·麦卡特尼说。

这是一道饱腹感很强的美味汤。豆子的 GI 值很低，因此消化吸收得慢。有羽衣甘蓝和胡萝卜意味着这道汤里满满都是 β-胡萝卜素和维生素 E。搭配杂粮面包可获得更多 B 族维生素。

6 人份

大号汤锅热油。放入洋葱、红葱头、胡萝卜和西芹，中火翻炒 5 分钟，放入豆子继续炒 2 分钟。

加入香料和番茄，倒入蔬菜高汤。用盐和黑胡椒调味。小火焖煮 20 分钟。最后，放入羽衣甘蓝和藜麦，继续煮 12~15 分钟，直至藜麦熟透。放入罗勒叶拌匀，即可享用。

小贴士

这道汤适于冷冻，即便有羽衣甘蓝也没关系。做的时候省去罗勒叶，解冻后再放，或者再次加热时放入更多罗勒叶作为装饰。

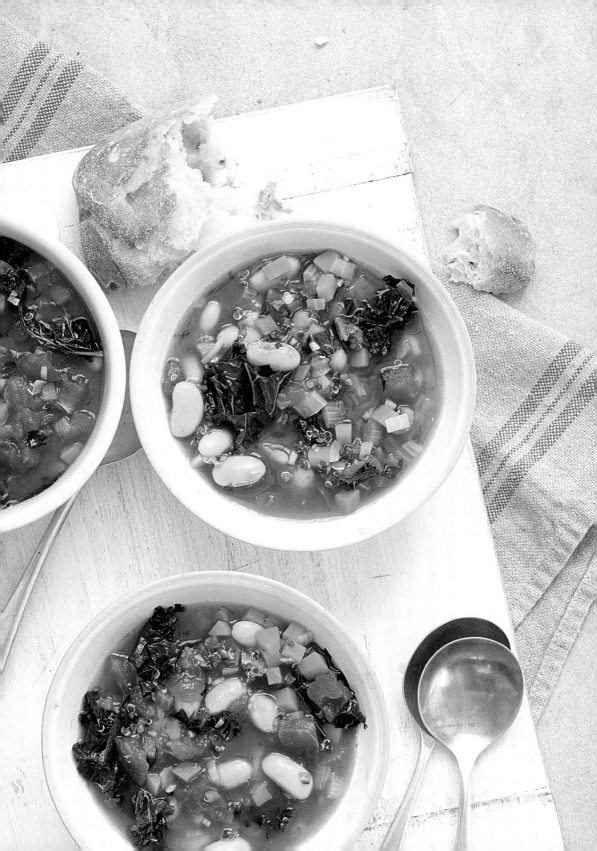

萨姆·盖茨的
豌豆大虾云吞

> 20~25 张云吞皮，解冻后用潮湿的茶巾盖住

云吞馅需准备：

> 100 克冻甜豌豆，解冻
> 180 克生大虾，切碎
> 1 汤匙新鲜香葱末
> 1 瓣蒜，拍碎
> 1 汤匙干型雪莉酒
> 1 汤匙酱油
> 1 汤匙鱼露
> 1 汤匙香油

云吞汤需准备：

> 1.5 升优质热鸡汤
> 3 厘米长的鲜姜，去皮，切末
> 1/4 根新鲜红辣椒，去籽切碎（可选）
> 1 茶匙红糖
> 200 克鲜嫩绿叶菜，最好是棍扁豆、荷兰豆和甜豆混在一起，全部去掉筋，切成小段
> 1 汤匙酱油
> 1 茶匙香油
> 1 汤匙香葱末

"这道云吞对于那些试了很多次，需要外力帮助自己回到生活正轨的人来说非常合适。它看起来和闻起来都十分诱人，热气腾腾，香气四溢，碗中满是翠绿鲜蔬，并且当你咬上一口云吞时，柔软的云吞皮里满是豌豆和细腻的虾仁馅料，再加上醇厚的汤底，足以给平淡的一天增加一段美好的记忆。用鸡汤调制的清汤可能会有点平淡，因此这个食谱使用了姜和红辣椒来增添温暖和风味。大部分人都很喜欢加辣椒，但如果你的肠胃比较敏感，也可以不加，这完全不会让味道有任何折损。配料表看起来有点长，但一旦你准备好馅料，烹饪时间不超过 10 分钟。确保自己准备好了足够的餐巾，因为会有很多汤汁。"萨姆·盖茨说

4 人份

将解冻后的豌豆用土豆压泥器压烂，但要保留一定的嚼头——需要的是有颗粒感的豌豆泥而不是豌豆糊。然后将其与其他云吞馅配料混合。

在碗中倒入一些冷水。

取一张云吞皮平放在桌面上。在碗中蘸湿一根手指，并沿云吞皮四边抹一遍，以便后续捏合云吞。在云吞皮中央放入 1 汤匙馅料，拎起云吞皮一角与对角捏合在一起，并将相对的边轻轻捏合在一起，这样整个云吞就呈现出一个圆鼓鼓的三角形。注意不要把皮弄破，否则煮的时候馅会露出来。将这个塞满馅的云吞放在一旁，继续做下一个。按以上步骤重复制作，直至用完云吞馅。

制作云吞汤时，将高汤、姜、辣椒和汤放在一个大口的汤锅里，煮至沸腾。转至小火，小心地将云吞滑入汤中，注意不要让它们粘在一起。最好是沿锅下一圈云吞，边下边避免摞在一起。

全下锅后，不断把汤浇在最上面的云吞上，避免表皮干掉。

小火继续煮 2 分钟，如果它们像气球一样胀起来，不要害怕。关火以后它们自己会瘪下去，云吞皮会紧紧地裹住里面的馅料。

加入切碎的蔬菜继续煮 2~3 分钟直至熟透，但不要煮烂。关火，加入酱油和香油，撒上香葱末。盛到碗中即可上桌。

能量 239 千卡
蛋白质 17.8 克
脂肪 2.5 克
饱和脂肪酸 0.3 克
碳水化合物 37.6 克
膳食纤维 3.0 克

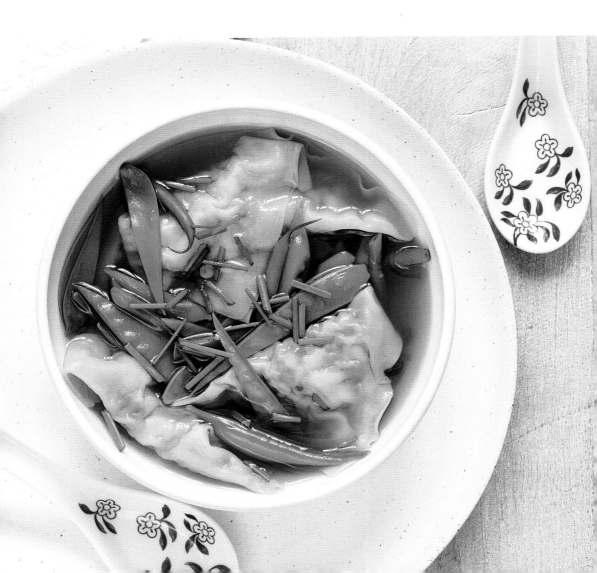

黄瀞亿的

海鲜酱烩大虾西蓝花

配烤巴旦木

> 150 克面条（可选），搭配食用
> 1 茶匙菜籽油
> 1 棵西蓝花，掰成小朵
> 一把烤巴旦木片，用于点缀
> 250 克熟（虎）虾仁

制作料汁：
> 1 茶匙新鲜姜末
> 1 根红辣椒，去籽切末
> 1 茶匙黄金糖浆
> 半个小号橙子的橙汁和橙皮
> 1 汤匙海鲜酱
> 1 汤匙老抽或减盐酱油
> 1 茶匙香油
> 100 毫升凉的蔬菜高汤
> 1 汤匙玉米淀粉

营养信息（包括面条和一把巴旦木）：
能量 695 千卡
蛋白质 52 克
脂肪 15 克
饱和脂肪酸 1.8 克
碳水化合物 97.3 克
膳食纤维 11.6 克

大虾、西蓝花和微辣的橙香海鲜酱一起翻炒，同时烤巴旦木片赋予这道菜坚果的香气与口感。这道菜的秘诀在于将西蓝花在锅中炒至微焦，制造一丝烟熏的气息，就像是在炭火上烤制出来的一样。搭配面条（或米饭）即成为一道满足人们口腹之欲的美食，也可以搭配其他菜肴组成一桌家宴。

2 人份

如果需要搭配面条，就按照包装袋上的说明煮熟，然后放一旁备用。

将料汁所需的所有食材放在一个料理杯中，调和均匀，放一旁备用。

大火烧热炒锅至冒烟，倒入菜籽油。油热后放入西蓝花，翻炒约 1 分钟，待边缘有些变焦。之后沿炒锅四周加入 2 汤匙清水。产生的水汽可以加速西蓝花变熟。再炒一分钟，让西蓝花变软一些，但不要过于软烂。

倒入料汁翻炒，确保所有西蓝花被料汁均匀包裹，注意不要把西蓝花弄碎。料汁煮开后继续加热至变得浓稠。放入大虾，翻炒至熟透。如果搭配面条，可以现在加入，翻炒均匀。

最后用烤巴旦木片点缀，即刻上桌。

西班牙西瓜冻汤
配羊奶酪奶油

这是传统的西班牙番茄冻汤的变形。西瓜增加了甜味，缓和了姜和辣椒的辣味，使其成为炎炎夏日让人神清气爽的美味汤品。马上食用以最大限度地获取维生素C吧！

6 人份

将制作冻汤的所有食材放入搅拌机，搅打至细腻顺滑。如果你想确保汤品的顺滑程度，可以过筛。倒入冷藏过的上菜碗中。

制作羊奶酪奶油时，将羊奶酪、法式酸奶油和青柠汁在搅拌机中搅打均匀。顺滑的程度应该和奶油奶酪的质感差不多。放一甜品勺的量到汤里，淋入一点橄榄油并撒上一些薄荷叶和罗勒叶，以及烟熏红甜椒粉。

西班牙冻汤需准备：

> 750 克西瓜，去皮去籽

> 150 毫升番茄酱

> 2 个熟透的番茄，去皮去籽

> 半根黄瓜，去皮，去籽，切丁

> 2 根西芹，大致切块

> 1 块鲜姜，约 23 毫米长，磨碎

> 1 根红辣椒，切碎

> 1 个青柠的青柠汁

> 一把罗勒叶

> 一把薄荷叶

> 盐和现磨黑胡椒

羊奶酪奶油需准备：

> 50 克羊奶酪，弄碎

> 1 汤匙法式酸奶油

> 几滴青柠汁

点缀：

> 橄榄油

> 薄荷叶和罗勒叶

> 烟熏红甜椒粉

能量 92 千卡

蛋白质 2.5 克

脂肪 3.8 克

饱和脂肪酸 2.1 克

碳水化合物 12.4 克

膳食纤维 0.9 克

小贴士

这道汤可以冷冻，但解冻后喝起来没有那么新鲜的口感。实际上，我觉得加热以后口感反而更好一些。记住，冷冻之后姜和辣椒的味道会更明显，如果你不想让汤喝起来太辣，用的时候一定要谨慎。

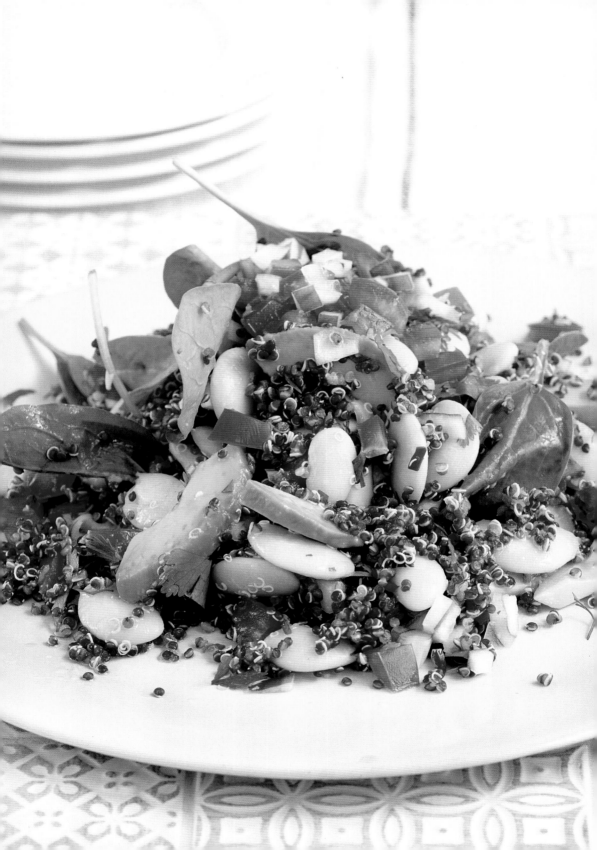

马丁·莫拉莱斯的
藜麦牛油果沙拉

> 150 克藜麦
> 400 克听装利马豆，沥干洗净
> 25 克香菜叶，切碎
> 1 个辣椒，去籽后切碎
> 1 个熟透的牛油果
> 半个红洋葱，切丁
> 1 个大番茄，去籽切丁
> 适量盐

沙拉汁需准备：
> 2 个青柠，榨汁
> 1 个红辣椒，去籽切碎
> 1 汤匙初榨橄榄油
> 1 茶匙蜂蜜

能量 286 千卡
蛋白质 12.3 克
脂肪 10.2 克
饱和脂肪酸 1.7 克
碳水化合物 38.7 克
膳食纤维 8.0 克

这道沙拉既可以用模子定型也可以是散沙拉的形式。如果你想定型，将牛油果片放在直径 10 厘米的圆形模具底部，分别放在四个盘子上，之后加入藜麦混合料、洋葱和番茄，一边加一边往下按压。拿开模具后，淋上剩余的沙拉汁。用某些沙拉蔬菜的嫩叶很不错。

4 人份

将藜麦在冷水中漂洗至水变清澈。放入汤锅中，倒入冷水没过藜麦，加入一小撮盐，中火烧至沸腾后，转小火焖煮 14 分钟，直至藜麦熟透，也就是上面卷曲的白芽伸展开。沥干后放置于一旁冷却备用。

在碗中将沙拉汁与除蜂蜜外的所有配料混合。

将利马豆、香菜和辣椒与藜麦混合拌匀。放入三汤勺沙拉汁，但是不要让混合料汁水太多。

组合成沙拉，将牛油果切块，与藜麦和利马豆混合，淋上沙拉汁，把番茄丁、红洋葱丁放在上面点缀，在每一份上淋点蜂蜜，完成点睛之笔。

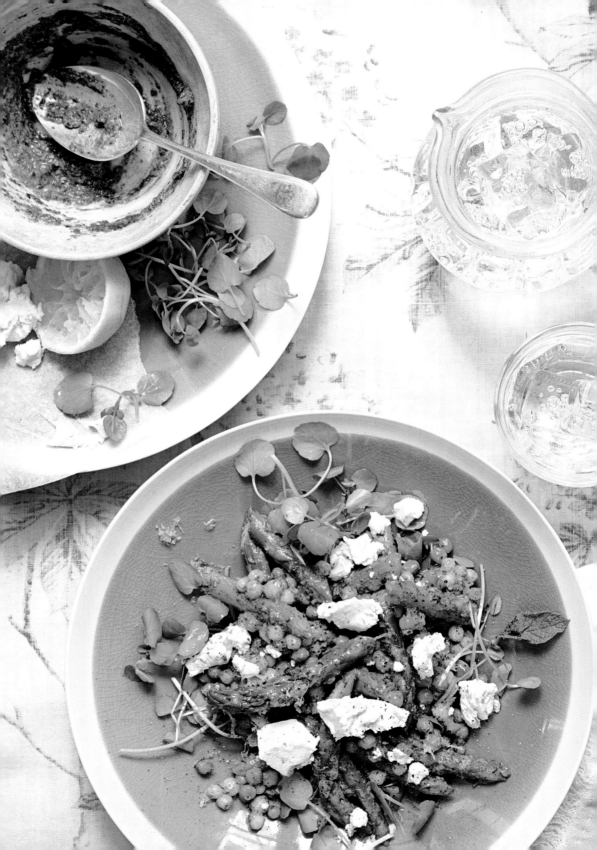

卢卡斯·霍尔韦格的
芦笋豌豆山羊奶酪小米沙拉

这是一道漂亮的夏日沙拉，新鲜、绿色、生机勃勃。如果喜欢，可以用斯佩尔特小麦代替北非小米，这样会给这道沙拉带来一些坚果的风味。需要记住的是，换成小麦后需要烹煮更长时间。这道沙拉维生素和矿物质含量很高，但脂肪含量也有点高，但是这是因为橄榄油用得比较大方。橄榄油中的脂肪主要是单不饱和脂肪酸，如果你在尝试增重的话，对你有好处。如果你在控制自己的体重，那么尽量不要用最后偏油的沙拉汁。这道沙拉在冰箱中可以冷藏几天，也适合做成午餐便当，不仅仅是因为在室温下口感最佳。剩下的青酱可以放在冷藏室或冷冻室内。

4 人份

将北非小米倒入沸腾的盐水中，煮至小米变软（时间视情况而定，可根据包装上的说明操作）。沥水后放置冷却。洗净汤锅。与此同时，制作豆瓣菜青酱。将所有配料和一些盐、黑胡椒一起用搅拌机搅打，有必要的话，刮一下四周壁上粘的酱，最终得到一份翠绿的酱料。

将汤锅放回到火上，烧开一锅淡盐水。芦笋切成三段放入沸水中。4 分钟后加入豌豆，继续煮 2~3 分钟或煮至火候刚刚好。在筛子中沥干，然后用冷水冲 30 秒以保持其脆嫩口感。

沙拉需准备：
- > 100 克北非小米
- > 250 克芦笋，削去老茎
- > 6 把小粒豌豆（新鲜和冷冻的均可）
- > 半个未打蜡柠檬的柠檬皮磨碎，以及 3 汤匙柠檬汁
- > 5 汤匙橄榄油
- > 一把薄荷叶
- > 4 大把豆瓣菜
- > 125 克新鲜无外皮的山羊奶酪（或山羊凝乳）
- > 1/4 茶匙细盐，或根据口味增减
- > 现磨黑胡椒

豆瓣菜青酱需准备：
- > 75 克豆瓣菜，包含茎
- > 一把薄荷叶
- > 25 克松子
- > 40 克佩科里诺奶酪，磨碎
- > 1 瓣蒜，拍碎
- > 1 个未打蜡柠檬，柠檬皮磨成碎末，1.5 汤匙柠檬汁
- > 5 汤匙橄榄油

能量 580 千卡

蛋白质 19.0 克

脂肪 44.9 克

饱和脂肪酸 10.2 克

碳水化合物 26.3 克

膳食纤维 6.0 克

再次控水，颠出多余水分。将青酱放入一个沙拉碗中，再放入 3 汤匙柠檬汁和 2 汤匙橄榄油。加入沥干的北非小米、薄荷叶、豌豆和芦笋，搅拌均匀。试下咸淡，调整口味——至少需要 1/4 茶匙细盐，拌入豆瓣菜。

将沙拉分装到盘子或敞口碗中。每份加入几小撮柠檬皮碎以及几块山羊奶酪。淋入剩余的橄榄油，上桌前磨入一些黑胡椒粉。

明的
香菇糙米手抓饭

这道手抓饭单独吃也一样美味。如果不想用烤箱，就在灶上用小火焖煮至汤汁收干。糙米比白米含有更多B族维生素精华。提供膳食纤维并且低脂使其成为理想的淀粉类碳水化合物的来源。

6人份轻食或配菜

将糙米淘洗干净，在冷水中浸泡 1 小时，在漏勺中沥干。

将烤箱预热至 160℃。

在大号砂锅或汤锅中热油，放入蒜末和红葱头末，用盐和黑胡椒调好味道。翻炒约 30 秒，直至香气和油水释放出来。放入糙米，继续翻炒 1~2 分钟，搅拌均匀至米变为金黄色。加入高汤、肉桂棒、香菇和香叶枝，调至小火焖煮。把粘在锅边的米饭刮下来，避免煳锅。尝一下汤汁，如果需要，可调整咸淡。盖上盖子，放到烤箱中，烤 20~25 分钟，直至汤汁被吸收完。

用叉子将糙米饭翻松散，去掉香叶枝，即刻享用。

> 250 克糙米
> 2 汤匙橄榄油
> 3 瓣蒜，切成蒜末
> 4 个红葱头（约 100 克），切末
> 500 毫升热鸡汤
> 半根肉桂棒
> 120 克香菇，切片
> 新鲜或风干的香叶枝
> 盐和现磨黑胡椒

能量 251 千卡
蛋白质 5.5 克
脂肪 5.3 克
饱和脂肪酸 0.9 克
碳水化合物 48.1 克
膳食纤维 1.6 克

小贴士

这道手抓饭的分量比较大，却也是一道百搭的配菜，因此当然要冻上几份。注意要等米饭完全冷却后再放入冷冻室。

罐罐面条

如果你的冰箱里有很多蔬菜（炒菜或者做类似的东西时剩下的），可以来一份这道制作快速的便捷午餐。这里列出的配料仅供参考，可以添加任何省火快熟的蔬菜，或者是脆嫩可口的蔬菜，比如豌豆、卷心菜和玉米笋。还可以做出千变万化的口味，比如，使用袋装的味噌汤料取代鸡汤和酱油，也可以用米饭代替面条。这份食物富含B族维生素、铁元素和β-胡萝卜素。食材越新鲜，其维生素C含量越高。

1人份

胡萝卜、西葫芦、红色甜椒和小葱切丝，将它们逐层铺在高的密封罐或腌菜罐中。加入豆芽、菠菜或其他备用蔬菜，如果家里有，还可以放点熟鸡肉。撒上姜末、蒜末、香菜和你喜爱的高汤块，之后塞入面条。盖好盖子。等到想吃的时候再打开。

烧一壶开水，倒入罐中，没过面条。迅速搅拌或用叉子或筷子戳一下食材。之后盖好盖子，至少等待5分钟。看一下面条的软硬程度，如果需要可以继续焖两三分钟。

用酱油或鱼露调味，如果喜欢，可以再挤入一些青柠汁。

> 1小根胡萝卜，去皮
> 半根西葫芦
> 半个红色甜椒
> 1根小葱
> 一把豆芽
> 几片菠菜叶
> 一些熟鸡肉（可选）
> 1茶匙姜末
> 1瓣蒜，剁成末
> 适量香菜叶
> 半块鸡汤块或蔬菜高汤块，或一袋味噌汤料
> 1捆素食鸡蛋面
> 少许酱油或鱼露
> 少许青柠汁（可选）

能量 326 千卡
蛋白质 21.6 克
脂肪 6.6 克
饱和脂肪酸 1.7 克
碳水化合物 47.8 克
膳食纤维 6.4 克

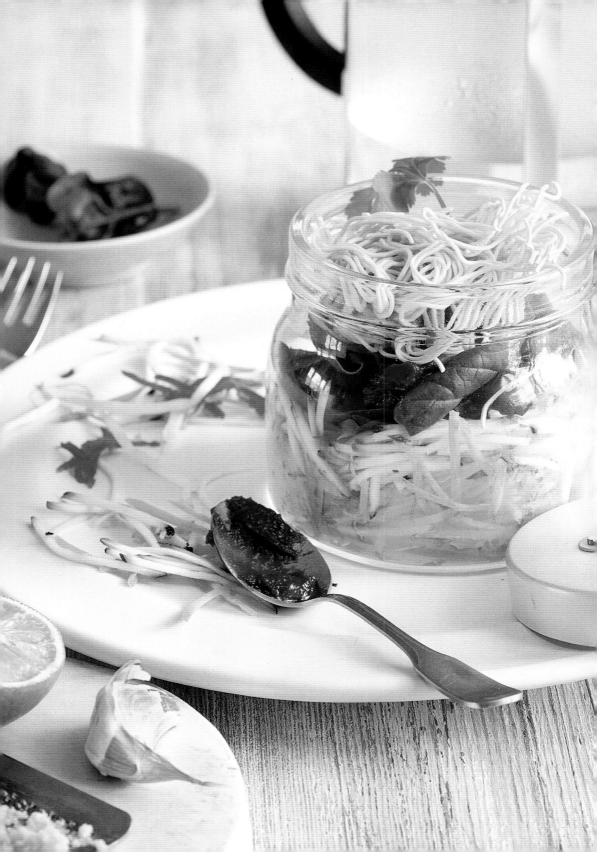

格威妮丝·帕尔特罗的
中式鸡肉沙拉

> 4 块硬币大小的姜，用刀拍碎
> 2 瓣蒜，用刀拍碎
> 6 棵小葱，2 棵用刀拍松，4 棵纵向切丝
> 半个八角
> 1 茶匙五香粉
> 2 块带骨鸡胸，去皮
> 1 棵小宝石生菜（或者 1 棵罗马生菜），去掉硬芯，撕碎
> 1 棵绿色菊苣，去芯，撕碎
> 1 棵紫色菊苣，去芯，撕碎（或者再用一个绿色菊苣）
> 一捧荷兰豆，纵向切丝
> 1 根胡萝卜，去皮切丝
> 3 汤匙香菜末
> 少许新鲜红辣椒末（可选）
> 一大撮烤香的黑芝麻

中式鸡肉沙拉汁（见右侧）

能量 563 千卡
蛋白质 13.8 克
脂肪 19.1 克
饱和脂肪酸 9.8 克
碳水化合物 91.1 克
膳食纤维 12.4 克

"这道菜的沙拉汁可多做一些，剩余的搭配烤鱼、烤鸡或糙米饭都十分美味。如果在蒸鸡肉的同时准备沙拉汁和喜爱的蔬菜，整个备餐过程就会十分迅速。蒸鸡肉时留下的汁水可以过滤后作为一道香醇的清汤。"格威妮丝·帕尔特罗说。

2 人份（大份）

在大锅中放入拍好的姜块、蒜、小葱、八角和五香粉，加水烧开，转小火继续焖煮 5 分钟。在香气四溢的大锅上放好蒸屉（竹制的或者其他材质的），放入鸡胸肉，蒸约 45 分钟后从蒸屉中取出。待鸡肉冷却至可以操作的温度，用手将肉撕碎。

将碎鸡肉和 4 棵切成丝的小葱、小宝石生菜、菊苣、荷兰豆、胡萝卜、香菜、黑芝麻以及辣椒末（如果用）混合，根据喜好加入适量的沙拉汁搅拌均匀。

中式鸡肉沙拉汁
3 汤匙海鲜酱
5 汤匙冷榨生芝麻油（或橄榄油）
1 汤匙糙米醋
60 毫升水

将所有配料搅打均匀，放在罐子中最长可在冰箱保存一周。

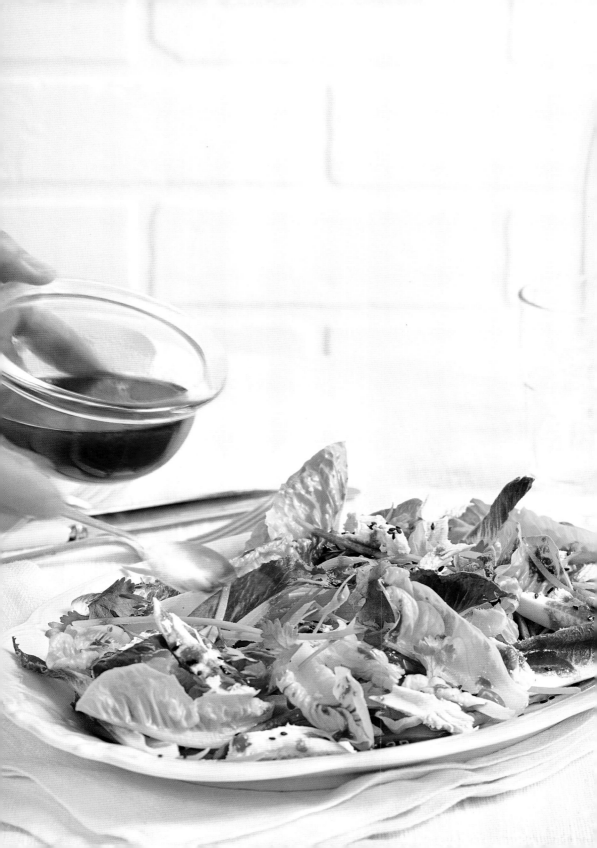

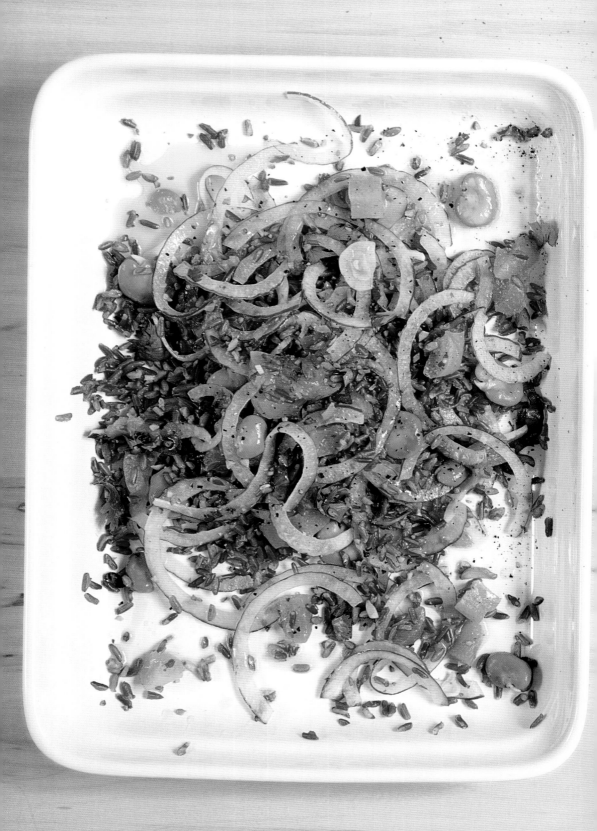

亨利·丁布尔比的
杰克逊·波洛克[1] 沙拉

> - 300 克卡马尔格红米
> - 200 克带荚蚕豆
> - 200 克红洋葱，切碎
> - 200 克软杏干，切成葡萄干大小的颗粒
> - 4 汤匙橄榄油
> - 1 个柠檬，榨汁
> - 100 克无盐开心果（含壳）
> - 2 汤匙香菜末
> - 盐和现磨黑胡椒

能量 295 千卡
蛋白质 7.1 克
脂肪 10.4 克
饱和脂肪酸 1.3 克
碳水化合物 43.8 克
膳食纤维 5.6 克

"于夏日呈上一道用颜色'绘制'成的菜肴。它既可以单独享用也可以搭配烤肉一起食用。"亨利·丁布尔比说。

8 人份

将卡马尔格红米在沸腾的盐水中煮 30 分钟，或煮至变软有嚼劲。沥除水分。

烧开一锅盐水，将蚕豆放入煮 1~2 分钟至变软，用漏勺沥干并过一遍冷水。去掉外皮。

将红米放入大碗中，放入洋葱、蚕豆、杏干、橄榄油和柠檬汁，调整咸淡。

上桌前，用煎锅中火烘烤开心果 2 分钟。待冷却后，去壳用擀面杖擀碎，和沙拉拌匀，并加入香菜末拌匀。调整咸淡后即可上桌。

小贴士

如果喜欢，也可以用菰米、糙米、大麦或珍珠麦代替卡马尔格红米。实际上，这道沙拉可以有无限的变形可以用荷包豆、四季豆甚至豌豆代替，而欧芹、薄荷或芝麻菜这种味道强烈的叶菜也可以成为香菜的完美替代品。

1　杰克逊·波洛克，美国抽象表现主义代表画家，以"滴画法"闻名于世。——译者注

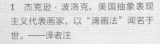

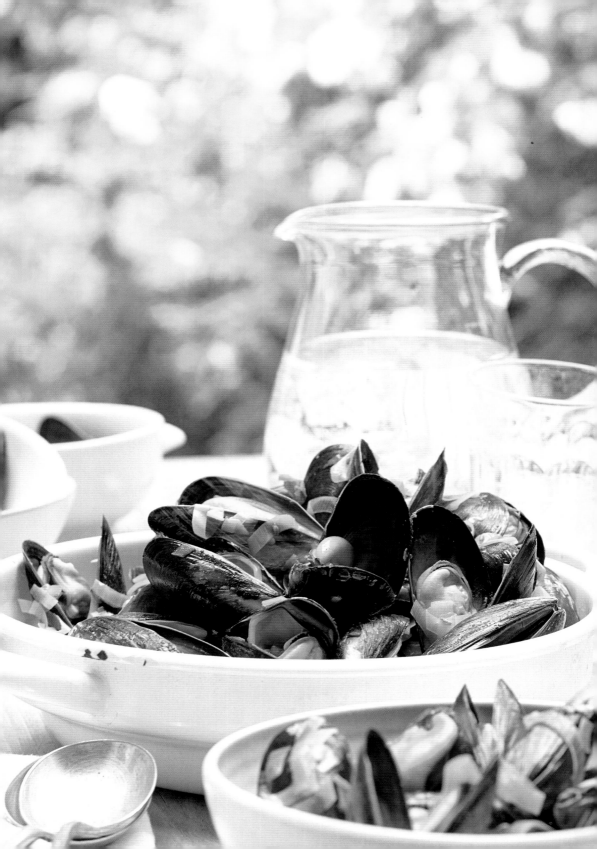

高汤青口贝

> 1.5 千克青口贝

> 1 汤匙橄榄油

> 一小块无盐黄油

> 2 棵大葱，切成葱花

> 2 瓣蒜，剁成蒜泥

> 2 个干辣椒，捣碎（或半茶匙辣椒面）

> 1 茶匙孜然籽

> 1 茶匙小茴香

> 一大撮番红花，用一点水泡开

> 一撮姜黄粉

> 1 茶匙不辣的咖喱粉

> 2 个全熟番茄，去蒂切碎

> 150 毫升白葡萄酒

> 200 毫升热的鱼类高汤或水

> 1 汤匙潘诺茴香酒（可选）

> 一小把香菜或欧芹，配菜用

> 盐和黑胡椒

能量 215 千卡

蛋白质 19.4 克

脂肪 7.6 克

饱和脂肪酸 1.8 克

碳水化合物 9.5 克

膳食纤维 3.7 克

如果想尝试一道既方便又能满足味蕾的菜肴，青口贝是很棒的食材，因为它价格合理、外形漂亮、营养丰富。准备过程很简单，确保下锅前扔掉了那些合不上壳子的青口贝，做熟后扔掉那些打不开壳子的即可。依照步骤操作肯定不会搞砸。青口贝在微辣、温热的汤汁中被端上桌，不免让人想起地中海。这道菜低脂且高蛋白，含有各种微量营养素，包括铁、硒、碘和维生素*E*以及*B*族维生素。

4 人份

准备好青口贝，在冷水中清洗干净，扔掉那些用手碰都合不上的青口贝，扯掉夹带的海草，如果你精力尚够，抠去表面附着的藤壶。或者快速地刷洗一遍。

在带盖汤锅或砂锅中加热橄榄油，锅要能够装下所有的青口贝。加入黄油，待其融化后放入葱花。盖上盖子小火焖几分钟，直至葱花变软。火转大一些，放入蒜泥、辣椒碎、孜然籽和小茴香，炒两三分钟。倒入番红花和泡番红花的水，加入一撮姜黄粉和咖喱粉，之后放入番茄、白葡萄酒和高汤。用盐和胡椒调口味，煮至沸腾。小火焖 5 分钟。

如果使用潘诺茴香酒，先倒入锅中，再倒入所有青口贝。盖上盖子，让青口贝在锅中蒸煮 3~4 分钟，每隔一会儿就晃动一下汤锅。当青口贝开口时，就做熟了。

用大号深盘连汤一起盛出，撒上新鲜的香草。注意，一定要丢掉没开口的青口贝。

烟熏鲭鱼甜菜头苹果沙拉

> 400 克较小的甜菜头，表面刷洗干净，或者 250 克袋装熟甜菜头（未调味）
> 1 汤匙橄榄油（如需烘烤）
> 盐（如需烘烤）
> 1 枝百里香（如需烘烤）

沙拉汁需准备：
> 4 汤匙油（最好是坚果类的油，橄榄油也可以）
> 2 汤匙苹果醋
> 1 汤匙第戎黄芥末酱
> 盐和现磨黑胡椒

其他：
> 100 克熟勒皮小扁豆或绿色小扁豆
> 1 个青苹果，对半切开后去核，切成薄片
> 1 小个红洋葱，切细丝
> 3 块鲭鱼排，去皮并撕成大块
> 1 汤匙刺山柑（可选）
> 沙拉菜叶（豆瓣菜、芝麻菜、菠菜和菊苣均可）
> 切碎的莳萝或欧芹，装饰用

能量 487 千卡
蛋白质 27.6 克
脂肪 34.0 克
饱和脂肪酸 6.7 克
碳水化合物 18.3 克
膳食纤维 5.0 克

这是一道美味且口感层次丰富的冬季沙拉，用绿叶菜搭配非常棒，但也可以把沙拉放在菊苣的叶子上，增添一点点苦味。如果使用真空包装的甜菜头和小扁豆罐头，这道菜组合起来非常迅速。如果你正好有点生的甜菜头，为了做好这道菜就要烤一烤了，你可以控制烤制时间，我喜欢比真空包装的甜菜头硬一些的口感。作为理想的轻食或午餐便当，这道菜当然会带给人们各种营养。油性鱼类是 ω-3 脂肪酸、维生素 D 和铁元素的丰富来源，小扁豆则提供了低 GI 碳水化合物。

4 人份

如果你要自己烤甜菜头而不是用现成的那种，就将烤箱预热到 200℃，将没有削皮的甜菜头放在烤盘中，淋上橄榄油，撒上盐和百里香。不用盖住，烤 1 个小时。之后将甜菜头静置，冷却后搓掉表皮，再将甜菜头切成瓣。

制作沙拉汁时，将所有沙拉汁的配料放在一起搅打均匀。如果觉得有点浓稠，可以加点水。

将小扁豆放入碗中，加入甜菜头、苹果、洋葱、鲭鱼和刺山柑（如果使用）。将沙拉菜叶在大盘子或沙拉盆中放好，然后将其余食材扣在上面，再撒上一些莳萝碎或欧芹碎。

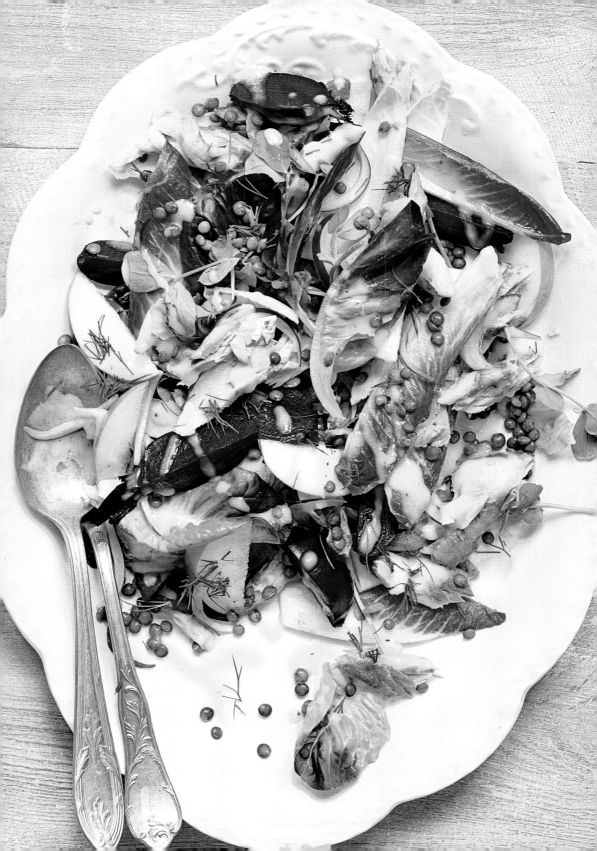

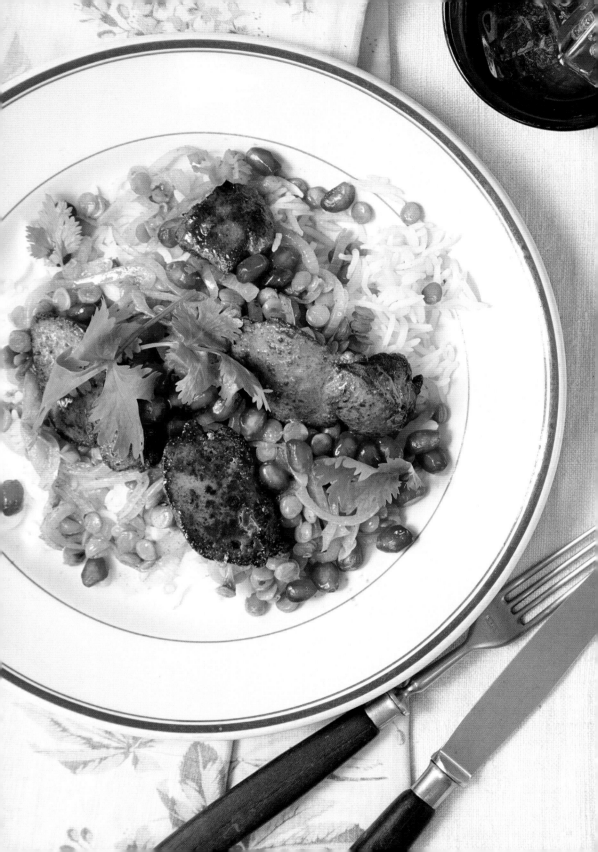

托马西娜·迈尔斯的
热辣小扁豆盖饭

> 120 克绿色或褐色小扁豆

> 250 克鸡肝

> 1 茶匙孜然粉

> 40 克无盐黄油

> 2 汤匙植物油

> 2 个洋葱，对半切开后切细丝

> 1/2~1 茶匙卡宴辣椒粉

> 2 茶匙烟熏红甜椒粉

> 1 个柠檬，榨汁

> 盐和现磨黑胡椒

佐以：

> 225 克印度香米，蒸熟

> 1 个石榴，取石榴籽

> 一小把香菜，切碎

> 一撮烟熏红甜椒粉

能量 452 千卡

蛋白质 19.4 克

脂肪 16.3 克

饱和脂肪酸 6.4 克

碳水化合物 57.3 克

膳食纤维 3.1 克

"没有哪道饭菜从视觉上会比这道更漂亮，香甜的洋葱炒鸡肝搭配蒸小扁豆和米饭，再配上宝石般的红色石榴籽、红甜椒粉和点缀其间的绿色香菜末。这是一道有助于恢复元气的家庭自制饭菜，做起来毫不费事。幸运的是，这道菜在我家好像颇受欢迎。"托马西娜·迈尔斯说。

4 人份

在冷水中漂洗小扁豆后倒入汤锅中，加入冷水，至少没过小扁豆 3 厘米，大火煮沸后转小火焖煮至变软（煮制时间根据使用的小扁豆类型有所不同）。

与此同时，用一把锋利的刀或剪刀将鸡肝中的白色组织或筋络分离出来。用足量的盐和黑胡椒以及孜然粉腌制调味。

大火加热大号煎锅，当锅热到开始冒烟时，放入一半的黄油。将黄油在锅中旋转融化，放入一半鸡肝，每面煎约 30 秒，直至变为琥珀色，油脂在上面变为焦糖色，取出待用。用同样的方法处理剩余的鸡肝。

中火继续加热煎锅，加入植物油和剩余的黄油。待黄油融化后，放入洋葱丝、卡宴辣椒粉和烟熏红甜椒粉。用盐和黑胡椒调味后炒制 15 分钟，直至洋葱变甜变软。

倒入煮熟的小扁豆和柠檬汁翻炒，尝尝咸淡。最后，放入鸡肝和约 100 毫升冷水，热透后继续加热约 5 分钟。

将小扁豆盖在热气腾腾的米饭上，撒上石榴籽、香菜碎和适量烟熏红甜椒粉。

费利西蒂·克洛克的
菠菜番茄开边黄豆咖喱

> - 250 克印度开边黄豆（可用其他豆类代替）
> - 2 汤匙植物油或葵花籽油，外加淋油的用量
> - 1 个小洋葱，切薄片
> - 1 小块姜，磨成末
> - 2 瓣蒜，拍碎
> - 半茶匙姜黄粉
> - 1 茶匙葛拉姆马萨拉粉
> - 1 茶匙黑芥末籽
> - 150 克菠菜，洗净，如需要，切去老茎
> - 一捧樱桃番茄，对半切开
> - 一小捆香菜，配菜用（可选）

能量 144 千卡
蛋白质 6.8 克
脂肪 7.4 克
饱和脂肪酸 0.8 克
碳水化合物 14 克
膳食纤维 1.6 克

"吃下去热乎乎、舒舒服服的，并且方便制作。对我来说，木豆咖喱在餐饮界就像一床温暖的羽绒被。我可以整锅吃下，而且经常吃。这一版用了印度开边黄豆，也叫小鹰嘴豆，不仅富含膳食纤维和蛋白质，而且GI值极低，因此拥有更强的饱腹感。开边黄豆在大型超市的印度产品区十分常见，在亚洲超市也可以买到。如果买不到，可以替换掉印度开边黄豆。我同时还加了菠菜，因为这样看起来更健康，还有番茄和两种增强免疫力的香料——姜黄粉和芥末籽。这是一个简单易上手的食谱，可以随心所欲地尝试你喜欢的蔬菜，如果你喜欢更带劲的口感，也可以在香料中加入一些辣椒面。我喜欢空口吃这道菜，但搭配薄饼或糙米饭也没有问题。"费利西蒂·克洛克说。

4 人份（小份）

在自来水下冲洗印度开边黄豆，直至水不再混浊。连同 800 毫升水放入锅中，煮至沸腾。撇去浮沫后转小火，炖煮 45~55 分钟，直至完全煮烂（如果需要，可在锅中再加水）。

与此同时，在煎锅中用中火热油，放入洋葱片。煎至洋葱变软，变成金色，不停搅拌需要约 20 分钟。

放入姜蒜，继续煎两三分钟，然后放到一旁，等待开边黄豆煮熟。当开边黄豆煮到十分软烂的程度时，将其大致捣烂（如果使用更容易煮烂的豆子，也许可以省去这一步），之后继续中小火炖煮并收汁。在煎洋葱的锅中淋入额外准备的油，继续在锅中煎炒并加入香料。再炒两三分钟，翻炒至散发出香气。

将调过味的洋葱倒入开边黄豆中，放入菠菜和番茄。盖上盖子，待蔬菜变软后继续焖两三分钟，之后搅拌均匀，调整口味。用新鲜的香菜装饰即可。

香辣牛肉沙拉

虽然只有两块牛排，但是这道沙拉的量很大，因为可以轻而易举地分给四个人食用。你可以使用任何自己喜欢的沙拉配料，所以这里的配料表仅供参考。红肉因为脂肪总量高而名声在外，但是若选择瘦肉，这道菜的总脂肪酸和饱和脂肪酸含量都不高。红瘦肉是铁元素、锌元素和B族维生素的优质来源，加入其他配菜后，这道沙拉的 β-胡萝卜素和维生素 C含量也很高。

> 2 块西冷牛排（每块 160 克）

沙拉需准备：
> 1 大棵罗马生菜（或 3 棵小宝石生菜），切碎
> 半根西葫芦，切细丝
> 1 大根胡萝卜，切细丝
> 1/4 个圆白菜或紫甘蓝，切碎
> 1 个红甜椒，切细丝

沙拉汁需准备：
> 2 汤匙酱油
> 1 汤匙米醋
> 1 汤匙糖
> 半茶匙姜末
> 1 瓣蒜，拍碎或磨成末
> 一个青柠，榨汁
> 1 个辣椒，切细圈
> 1 茶匙芝麻油

佐以：
> 4 棵小葱，切末
> 1 茶匙芝麻

能量 180 千卡
蛋白质 21.7 克
脂肪 5.8 克
饱和脂肪酸 2.0 克
碳水化合物 10.5 克
膳食纤维 3.9 克

4 人份

热好牛排煎锅，以手在锅的上方觉得放不住为准。

将沙拉的食材摆放在一个大盘中。

将沙拉汁所有的配料搅拌在一起。

烤牛排，烤至几分熟完全取决于你，但是三分熟或一分熟的牛排和这道菜最为般配，因此每面煎 2 分钟即可。之后让牛排静置几分钟，之后切成条。将牛排条放在沙拉上，剩余的肉汁可以作为浇汁。

倒入沙拉汁，撒上葱末和芝麻。

意大利烘蛋

> 2 个红洋葱，切成长条
> 1 根西葫芦，切成圆片
> 1 个红甜椒，纵向切丝
> 200 克奶油南瓜或红薯（去皮净重），切丁
> 2 汤匙橄榄油
> 1 茶匙干香草——牛至或鼠尾草均可，混在一起用
> 6 个柴鸡蛋，打散
> 6 个樱桃番茄，对半切开
> 罗勒叶适量，撕碎
> 盐和现磨黑胡椒

能量 256 千卡
蛋白质 14.1 克
脂肪 16.2 克
饱和脂肪酸 3.7 克
碳水化合物 14.3 克
膳食纤维 4.1 克

做出来是很大一份，但这并不是什么坏事。作为简餐可以分成四份，因为便于携带，所以能够完美地变身为便当。可以在冰箱冷藏或冷冻，需要的话可以切成一块一块的。重新加热时用锡箔纸裹好，放入预热好的烤箱即可。不同的季节可加入不同的蔬菜，但是用什么蔬菜、换什么蔬菜完全取决于你的意愿。切碎的培根片或上一顿剩下的熟肉都是不错的选择。

4 人份

将烤箱预热至 200℃，用硅油纸铺好烤盘。放入红洋葱、西葫芦、红甜椒和奶油南瓜，倒入一茶匙橄榄油。用手翻拌所有食材，平铺于烤盘中。撒上香草并用盐和黑胡椒调味。放入烤箱中，烤约 30 分钟。

将烤炉预热至最高温度。在一个大号不粘煎锅中预热剩余的橄榄油。将烤好的蔬菜摆在煎锅底部，倒入蛋液。用樱桃番茄点缀，撒上碎罗勒叶。用中火煎至底部蛋液凝固，四周变为深棕色。将锅整个放入烤炉（可能需要保护下煎锅的把手），烤至整锅蛋液全部凝固，整个烘蛋微微隆起。

举一反三:

将 200 克蘑菇和适量洋葱、大蒜一起煎炒,放入 300 克西兰苔,一两汤匙帕马森奶酪碎(樱桃番茄可选,放进去会让味道更好,因为它们自带香甜味)。

能量 323 千卡　**蛋白质** 20.7 克　**脂肪** 19.5 克　**饱和脂肪酸** 5.4 克
碳水化合物 17.4 克　**膳食纤维** 8.5 克

250~300 克瑞士甜菜、羽衣甘蓝或黑叶羽衣甘蓝切碎。在沸水中焯水 2~3 分钟,沥水。参照前面的食谱烤好奶油南瓜或红薯和洋葱,在烘蛋上撒上柠檬皮碎。

羽衣甘蓝版的营养信息:
能量 281 千卡　**蛋白质** 16.6 克　**脂肪** 17.4 克　**饱和脂肪酸** 3.9 克
碳水化合物 15.4 克　**膳食纤维** 7.2 克

芦笋洗净后,将其嫩茎和尖部一起烤熟。用蚕豆和豌豆各 100 克以及大量新鲜香草,特别是薄荷叶和罗勒叶制作意大利烘蛋。如果喜欢,可以加入一些羊奶酪丁。

能量 313 千卡　**蛋白质** 19.0 克　**脂肪** 18.1 克　**饱和脂肪酸** 4.6 克
碳水化合物 19.7 克　**膳食纤维** 8.4 克

主菜

　　均衡健康的主菜应该是包括各种蔬菜和植物的食物，比如豆类、土豆、红薯、杂粮饭、藜麦、通心粉和面条。很多食谱可以通过调整减少脂肪含量。可能的话，尽可能利用蒸、烤和烘焙的方式烹饪，可以炒菜或煎而不是油炸。摄取蛋白质时，可以依赖鸡肉、鱼肉、蛋类、豆类和坚果。如果使用红肉，尽量选择瘦肉部位，不要用加工肉类。肉类的分量要小，一定要搭配足量的蔬菜和淀粉类碳水化合物（比如土豆、红薯、糙米、豆类、北非小米、通心粉或面条）。以下是一些创意：

- 在牧羊人派、肉酱意面和肉食酥皮派等欧洲传统菜肴中选择最瘦的红肉
- 在炖菜和砂锅煲中加入豆类，以减少肉类，同时增加植物类食材的占比
- 蔬菜炒猪肉、鸡肉、大虾或腰果，搭配糙米饭和面条食用
- 烤鸡肉串搭配皮塔饼和沙拉
- 烤鸡（去皮）搭配烤蔬菜
- 鸡肉、火鸡、鱼肉或蔬菜咖喱——家庭自制可保证营养均衡
- 白肉鱼类，比如海鲈鱼、鲽鱼、鳕鱼、黑线鳕、无须鳕等，在烤箱或烤炉中烤制，用柠檬汁或莳萝等香草调味，搭配新鲜的沙拉
- 油性鱼类，比如三文鱼、鳟鱼、沙丁鱼或鲭鱼——参见后文何制作香米酿鳟鱼
- 酿蔬菜，比如茄子、番茄或青椒
- 炖蔬菜或蔬菜塔吉锅——搭配糙米或北非小米
- 烤蔬菜是烤肉、烤鸡和白色鱼类不错的伴侣，加入通心粉或北非小米，再放入一些羊奶酪或软质山羊奶酪

英式酿茄子

因为可以提前做好，所以这是一道易于制作的素食菜肴，可以加入你的拿手菜列表中。只要完成加入马苏里拉奶酪之前的所有步骤，就可以"扔"进冰箱了，想吃的时候拿出来继续做完即可。吃不完的剩菜最好在室温下食用。搭配蔬菜沙拉或一大碗塔布勒沙拉。这道菜拥有丰富的维生素和矿物质，包括钙、β-胡萝卜素和维生素E，以及蔬菜沙拉提供的维生素C。

4 人份

将烤箱预热至 180℃，给深烤盘铺好硅油纸。

用一把快刀挖去大部分茄子肉，留下约 1 厘米厚的茄子肉。将"船型"茄子放入深烤盘中，淋上橄榄油。将取出的茄子肉切丁。

在汤锅中加热橄榄油，放入洋葱炒约 5 分钟，直至洋葱变软变透明。放入蒜末、香料和欧芹茎，继续炒一两分钟，之后加入茄丁。不断翻炒以便茄丁均匀裹上香料，之后加入葡萄酒。当葡萄酒在锅中开始冒泡时，小火炖至汤汁收至一半。

放入番茄丁，用盐和黑胡椒调味，小火炖 15~20 分钟直至汤汁差不多收完。最后 5 分钟加入刺山柑和青橄榄，之后放入欧芹茎碎，拌匀。

将混合料放入茄子皮中，上面放上马苏里拉奶酪片。在烤箱中烤约 20 分钟，直至马苏里拉奶酪融化并变为棕色。

> 2 大个茄子，纵向剖成两半
> 2 汤匙橄榄油，预留额外的淋油用量
> 1 大个洋葱，切碎末
> 2 瓣蒜，切碎末
> 1 茶匙孜然粉
> 1/4 茶匙肉桂粉
> 1/4 茶匙烟熏红甜椒粉
> 1/4 茶匙卡宴辣椒粉或普通辣椒面
> 2 汤匙欧芹茎碎末
> 200 毫升红葡萄酒（可选，也可用水、鸡汤或蔬菜高汤）
> 400 克罐头番茄丁
> 2 汤匙刺山柑，过水沥干
> 50 克青橄榄，切片
> 2 汤匙欧芹菜叶碎末
> 2 个新鲜的马苏里拉奶酪球，切片
> 盐和现磨黑胡椒

能量 300 千卡
蛋白质 15.4 克
脂肪 20.7 克
饱和脂肪酸 9.7 克
碳水化合物 9.9 克
膳食纤维 6.8 克

合炒夏日时蔬

> 1 汤匙橄榄油
> 适量小葱（约 120 克），切成 4 厘米长的葱段
> 一大把瑞士甜菜或彩虹甜菜，茎和叶分开，切碎
> 1 小个茴香头，对半切开，横向切丝
> 1 根大西葫芦或几根小西葫芦，斜切成片
> 少许芦笋尖
> 100 克法国菜豆[1]
> 100 克嫩蚕豆或豌豆
> 2 瓣蒜，切成蒜末
> 1 个未打蜡柠檬的柠檬皮
> 少许樱桃番茄
> 盐和现磨黑胡椒

佐以：
> 少许柠檬汁或少许意大利香醋、雪莉酒醋
> 任何你喜欢的夏季香草，比如罗勒、青铜茴香、细叶芹、龙蒿和薄荷
> 如果有的话，可准备少许可食用花朵，特别是琉璃苣，其他香草的花朵均可
> 少许帕马森奶酪碎（可选）

能量 145 千卡
蛋白质 8.8 克
脂肪 7.4 克
饱和脂肪酸 1.1 克
碳水化合物 12.1 克
膳食纤维 10.1 克

这道菜十分适合夏天，是我喜欢单独享用的一道菜，但为了有更强的饱腹感，可以搭配一些烤肉。如果你正在接受治疗或者不吃肉，可以加入一些马苏里拉奶酪丁，甚至可以在最后放一些布拉塔奶酪，只要别完全融化即可，稍稍变软时的口感最好。

可以根据喜好多加或减少蔬菜的用量，或者替换成其他蔬菜。比如，焯过的四季豆完全可以替代法国菜豆。这道菜含有大量来自新鲜蔬菜的维生素和矿物质，比如烟酸、β - 胡萝卜素、维生素 E 和叶酸。加入奶酪会增加蛋白质和钙。搭配杂粮米饭、面条、藜麦或北非小米可以获取淀粉类碳水化合物。

2 人份

在炒锅中加热橄榄油，放入葱段、瑞士甜菜茎、茴香头、西葫芦、芦笋尖和法国菜豆。大火翻炒约 3 分钟，之后加入蚕豆或豌豆、蒜末和柠檬皮。用盐和黑胡椒调味，倒入 50 毫升冷水。两三分钟后，加入瑞士甜菜叶和樱桃番茄。

当瑞士甜菜的叶子变软，樱桃番茄变软且有点爆汁时，离火，挤入一些柠檬汁或者淋入一些香甜的意大利香醋或雪莉酒醋。

佐以大量夏季香草和花朵，如果有的话，还可以撒上一些帕马森奶酪碎。

1 和我国一般的豆角类似。——译者注

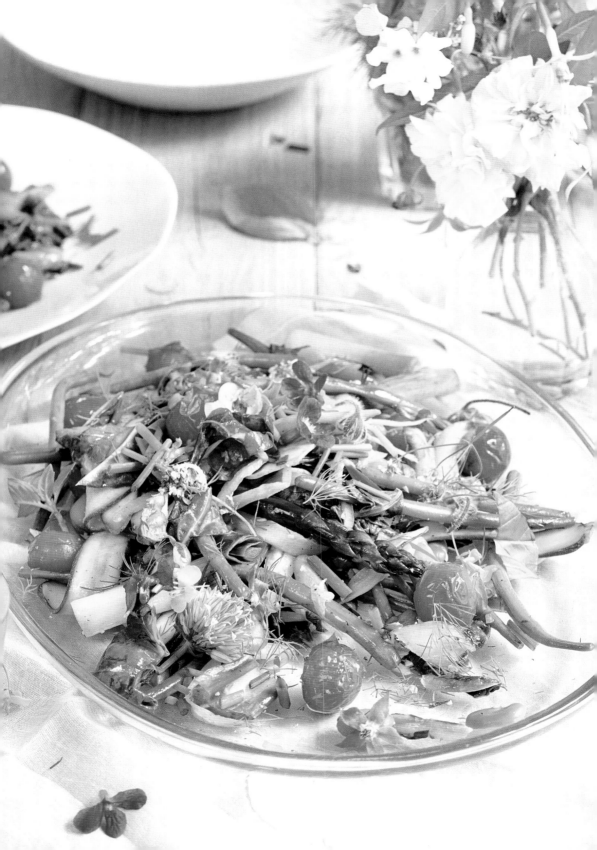

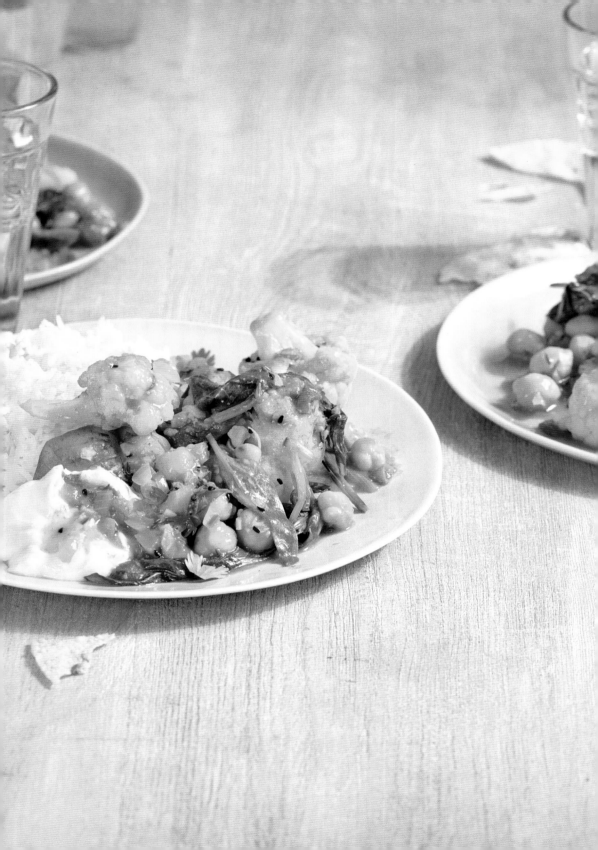

花菜鹰嘴豆菠菜咖喱

这是一道快速方便的咖喱，单独食用或者搭配蒸米饭都很美味。这道菜的辣度取决于你选择的辣椒。如果你想让它辣一些，除了其他香料还可以放些辣椒面。这道咖喱的营养均衡且低脂，含有的淀粉类碳水化合物 GI 值也不高，提供了大量的维生素和矿物质，包括叶酸和维生素 E。搭配杂粮米饭可以获得更多膳食纤维和 B 族维生素。

> 1 棵花菜，分成小朵

> 1 汤匙植物油

> 1 茶匙孜然籽

> 1 茶匙黑种草子

> 1 个洋葱，切碎末

> 2 个绿色小辣椒，切碎

> 1 块姜，切成末

> 2 瓣蒜，切成末

> 1 茶匙香菜籽粉

> 半茶匙姜黄粉

> 半茶匙胡卢巴

> 一撮肉桂粉

> 150 毫升热蔬菜高汤或水

> 12 个番茄，切碎

> 1 罐鹰嘴豆（沥水后净重约 240 克）

> 250 克菠菜叶，洗净

> 少许柠檬汁

> 盐和现磨黑胡椒

佐以：

> 一把香菜叶

> 希腊酸奶

4 人份

用汤锅烧开一锅水并加盐。放入掰成小朵的花菜，焯水约 3 分钟，不需要焯至软烂，仍要保留一定的嚼劲。沥干并过凉水。

在大号汤锅中热油，放入孜然籽和黑种草子，1 分钟爆香后加入洋葱末、辣椒碎和姜末。翻炒几分钟至洋葱变软，然后加入蒜末和所有香料。倒入高汤和番茄，用盐和黑胡椒调味。小火焖 5 分钟，之后放入花菜、鹰嘴豆和菠菜叶。不要担心菠菜叶堆满了整个汤锅，不一会儿就会变软。

当菠菜变软后，尝一下咸淡。如果需要，可加入一些盐和黑胡椒并挤入少许柠檬汁。

撒上香菜叶，在一侧点缀希腊酸奶即可。

能量 175 千卡

蛋白质 9.9 克

脂肪 6.4 克

饱和脂肪酸 0.9 克

碳水化合物 21.7 克

膳食纤维 8.4 克

小贴士

这道菜适合冷冻，也可以倒入更多水变成一道咖喱蔬菜汤。

西奥·兰德尔的
烤海鲈鱼
配苦艾酒酱汁

没有比这道菜做起来更简单迅速的菜了，但是如果想提前准备的话，你可以把苦艾酒之外的锡纸包准备好，放到冰箱中保存，想做的时候拿出来，加上苦艾酒放进烤箱即可。搭配蒸土豆和蔬菜食用。

—————————

> 4 块海鲈鱼排或类似鱼排
> 8 片薄柠檬
> 12 片罗勒叶
> 40 克无盐黄油，并额外准备一些刷油
> 200 毫升苦艾酒
> 盐和现磨黑胡椒

—————————

能量 280 千卡
蛋白质 29.2 克
脂肪 12 克
饱和脂肪酸 5.8 克
碳水化合物 1.7 克
膳食纤维 0 克

4 人份

将烤箱预热至 190℃。

裁出四大块正方形锡箔纸，一面刷上黄油。将鱼排分别放到刷好油的锡箔纸上，鱼皮朝下。每块鱼排上放两片柠檬、三片罗勒叶、10 克黄油和调味料。将锡箔纸四周立起来，每块鱼排上倒入 50 毫升苦艾酒。将锡箔纸四边卷起来形成密封的锡纸包。在烤箱中烤 15 分钟。

将锡纸包裹的鲈鱼从烤箱中拿出，注意保温。将汤汁沥到汤锅中，煮沸后收汁至减半。上桌前淋在鱼排上即可。

青柠罗勒酥皮三文鱼
配西葫芦意面

酥皮三文鱼需准备：

> 4 块三文鱼排

> 4 汤匙面包糠

> 3 汤匙松子，烘烤后大致碾碎
  （可选）

> 一把罗勒叶，切末

> 一把欧芹叶，切碎

> 几枝龙蒿，只保留叶子（可选）

> 1 茶匙刺山柑，过水漂洗

> 1 瓣蒜

> 1 个未打蜡青柠的皮和汁

> 1 汤匙橄榄油

> 20 个樱桃番茄

> 盐和现磨黑胡椒

西葫芦意面需准备：

> 1 汤匙橄榄油

> 2 大根西葫芦，切成细长的丝

能量 331 千卡

蛋白质 24.2 克

脂肪 19.4 克

饱和脂肪酸 3.1 克

碳水化合物 15.8 克

膳食纤维 2.4 克

如果喜欢，这道菜也可以搭配常规的意面，但是西葫芦意面制作起来并不困难。有专门的设备可以做出漂亮的蔬菜意面，但其实你并不需要。只需要一个便宜的擦丝器，甚至只是一把削皮刀，就可以把西葫芦切成扁身意大利面的宽度。

4 人份

将烤箱预热至 200℃。烤盘里铺好硅油纸，将三文鱼排间隔码在盘子中，鱼皮朝下。

将面包糠、松子、香草、刺山柑、蒜瓣和柠檬皮放入食品加工机中，搅打至混合均匀。用盐和黑胡椒调味后倒入青柠汁。搅拌成型，以把混合料轻轻捏在手中时能团在一起为宜。将混合料均匀铺在三文鱼排之间并向下压实，再在每块三文鱼排上铺上薄薄的一层混合料。淋上橄榄油。

三文鱼在烤箱中烤 10~12 分钟，直至酥皮变成金黄色，这说明鱼肉已经熟透。最后 5 分钟在烤盘上放上樱桃番茄。

与此同时制作西葫芦意面。在大号煎锅或炒锅中加热橄榄油。倒入西葫芦丝，快速煎炒 1~2 分钟，直至其边缘有些变为深色并变软。一定不要炒过火，否则会立刻变得水汪汪的。离火，用盐和黑胡椒调味。

摆盘时，将西葫芦意面分装到四个盘子中，上面分别放上三文鱼和樱桃番茄。如果喜欢，可以用新鲜香草装饰。

阿利格拉·麦克伊韦迪的
香米酿鳟鱼

现在大家吃鳟鱼好像吃得越来越少了。因为它比三文鱼便宜很多，口味独特，对人们益处良多，所以出现这种情况实属遗憾。如果不喜欢，可以不使用青椒和洋葱，但这两种蔬菜确实给这道菜增添了土耳其风情。如果买了新鲜的鳟鱼，可以一次多准备几条冷冻起来。

烤之前确保已经彻底解冻即可。这道菜可以通过谨慎使用黄油和橄榄油来控制脂肪的摄入量。大部分脂肪来自橄榄油、坚果和鳟鱼，因此是单不饱和脂肪酸和多不饱和脂肪酸的来源。这道菜除了含有锌和铁这些营养素，还是钾、维生素D和维生素E的优质来源。

4 人份

将燃气烤箱预热至 180℃。

按照包装上的说明将米饭做熟。

与此同时，将小葱、香草、调味料、扁桃仁碎、红醋栗和柠檬皮放到一个盆中，米饭沥干后也趁热放进来，加入黄油确保其融化。用盐和黑胡椒调味。

在鱼肚子中码味，放入米饭混合料，用牙签将鱼肚封好。将鳟鱼放在烤盘中，要确保烤盘要能装下所有鳟鱼，混合 100 毫升冷水和白葡萄酒，用于码味，将其均匀倒在鱼上并淋上橄榄油。在烤箱中烤 20 分钟，搭配汤汁和配菜一同食用。

烤蔬菜时，需要将烤炉设到最高温，烤盘上铺好硅油纸，将青椒、洋葱圈在上面码好。淋上适量橄榄油，并用盐和黑胡椒调味。烤约 5 分钟后翻面，继续烤 2 分钟。放入切好的番茄继续和青椒、洋葱一起烤 3 分钟。

在四个盘子中摆放一些生菜叶，放上鳟鱼和烤蔬菜，搭配一角柠檬。

酿鳟鱼需准备：

> 90 克印度香米，淘洗干净

> 2 棵小葱，切成 1 厘米长的葱花

> 一大把欧芹，大致切碎

> 一小把莳萝，切碎

> 一大撮多香果

> 半茶匙漆树粉

> 35 克扁桃仁碎

> 20 克红醋栗

> 1 个未打蜡柠檬的果皮

> 30 克无盐黄油

> 4 条鳟鱼（每条重约 250 克），刮鳞去内脏

> 150 毫升白葡萄酒

> 3 汤匙橄榄油

> 盐和现磨黑胡椒

烤蔬菜需准备：

> 4 根青椒，对半切开

> 1 个红洋葱，切成粗洋葱圈

> 少许橄榄油，用于淋油

> 4 个番茄，对半切开

佐以：

> 罗马生菜叶

> 柠檬角

能量 678 千卡

蛋白质 55.0 克

脂肪 35.0 克

饱和脂肪酸 8.7 克

碳水化合物 31.1 克

膳食纤维 4.7 克

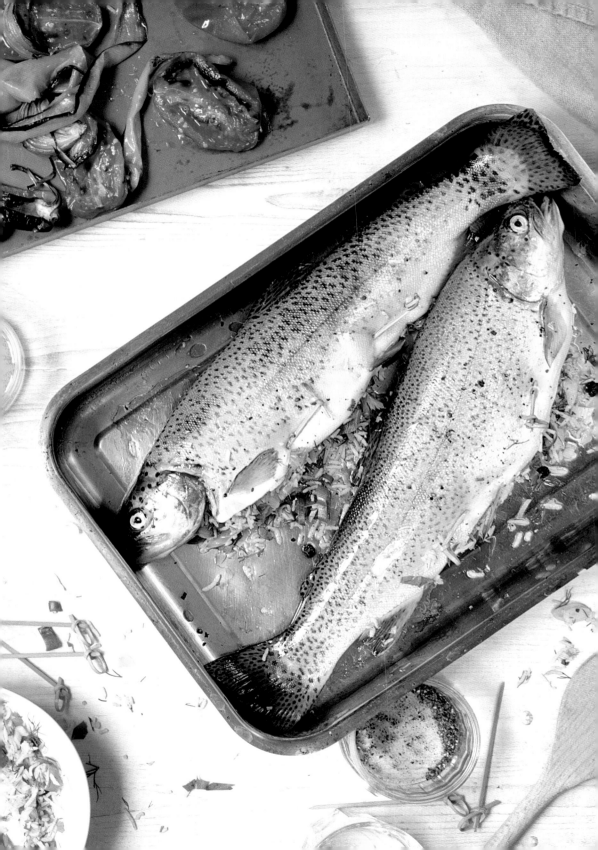

萨姆和萨姆·克拉克的

焖烧鲷鱼
配鹰嘴豆、醋栗、姜黄和莳萝

这个食谱需要用到野韭菜，而这种蔬菜只有春天才有。但是可以换成半瓣蒜或者韭菜，也会有类似的味道。如果吃剩了一些，和米饭或北非小米一类的主食搭配会十分对味。这道菜脂肪含量低，特别是饱和脂肪酸含量，同时富含维生素和矿物质，包括铁元素、B族维生素和 β -胡萝卜素。

4 人份

将鲷鱼排切成薄片，放入盆中，倒入橙子和青柠的果汁和果皮、孜然粉、姜黄粉和肉桂粉。用盐和黑胡椒调味，腌制 15 分钟。

大火热锅，倒入鲷鱼和所有腌料，紧接着倒入其他剩余配料。盖上盖子焖 2~3 分钟，直至鱼肉熟透，瑞士甜菜变软。调整咸淡后立刻上桌。

> 4 块鲷鱼排

1 个未打蜡橙子的橙汁和果皮

2 个未打蜡青柠的汁和果皮

> 1 茶匙孜然粉

> 1 茶匙姜黄粉

> 半茶匙肉桂粉

> 200 克瑞士甜菜，只保留叶子，切碎

> 一小把莳萝，切成碎末

> 一把小葱，切成葱花

> 适量野韭菜叶，切末（可选）

> 50 克醋栗

> 120 克（沥干净重）罐头鹰嘴豆

> 一小块无盐黄油

> 200 毫升鱼汤或蔬菜高汤

> 盐和现磨黑胡椒

能量 241 千卡

蛋白质 30.4 克

脂肪 7.0 克

饱和脂肪酸 0.8 克

碳水化合物 16.0 克

膳食纤维 2.2 克

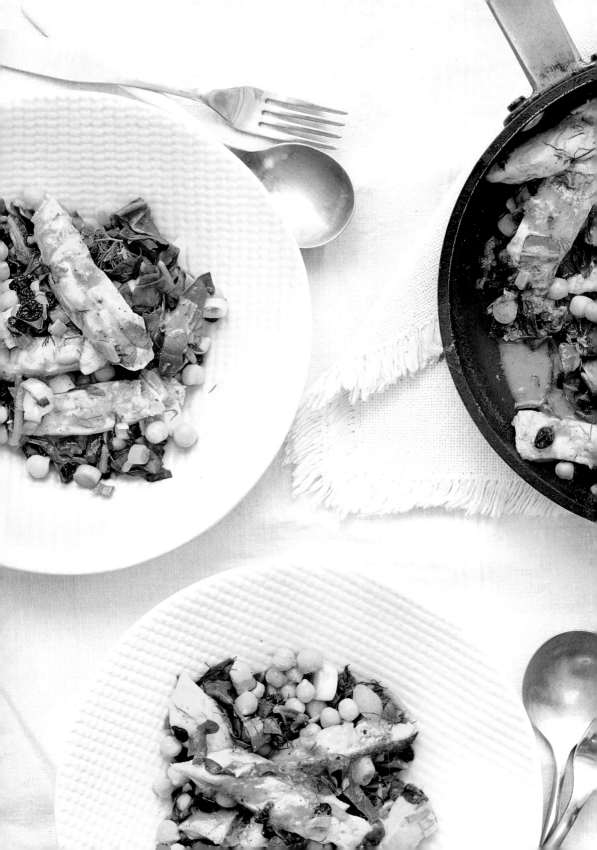

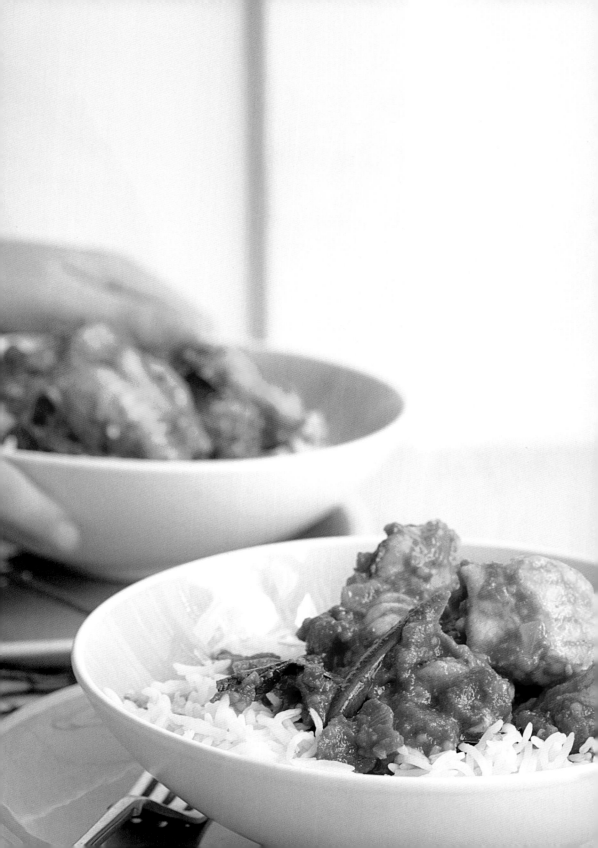

里克·斯坦的
马德拉斯咖喱鲷鱼
配番茄和罗望子

> - 2 汤匙植物油
> - 1 汤匙黄芥末籽
> - 1 大个洋葱，切成末
> - 3 瓣蒜，拍碎
> - 30 片鲜咖喱叶
> - 2 茶匙克什米尔辣椒面或半茶匙普通辣椒面
> - 2 茶匙香菜籽粉
> - 2 茶匙姜黄粉
> - 400 克罐头番茄丁
> - 100 毫升罗望子水
> - 2 个青尖椒，每个纵向切成 6 瓣，不去籽
> - 1 茶匙盐
> - 700 克鲷鱼排，切成 5 厘米见方的块

能量 196 千卡
蛋白质 25.8 克
脂肪 6.3 克
饱和脂肪酸 0.9 克
碳水化合物 12.2 克
膳食纤维 1.6 克

克什米尔辣椒不太辣，主要用于增加深红色的色泽。如果买不到磨好的克什米尔辣椒面，可以用半茶匙普通辣椒面代替，做出来的辣味差不多。这道菜脂肪含量低，但味道十分浓郁。搭配杂粮饭可以获取更多膳食纤维和B族维生素。

6 人份

在厚底汤锅中用中火热油。油热后，放入黄芥末籽煸 30 秒，之后放入洋葱和蒜末轻轻翻炒约 10 分钟，直至变软且带些金黄色。放入咖喱叶、辣椒面、香菜籽粉和姜黄粉，继续翻炒 2 分钟，之后加入番茄丁、罗望子水、青尖椒和盐。小火焖约 10 分钟，直至汤汁变得少而浓稠。加入鱼块，继续炖 5 分钟或等到鱼肉熟透，搭配白米饭食用。

罗望子水

可以购买罐装的罗望子汁，但注意不要买成浓缩的，因为后者味道太浓了。也可以自己准备罗望子水，把罗望子（通常是一整块售卖，像椰枣一样）浸泡在水中或者用水稀释浓缩的罗望子水。如果用罗望子制作 100 毫升罗望子水，在碗中放入 60 克罗望子，倒入 120 毫升开水。放置浸泡约 15 分钟，之后用手将罗望子在水中捏碎揉开，用筛子滤去核和纤维部分。

小贴士

这道菜可以直接冷冻，再次加热的时候要小心，如果不停翻动，鱼肉会碎。最好的办法是只冷冻酱汁的部分，这样可以解冻后再加入一些新鲜的鱼肉。这款酱汁用途多变，也可以搭配鸡肉或烤蔬菜。

> 2 汤匙植物油
> 2 个洋葱，切丝
> 30 克鲜姜（去皮后的净重），切成粗末
> 7 大瓣蒜
> 两满勺鹰嘴豆粉
> 3/4 茶匙姜黄粉
> 1 汤匙香菜籽粉
> 2 茶匙孜然粉
> 2 茶匙葛拉姆马萨拉粉
> 250 毫升热鸡汤
> 400 毫升罐装椰浆
> 500 克去皮去骨鸡大腿，每个鸡大腿切成 3 块
> 1 个大番茄，切成小丁
> 60 克椰膏（纯素食）
> 2 汤匙柠檬汁，依口味增减
> 盐

配菜需准备：
> 现成油炸红葱酥
> 2 根小葱，切葱花
> 3 个全熟水煮蛋，每个切成四瓣
> 2 根红尖椒，切成细丝
> 一把烤花生米
> 鸡蛋面（2 袋 400 克袋装面），根据包装上的方法煮熟
> 一把香菜叶，切碎
> 青柠角

咖喱部分的营养信息：

能量 442 千卡
蛋白质 38.3 克
脂肪 23.5 克
饱和脂肪酸 8.5 克
碳水化合物 21.8 克
膳食纤维 3.6 克

安于姆·阿南德的
缅甸风味鸡肉椰子咖喱

"我从没去过缅甸，但这道菜风靡印度并成为晚宴上的一道菜。我十分喜爱这道菜。风味惊艳，但没比制作一般的咖喱和买些配菜要多花多少工夫。"安于姆·阿南德说。

4 人份

在一口大号不粘锅中热油，放入洋葱，炒至边缘变为金黄色。与此同时，把适量水和葱姜一起搅拌成细腻的糊状（我用的是手持搅拌机）。倒入洋葱中并炒至收汁，蒜再煮一分钟，如果有点煳底可以再稍微加一点水。放入鹰嘴豆粉，搅拌一分钟后再加入适量水和各种粉状香料。继续炖 3~4 分钟。

放入鸡汤和椰浆，烧开后转小火焖煮 5 分钟。放入鸡肉、番茄和椰膏，再次煮沸，之后转小火继续炖 7~8 分钟，或直至食材熟透。倒入柠檬汁拌匀，根据口味加盐。

与此同时，根据喜好准备配菜，不要做太多，不然会是麻烦事。用小碗或碟子盛好每样配菜一同上桌。这些都是让人对这道菜念念不忘的惊喜，因此吃起来也更加快乐！

小贴士
如果重新加热的方法得当，那么这道菜很适合冷冻。

酸奶烤鸡肉

> 8 块带骨鸡肉，去皮

腌料需准备：

> 200 毫升酸奶

> 1 个柠檬，榨汁

> 1 个青柠，榨汁

> 1 个小洋葱，切碎或擦成末

> 2 瓣蒜，拍碎

> 1 茶匙孜然粉

> 1 茶匙多香果

> 半茶匙姜黄粉

> 1 汤匙启波特雷辣椒酱

> 青柠角，配菜用

能量 187 千卡
蛋白质 24.0 克
脂肪 8.8 克
饱和脂肪酸 2.7 克
碳水化合物 3.9 克
膳食纤维 0.3 克

相比于直火的快速或慢速烧烤，烤箱更适用于大块鸡肉的烘烤，但是如果你想用直火烧烤的话，买点鸡排代替这里的带骨鸡肉。搭配一大碗混合了香菜、薄荷和青柠皮的糙米饭或藜麦食用。搭配豆瓣菜香橙沙拉或者做成午餐便当也是很棒的主意。饱和脂肪酸和脂肪含量都很低，因此它成了沙拉或做熟的蔬菜的优质拍档。

6 人份

将所有腌料混合在一起，在鸡肉上等距离划花刀。用腌料裹满鸡肉并将其揉进鸡肉，放入冰箱腌制几个小时或者过夜。

准备好烤鸡时，将烤箱预热到最高的温度。在烤盘铺上铝箔或硅油纸。将鸡肉表面的腌料去掉，放在铺好纸的烤盘上时，刮去残留的腌料。放入烤箱，将温度降低到 200℃。烤 20~25 分钟，直至流出的汁水变清（可以通过扎透鸡腿肉最厚的部分来检测），鸡肉有些肉层开始变成黑色。搭配青柠角上桌。

小贴士

鸡肉可以带着腌料或烤熟后冷冻，放在冷藏室也可以保存几天。将鸡肉改刀成小块和酸奶或蛋黄酱拌匀，可作为三明治的馅料。

罐焖烤鸡

> 1 汤匙橄榄油
> 1 个洋葱，切丝
> 1 棵大葱，切段
> 1 大根胡萝卜，去皮切块
> 2 根西芹，切段
> 150 毫升白葡萄酒
> 150 毫升热鸡汤
> 1 头蒜，分成蒜瓣，不用剥皮
> 2 枝百里香
> 2 大枝龙蒿
> 1 只鸡（1.2~1.5 千克）
> 柠檬角
> 一大块无盐黄油
> 盐和现磨黑胡椒

能量 452 千卡
蛋白质 35.0 克
脂肪 27.1 克
饱和脂肪酸 7.4 克
碳水化合物 11.5 克
膳食纤维 3.7 克

用这种方式烤出的鸡肉鲜美多汁，蔬菜香甜软糯，汤汁醇厚浓香。剩下的汤汁可以用于各种菜肴，但放到意式烩饭中尤为美味，也可以作为快手通心粉酱汁，配上点剩下的鸡肉、培根丁和一杯豌豆。这种方式可以很方便地把鸡肉和蔬菜搭配在一起，保证均衡摄入维生素，包括 β - 胡萝卜素和维生素 A。

4 人份

将烤箱预热至 200℃。

将油在带盖的砂锅中加热，砂锅要能够装下整只鸡。放入蔬菜，中火翻炒至蔬菜变软，边缘上色。放入白葡萄酒，大火收汁 2 分钟，之后倒入鸡汤。放入蒜瓣和一半的香草。

用盐和黑胡椒由里到外地给鸡码味，在鸡肚子里塞入剩余的香草和柠檬。将黄油涂抹在鸡胸上，之后将鸡放在蔬菜上，尽可能把蔬菜推到四周。给砂锅盖上盖子，放入烤箱中。烤约 45 分钟，之后揭掉盖子继续烤 20 分钟，让鸡肉变成金黄色并形成脆皮。用钎子插入鸡腿肉最厚的部分，流出的汁水变得清澈即可。将鸡和蔬菜从烤箱里拿出，放入上菜用的盘子中，用锡箔纸盖住保温。

将所有蒜瓣单独取出，将蒜瓣肉挤回砂锅中。小火收汁至剩余的汤汁变稠，因为有大蒜，所以看起来应该柔滑细腻。将汤汁过滤到船形酱汁碟中，尽可能多留下一些大蒜泥。即刻和煮的新土豆一起上桌食用。

小贴士

剩下的鸡肉和汤汁既可以在冰箱中冷藏几天，也可以冻起来。汤汁最好在小罐子或者冰格中冷冻，因为只需要一小块就可以为菜肴增色不少。

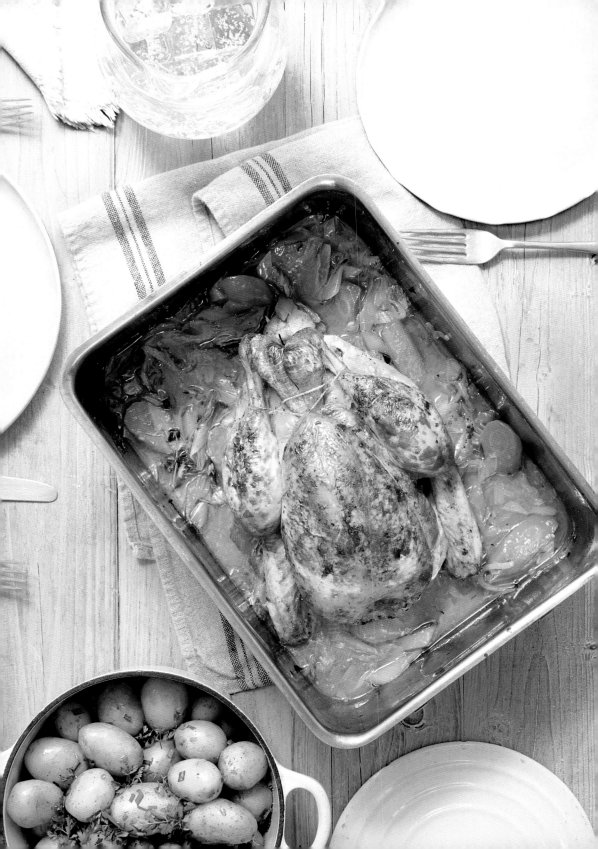

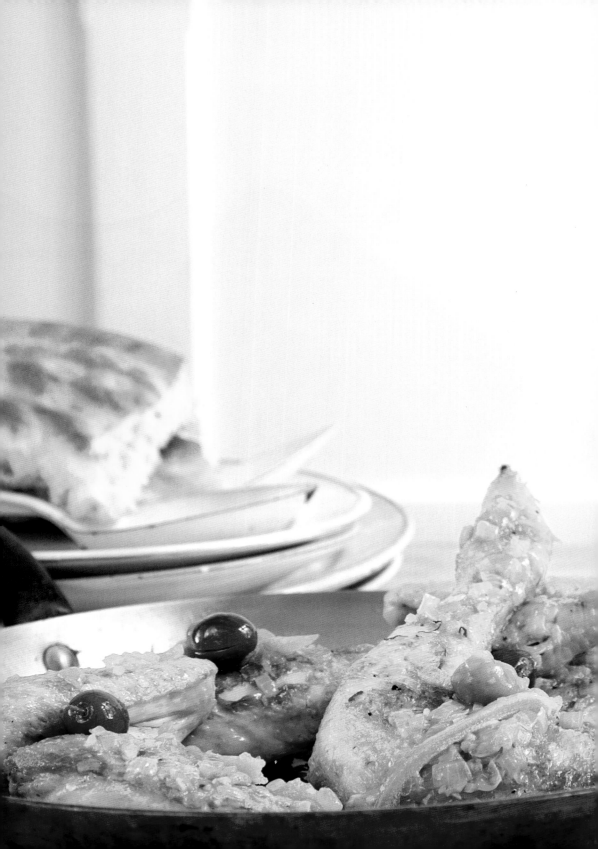

克劳迪娅 · 罗登的
鸡肉塔吉锅
配盐渍柠檬皮和青橄榄

> 3 汤匙橄榄油

> 2 个洋葱，擦成末或切成碎末

> 2~3 瓣蒜，拍碎

> 1/4 茶匙碎番红花丝或者优质番
红花粉

> 1/4~1/2 茶匙姜末

> 1 只鸡，斩成大块，去皮(或者 4
个鸡腿，去皮)

> 半个柠檬，榨汁

> 2 汤匙香菜末

> 2 汤匙平叶欧芹末

> 1 个大号或 2 个小号盐渍柠檬的
柠檬皮，切成 4 瓣或切成条

> 12~16 个青橄榄（或黑橄榄）

> 盐和现磨黑胡椒

能量 388 千卡
蛋白质 46.5 克
脂肪 13.9 克
饱和脂肪酸 2.6 克
碳水化合物 7.3 克
膳食纤维 2.6 克

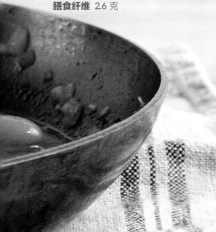

"这道菜是摩洛哥最著名的鸡肉菜肴。除了开胃菜，在我光顾的一家巴黎餐厅里，在阿拉伯诗词或故事之夜，在音乐家的伴随下，这是唯一一道可以吃到的鸡肉菜肴。橄榄不一定要去核。如果觉得盐渍青橄榄太咸，可在清水中浸泡，但最多泡一个小时，中间换两次水。"克劳迪娅 · 罗登说。

4 人份

选择一个敞口的砂锅或者厚底的汤锅，以便将所有鸡肉平铺在锅里。倒入橄榄油，油热后放入洋葱，小火翻炒至变软后放入蒜、番红花和姜末。

放入鸡块，用盐和黑胡椒调味，倒入约 300 毫升冷水。盖上盖子小火炖煮，中间翻动几次鸡块，如果汤汁过少，可以再加些水。如果锅里有鸡胸肉的话，大约 20 分钟后把它们拣出来放在一边。其余鸡块继续炖 25 分钟左右，之后再把鸡胸肉放回去。

将柠檬汁、香菜末和欧芹末、盐渍柠檬皮和青橄榄一同倒入锅中。小火炖煮 5~10 分钟，无须盖锅盖，直至汤汁收至浓稠油润。如果汤汁太多，可以先把鸡块拣出来放在一旁，然后继续收汤，之后将鸡肉放回锅中热透。

将鸡块盛在上菜用的盘子中，上面放盐渍柠檬皮和青橄榄。

小贴士
这道菜适合冷冻，放不放香草都可以，但是重新加热后要再放点香草，这样整道菜的口味会焕然一新。

牧羊人派

这是与众不同的牧羊人派。用熟的小扁豆代替一部分羊肉，既减少了脂肪的含量，又保留了肉酱本身浓稠油润的质感，而红薯和小扁豆都具有比土豆更低的GI值，因此碳水化合物的吸收速度要更加缓慢。这一做法比起传统的做法更加健康，仍然含有大家希望有的铁元素和B族维生素，还有β-胡萝卜素。搭配卷心菜或菠菜等绿叶蔬菜食用。

> 4 茶匙橄榄油

> 400 克羊肉馅

> 1 个洋葱，切碎

> 1 个胡萝卜，切碎

> 2 根西芹，切碎

> 2 瓣蒜，切碎

> 1/4 茶匙肉桂粉

> 1 茶匙干牛至

> 半茶匙新鲜迷迭香，切成碎末

> 2 茶匙番茄泥

> 2 茶匙番茄酱

> 1 茶匙伍斯特郡酱

> 250 毫升红葡萄酒或高汤

> 250 毫升热羊肉高汤或鸡肉

> 300 克熟褐色小扁豆

> 盐和现磨黑胡椒

红薯泥需准备：

> 2~3 块红薯（约 1 千克）

> 2 汤匙法式酸奶油

> 少许无盐黄油

能量 319 千卡

蛋白质 15.3 克

脂肪 10.9 克

饱和脂肪酸 4.7 克

碳水化合物 37.3 克

膳食纤维 7.1 克

8 人份

制作肉酱时，在一个大号煎锅中加热一茶匙橄榄油。放入羊肉馅，炒至彻底变色，要用油煸炒而不是炖。将剩余的 3 茶匙橄榄油在大号砂锅或汤锅中加热，放入所有的蔬菜，炒几分钟至开始变软。放入大蒜、炒熟的羊肉馅、肉桂粉和香草，继续炒两三分钟。放入番茄酱、番茄泥和伍斯特郡酱。倒入葡萄酒，煮沸并让汤水收至一半左右。放入高汤和小扁豆。用盐和黑胡椒调味。盖上盖子，小火焖约 45 分钟，勤加查看以防糊锅。

与此同时，制作红薯泥。烤箱预热至 200℃。将未削皮的红薯放在烤盘上，烤 35~40 分钟至变软。从烤箱中取出。冷却至可以上手操作时，将其掰开，从中取出红薯肉放入盆中。加上法式酸奶油，用盐和黑胡椒调味，彻底捣成糊状。

将以上所有食材放到一起，把肉酱放入焗烤盘中，红薯泥舀到肉酱上，用奶油抹刀铺平，确保肉酱不会露出，之后用叉子将表面弄松散些，以便成品看起来更加随意些。点缀几坨黄油。烤约 25 分钟。

小贴士

你可以把肉酱或整个派冷冻起来，如果马上要制作很多单独的小份，也许可以买点锡纸盒，这样可以直接从冰箱取出后放入烤箱。

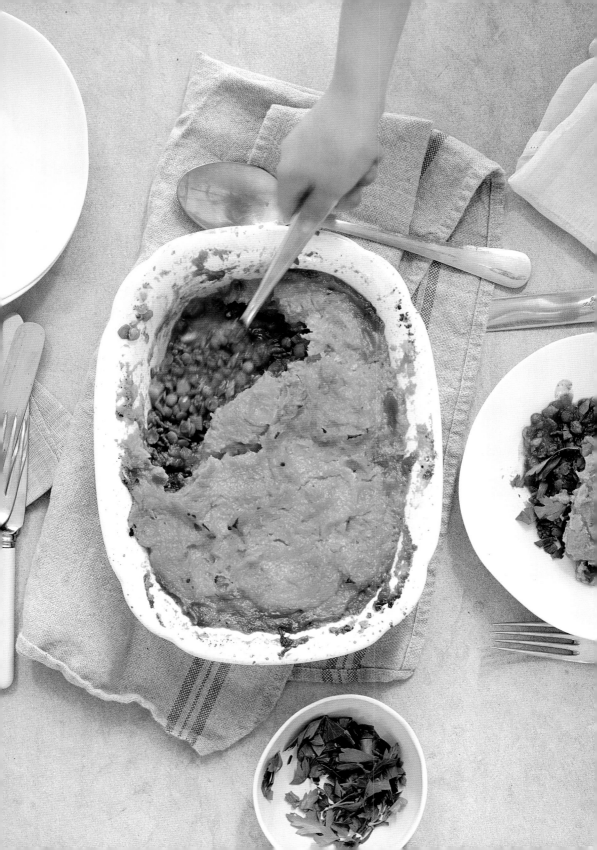

甜品和烘焙

水果显然是健康甜品之选。选择应季水果可以保证最佳的口感，所以好好利用市面上的各种水果，比如水蜜桃、油桃、杏、杧果、浆果［包括草莓、树莓、蓝莓、醋栗（比如黑加仑和红醋栗）］。如果想加点配料，可以选择低脂酸奶、法式鲜奶酪、低脂希腊酸奶或雪芭。或者，做点糖渍水果，拌到酸奶或法式鲜奶酪中。

冬日里，可以烤、炖或水煮水果（比如苹果、梨或李子）。放入浆果（比如黑莓），增色又增味。夏天冷冻起来的水果可以拿出来炖煮或做糖水用。

水果干在冬季也是不错的选择。和橙汁等果汁、水一起炖煮至水果干吸收了一部分水分变软。加点肉桂、混合香料和橙皮、柠檬皮，口感更丰富。

其他甜品的脂肪和糖含量可能会高些，所以只能偶尔吃吃。你每周、每月摄入的整体平衡很重要，所以如果你的饮食大多数时候都很均衡，那么偶尔犒劳一下自己当然没有问题。

黑莓苹果雪芭

> 125 克幼砂糖
> 2 个青柠，榨汁
> 2 个大青苹果，去皮去核，切片
> 300 克黑莓，新鲜或速冻的均可
> 一把薄荷叶
> 1 汤匙黑刺莓金酒或黑莓利口酒
  （可选）

能量 88 千卡
蛋白质 0.5 克
脂肪 0.1 克
饱和脂肪酸 0 克
碳水化合物 22.7 克
膳食纤维 2.4 克

这款雪芭单独吃味道十分清爽，但是如果加上一勺酒，比如黑刺莓金酒或者黑莓白兰地或利口酒，也会特别可口。用这种美味的方式食用应季鲜果，可以提供各种维生素和矿物质。

8 人份

将幼砂糖放入汤锅，加入 200 毫升开水和青柠汁。小火煮至砂糖完全融化。将苹果直接放入糖浆中，防止变色。煮至完全变软。放入黑莓小火焖煮 2~3 分钟。加入薄荷叶后从火上拿下汤锅并冷却。将混合料在搅拌机中搅打后用筛子过滤，形成光滑细腻的质感。如果放酒，可在此时加入。

在冰激凌机中搅拌至浓稠有空气的状态，或者直接倒入可冷冻的容器中，在冷冻过程中时不时搅拌。

香草炖梨
配巧克力酱

> 6 个脆口的梨

炖梨的汤汁需准备：

> 600 毫升苹果汁（过不过滤都行）

> 1 根香草荚，纵向剖开

> 1 茶匙黑胡椒，轻轻拍碎

巧克力酱需准备：

> 150 克黑巧克力

> 1/2 茶匙香草精

营养成分（1 个炖梨）：
能量 51 千卡
蛋白质 0.5 克
脂肪 0 克
饱和脂肪酸 0 克
碳水化合物 11 克
膳食纤维 2.1 克

**营养成分（1 汤匙
巧克力酱）：**
能量 51 千卡
蛋白质 0.5 克
脂肪 2.8 克
饱和脂肪酸 1.7 克
碳水化合物 6.0 克
膳食纤维 0 克

这道甜品看起来十分雅致：整个梨被巧克力酱包裹，但你也可以把梨一切为二，挖出梨核，这样会更方便。如果采用这种做法，也可以一次制作一大批，在冰箱中至少可以保存一周。

6 人份

制作炖梨的汤汁时，在汤锅中放入所有的配料以及 200 毫升冷水，汤锅要能装下所有的梨。用文火煮。

削去梨皮。为了让甜品看起来很优雅，可以在保留果柄的同时去核。用一把锋利的小刀从梨的底部向上挖。或者，直接一切两半，去掉梨核。

把梨削好后就放入炖煮的汤汁中，以免果肉变色。确保汤汁没过所有的梨。如果不行，就再加入一点水或酒。为了防止梨浮起来，可以用一个适合汤锅内径的盘子倒扣在梨上。小火炖煮 20~30 分钟，具体用多长时间取决于梨的成熟程度。

制作巧克力酱时，将巧克力掰碎放入小奶锅中，加入香草精和 75 毫升冷水。小火融化，不停搅拌，直至变为浓稠光滑的酱汁。

将梨从炖煮的汤汁中取出放凉。淋上酱汁一起上桌。

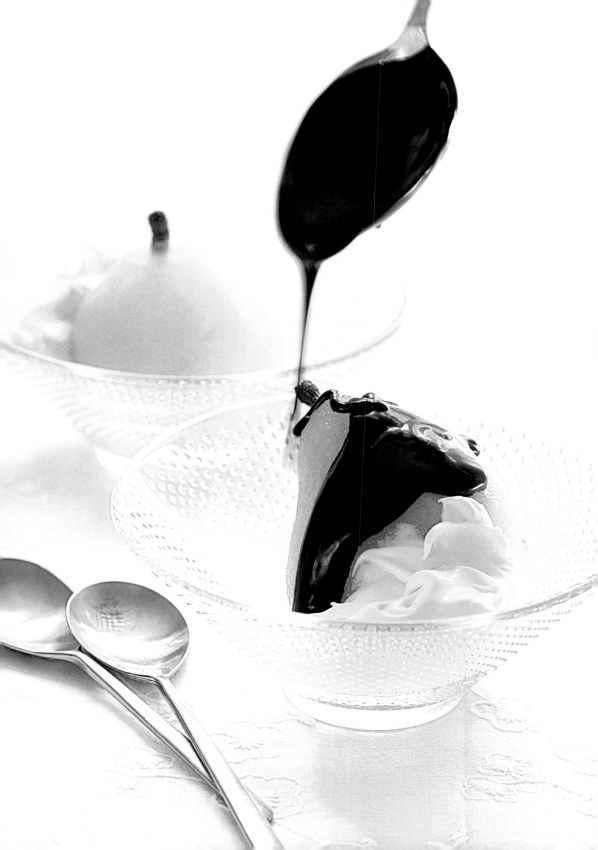

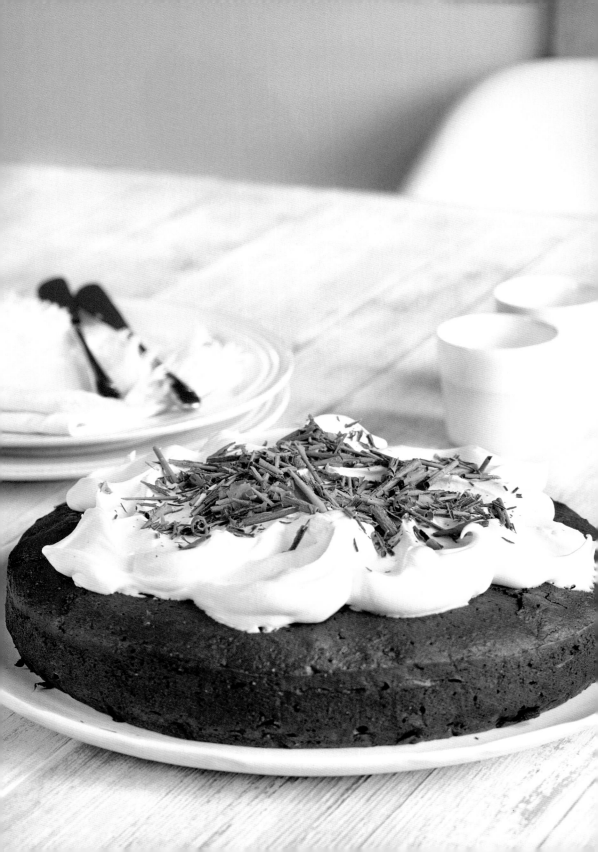

巧克力甜菜头蛋糕

这个蛋糕适用于特别的场合，口感湿润绵密。这个食谱使用甜菜头作为原料，减少了糖的用量。这样就得到了一个湿润的蛋糕，有着黑巧克力的醇厚口感。一款美味的甜品诞生了。如果你想减少脂肪的含量，就不要用奶油进行装饰，直接在盘子一侧放一些低脂法式酸奶油或者原味酸奶，趁还有余温上桌。这样也更易于保存。在这道传统甜品中加入蔬菜增加了维生素含量，并提供了部分膳食纤维。

> 225 克自发粉
> 50 克可可粉
> 100 克黑巧克力
> 125 克无盐黄油，软化后切丁
> 200 克黄糖
> 50 克液体蜂蜜
> 3 个柴鸡蛋
> 200 克熟甜菜头，打成泥
> 2 茶匙浓缩咖啡粉，在 2 汤匙热水中融化（可选）

装饰需准备：

> 200 毫升高脂奶油
> 100 毫升浓型法式酸奶油
> 1 汤匙液体蜂蜜
> 黑巧克力

能量 422 千卡
蛋白质 5.7 克
脂肪 26.2 克
饱和脂肪酸 15.8 克
碳水化合物 44.2 克
膳食纤维 2.2 克

营养成分（一片纯蛋糕）：
能量 298 千卡
蛋白质 5.2 克
脂肪 13.7 克
饱和脂肪酸 7.9 克
碳水化合物 41.7 克
膳食纤维 2.1 克

可制作 1 个直径 23 厘米的蛋糕（12 片）

在直径 23 厘米的活底蛋糕模具内铺好硅油纸。将烤箱预热至 180℃。

自发粉和可可粉一起过筛至一个小盆中。巧克力掰碎后放入耐热碗中，隔水融化。将黄油和黄糖一起搅至轻盈蓬松的状态。加入蜂蜜，之后开间隔着放入鸡蛋、一汤匙面粉和可可粉，每次放入配料后搅拌均匀，之后加入剩余的自发粉和可可粉。

倒入融化的巧克力、甜菜头泥，如果使用浓缩咖啡粉，也一起加入。确保所有的配料均匀混合，之后将面糊倒入准备好的蛋糕模具里。烤 40~50 分钟，如果担心蛋糕上层有烤煳的危险，30 分钟后用一张锡箔纸盖住。当蛋糕顶部中央松软有弹性，并且四周与模具之间有些松动时就烤好了。让蛋糕在模具中冷却 10 分钟，之后放到冷却架上。

如果使用装饰的话，接下来开始制作。轻轻将奶油打发至接近湿性发泡的状态，之后加入法式酸奶油和蜂蜜，继续搅打至可以定型的状态。将奶油混合料用软刮刀抹到蛋糕上，并旋转蛋糕使奶油均匀覆盖。磨一些巧克力碎，撒在蛋糕表面。

小贴士

这款蛋糕可以冷冻，既可以整个冷冻，也可以分成小份后独立包装冷冻。解冻后，最好加热后上桌。

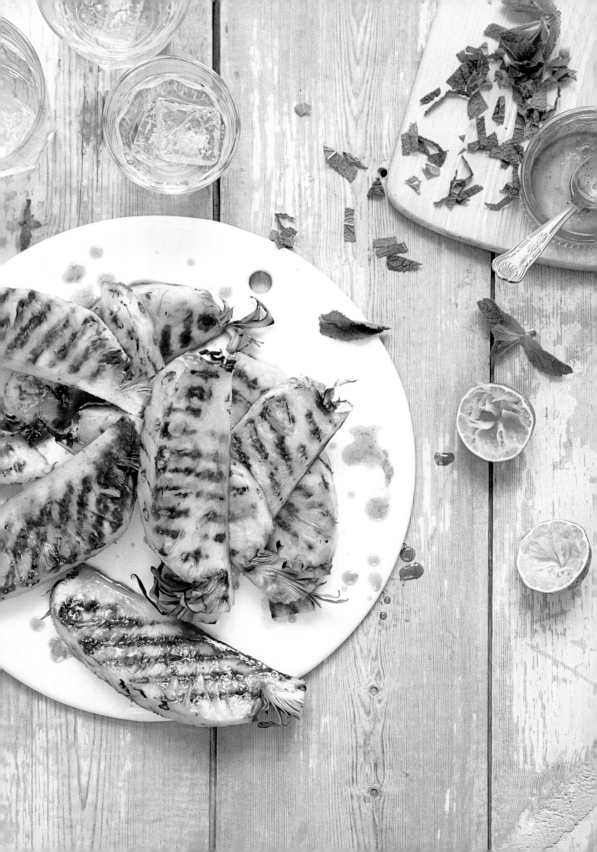

> 2 汤匙液体蜂蜜

> 2 汤匙朗姆酒（可选）

> 1 个未打蜡青柠的皮和果汁

> 半茶匙姜末

> 1 个不辣的红辣椒，去籽切碎

> 1 大个熟透的菠萝，去皮去硬芯，
  纵向切成几瓣

> 少许薄荷叶，装饰用

能量 86 千卡
蛋白质 0.7 克
脂肪 0.3 克
饱和脂肪酸 0 克
碳水化合物 21.6 克
膳食纤维 2.4 克

鲜姜、薄荷、辣椒烤菠萝

做这道甜品非常容易，但它好吃又健康。最好是单独吃，也可以搭配一些椰子冰激凌，在户外烧烤时它也是一道不错的甜品。如果是在室内制作，也没有专门的牛排煎锅，可以放在烤架下烤。

6 人份

将蜂蜜、青柠汁和果皮以及朗姆酒（如果使用）、姜末和辣椒末一起混合，放入菠萝块，确保菠萝块裹满腌料。静置腌制至少 1 小时。

加热大号牛排煎锅，沥掉菠萝的水分，腌料不要扔。菠萝每面烤 2~3 分钟。将剩余的腌料淋在烤好的菠萝上，撒上碎薄荷叶即成。

> 4 大个布拉姆利苹果，去核

> 2 汤匙液体蜂蜜或枫糖浆

> 50 克速食燕麦片

> 25 克葡萄干

> 一撮肉桂粉

> 几小块无盐黄油，并额外准备一
  些刷油

> 2 茶匙黄糖

能量 211 千卡
蛋白质 2.4 克
脂肪 4.4 克
饱和脂肪酸 2.0 克
碳水化合物 43.2 克
膳食纤维 5.0 克

蜂蜜燕麦烤苹果

这道甜品在早餐时吃也是不错的选择，燕麦的存在会让你在足量缓释的能量中开启一天。如果你不想吃那么甜的，就靠带来清甜口感的葡萄干，减少蜂蜜、枫糖浆或砂糖的用量。搭配几勺原味酸奶食用，便成了一道低脂甜品，同时富含可溶性膳食纤维。

4 人份

将烤箱预热至 180℃。给烤盘刷上黄油，将苹果竖直摆放在烤盘上。

用两汤匙水和蜂蜜一起加热，直至变稀，之后放入速食燕麦片、葡萄干和肉桂粉，搅拌均匀。将混合料塞到苹果核的位置，并在苹果上放一小块黄油，撒上砂糖。在烤箱中烤35~40 分钟，将流出的汤汁淋在苹果上即成。

零食和饮品

　　寻找健康零食是一件极具挑战的事情。如果想找一些耐运输且不易变质的零食，水果干、坚果和籽实都是不错的选择。尽量避开盐焗口味，记住这类零食的热量可能会很高。如果你想增重，它们的确是不错的选择；但如果你想减重，可能会适得其反！参见后面的果丹皮食谱，了解如何将应季水果变为可口的零食。

　　高膳食纤维且低脂的爆米花饱腹感很强，而且不用担心为了好吃而放的油、盐、糖。海苔味的爆米花就很不错——拿一整张海苔，和一茶匙干味噌、一茶匙柠檬皮打碎。上桌前还可以加上一点酱油或老抽。

　　羽衣甘蓝脆片是薯片或玉米片的健康低热量替代品，而且当你想吃点咸口的零食时，它正好可以帮你解馋。羽衣甘蓝脆片可以在密封的容器中很好地保存，但如果想保持酥脆的口感，随时可以放入烤箱"回炉"一分钟。这道咸香的零食富含 β - 胡萝卜素和钾元素。将羽衣甘蓝的叶子撕成适口的碎片，淋上橄榄油并调味。如果想加入任何调味汁或柑橘类果皮，提前加好，翻拌均匀。将羽衣甘蓝摆在铺好硅油纸的烤盘中，在烤箱中用 180℃烤 10~15 分钟。当大部分羽衣甘蓝边缘开始变为金黄色时，脆片就烤好了。从烤箱中取出冷却。放在一个大碗中，撒上喜欢的干调味料（可以用干的香草或香辛料和盐混合，如果制作类似盐醋味的脆片，可以用柠檬汁或苹果醋和盐混合，也可以尝试各种辣椒面——卡宴辣椒粉和启波特雷辣椒面都可以。还可以加入葛拉姆马萨拉粉或中式五香粉，还有摩洛哥综合香料……有无限种可能的口味）。

　　如果你需要一些充饥的零食，年糕、全麦饼干、燕麦饼和薄脆饼干搭配低脂蘸料一起吃也十分理想。

　　如果你想找点甜味的零食，可以借鉴《治疗期间的食谱》那一章的巧克力薄脆来满足自己的食欲。

凯蒂和詹卡洛·卡尔迪斯的
苏胡克辣酱

> 60 克鲜香菜叶

> 40 克欧芹叶

> 2 个青尖椒（或者是用红尖椒制作红色苏胡克辣酱）

> 3 瓣蒜，去皮

> 2 汤匙柠檬汁

> 5 汤匙橄榄油

> 1 茶匙香菜籽

> 半茶匙孜然籽

> 半茶匙小豆蔻豆荚

> 4 颗丁香

> 半茶匙盐

1/16 份的营养成分：
能量 34 千卡
蛋白质 0.4 克
脂肪 3.6 克
饱和脂肪酸 0.5 克
碳水化合物 0.4 克
膳食纤维 0.2 克

"这道菜来源于也门，是一道中东版的辣味青酱。我们热爱中东烹饪，因此经常利用其和北非小米、哈里萨辣酱和北非香辣肉肠搭配，或者放在对半切开的白煮蛋或烤蔬菜上。它的用途真的十分广泛，你还可以根据自己的喜好增加或减少辣椒以改变辣度。"凯蒂和詹卡洛·卡尔迪斯说。

这款辣酱每次只是少量使用，但新鲜的原料可以提供一点铁元素、β-胡萝卜素和维生素 E。

将香草、辣椒、蒜瓣、柠檬汁和橄榄油放在食品加工机中打成酱。将干香料在捣蒜器中或者用调料磨粉机碾磨成粉，小豆蔻的种子掏出来后，要扔掉外面的豆荚。将香料粉倒入食品加工机中再次搅打，但不需要十分细腻光滑。

既可以立刻使用，也可以盛入消完毒的果酱瓶中，上面倒上橄榄油。在冰箱中最长可以保存一周，或者用冰格冻成小方块，这样最长可以保存 3 个月。

地中海普切塔

普切塔需准备：

> 4 片优质酸面团面包或其他硬质
  全麦面包

> 1 瓣蒜，纵向对半切开

> 额外的橄榄油

蚕豆薄荷里科塔奶酪馅料需准备：

> 100 克蚕豆，煮熟去皮

> 75 克豌豆，煮熟

> 半个未打蜡青柠的果皮

> 少许薄荷叶，撕碎

> 2 汤匙橄榄油

> 少许青柠汁

> 4 汤匙新鲜里科塔奶酪

西葫芦口蘑大虾馅料需准：

> 1 汤匙橄榄油

> 1 小根西葫芦，切薄圆片

> 150 克口蘑，切片

> 1 瓣蒜，切末

> 100 克褐虾

> 半个未打蜡柠檬的果皮

> 一把罗勒叶

> 肉豆蔻，磨成粉

每份馅料可以填满 4 小块普切塔

酸面团面包上几乎可以放任何食材，但是这里提供几个吃起来清爽的配方。尽管配料看起来略显庞杂，但制作起来迅速简单。也可以提前准备好放在冰箱里，吃的时候直接拿出来。营养成分信息在第 272 页。

制作普切塔时，将切好片的面包烤一下。在每片面包的一面放蒜片，淋上一点橄榄油。

制作蚕豆薄荷里科塔奶酪馅料时，将煮熟的蚕豆和豌豆放入碗中，加入青柠皮、薄荷叶和橄榄油，再挤入一些青柠汁，混合均匀。在每片面包上涂上一汤匙里科塔奶酪，放上蚕豆和豌豆的混合料。再淋上一点橄榄油，即刻享用。

制作西葫芦口蘑大虾馅料时，在大号煎锅中加热橄榄油，放入西葫芦和口蘑片，小火翻炒至两种食材变软。蘑菇会出不少水，因此要炒到大部分水分蒸发掉。不用担心西葫芦已经完全软烂了。这里的重点就是要使其变得细腻柔软，而不是又烂又硬。放入蒜末后继续翻炒两分钟，之后放入虾、柠檬皮和罗勒叶。撒一些肉豆蔻粉并用盐和黑胡椒调味。放到准备好的普切塔上，如果喜欢，撒上一些帕马森奶酪碎。

制作白豆香蒜馅料时，将烤箱预热至 200℃。取一张锡箔纸，折成一个装得下大蒜的小包。将大蒜切开的一面向上放在锡箔纸上，淋上一半的橄榄油。将包裹折好封好放到烤盘上，在烤箱中烤约 45 分钟，直至大蒜完全变软。

冷却到可以进行下一步时，将大蒜的肉挤到一个小碗中，扔掉蒜皮。将白豆大致碾碎，因为想让混合料有些嚼头，所以不要过度碾磨，留下一些大的碎块。加入烤大蒜，用盐和黑胡椒调味。如果喜欢还可以撒一些帕马森奶酪碎。

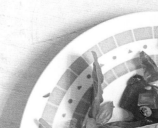

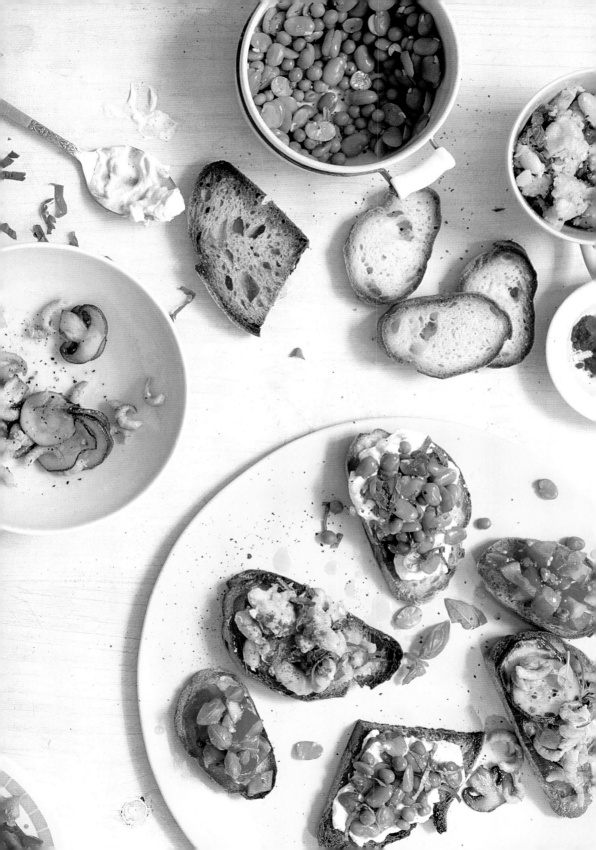

- 帕马森奶酪碎（可选）
- 盐和现磨黑胡椒

白豆香蒜馅料需准备：

- 1 头蒜，从中间水平切成两半
- 1 汤匙橄榄油
- 400 克罐头白豆，漂洗后沥干
- 1 汤匙薄荷叶，切碎
- 1 汤匙罗勒叶，切碎
- 半茶匙烟熏红甜椒粉
- 盐和现磨黑胡椒

================

番茄罗勒馅料需准备：

- 4 个熟透的番茄，切丁
- 一把罗勒叶
- 1 汤匙刺山柑（可选），漂洗后沥干水分
- 2 汤匙橄榄油
- 盐和现磨黑胡椒

制作番茄罗勒馅料时，将切好的番茄丁和罗勒叶、刺山柑（如果用）放在一个碗中，搅拌均匀，如果特别湿，就沥干，既要让普切塔吸收一点汁水，又不能让普切塔泡软。将番茄丁放到烤好的面包片上，淋上橄榄油，用盐和黑胡椒调味。

纯普切塔的营养成分（一片普切塔）：
能量 69 千卡　蛋白质 3.1 克　脂肪 0.9 克　饱和脂肪酸 0.2 克
碳水化合物 12.9 克　膳食纤维 2.2 克

蚕豆薄荷里科塔奶酪馅料营养成分（一片普切塔用量）：
能量 102 千卡　蛋白质 4.2 克　脂肪 7.7 克　饱和脂肪酸 2.0 克
碳水化合物 4.3 克　膳食纤维 3.2 克

西葫芦口蘑大虾馅料营养成分（一片普切塔用量）：
能量 99 千卡　蛋白质 15.4 克　脂肪 3.9 克　饱和脂肪酸 0.7 克
碳水化合物 0.9 克　膳食纤维 0.9 克

白豆香蒜馅料营养成分（一片普切塔用量）：
能量 134 千卡　蛋白质 8.5 克　脂肪 3.5 克　饱和脂肪酸 0.5 克
碳水化合物 18.2 克　膳食纤维 7.7 克

番茄罗勒馅料营养成分（一片普切塔用量）：
能量 64 千卡　蛋白质 0.6 克　脂肪 5.7 克　饱和脂肪酸 0.9 克
碳水化合物 2.5 克　膳食纤维 1.1 克

思慕雪

> 1 根熟香蕉
> 3 满汤匙燕麦
> 1 茶匙蜂蜜
> 一小撮肉桂粉（可选）
> 100 克蓝莓
> 150 毫升牛奶

> 50 克羽衣甘蓝或菠菜叶（去掉长茎）
> 1 根西芹
> 100 克葡萄
> 1 个苹果或梨，去核
> 1 个青柠，榨汁
> 1/2 茶匙姜末
> 一把冰块

这里提供了两个思慕雪食谱。第一种本身就可以当成完整的一顿饭了，因为它富含碳水化合物并且燕麦中含有可溶性膳食纤维，所以GI值低。绿色思慕雪是开启一天的绝佳方式，但是不要用它代替早餐。如果你担心水果蔬菜摄入不足，那么这杯思慕雪非常完美，因为它含有 β-胡萝卜素、维生素C和维生素E。

制作所有思慕雪的方法完全一样：在搅拌机中搅打，直至细腻顺滑！

香蕉燕麦蜂蜜思慕雪

能量 454 千卡　蛋白质 12.5 克　脂肪 10.4 克　饱和脂肪酸 3.9 克
碳水化合物 84.4 克　膳食纤维 7.9 克

绿色思慕雪

不要一想到有羽衣甘蓝或菠菜就打退堂鼓，因为这款饮品带有让人喜欢的甜甜的口感！

能量 130 千卡　蛋白质 2.8 克　脂肪 1.0 克　饱和脂肪酸 0.1 克
碳水化合物 29.4 克　膳食纤维 7.5 克

炸豆丸子

- > 400 克罐头鹰嘴豆，漂洗后沥干
- > 半个洋葱，切碎末
- > 3 瓣蒜，切碎
- > 2 茶匙孜然粉
- > 半茶匙姜黄粉
- > 半茶匙肉桂粉
- > 1 茶匙盐
- > 1/4 茶匙卡宴辣椒粉
- > 1 茶匙干薄荷
- > 50 克熟的奶油南瓜泥
- > 2 汤匙标准粉
- > 3 汤匙欧芹，切碎末
- > 盐和现磨黑胡椒

营养成分信息（基于烹制前的食材）：
能量 172 千卡
蛋白质 9.8 克
脂肪 3.7 克
饱和脂肪酸 0.4 克
碳水化合物 27.8 克
膳食纤维 7.5 克

严格来讲，这里制作的并不是传统的炸豆丸子，这个版本更加柔软，没那么厚重。可以和沙拉、带干薄荷的酸奶一起夹到皮塔饼中食用。上述炸豆丸子的基本配料使其成为低脂且可溶性膳食纤维含量高的零食，同时是铁元素、β - 胡萝卜素和钙等营养素的优质来源。烹制时注意控制油的使用量，因为每汤匙油大约会让整道菜增加 11 克脂肪。

可制作 4 个健康零食

将奶油南瓜泥、标准粉和欧芹之外的所有配料都放在食品加工机中，搅打成比较细腻的糊。也可以把所有材料放在盆中用手持搅拌器搅打。

拌入奶油南瓜泥、标准粉和欧芹碎。准备开火前，可放入冰箱冷藏。

将混合料捏成高尔夫球大小的扁圆形丸子，每个约 30 克。在煎锅中倒入深度为 5 毫米的橄榄油，烧热。丸子每面煎3~4 分钟，直至变为金黄色。如果喜欢，你也可以用重油炸丸子。

小贴士

可以将混合料放在冰箱中保存几天或者冷冻，炸完后也很容易储存。如果冷冻的话，先采用速冻模式，冻硬后再放入塑料袋或容器中保存。

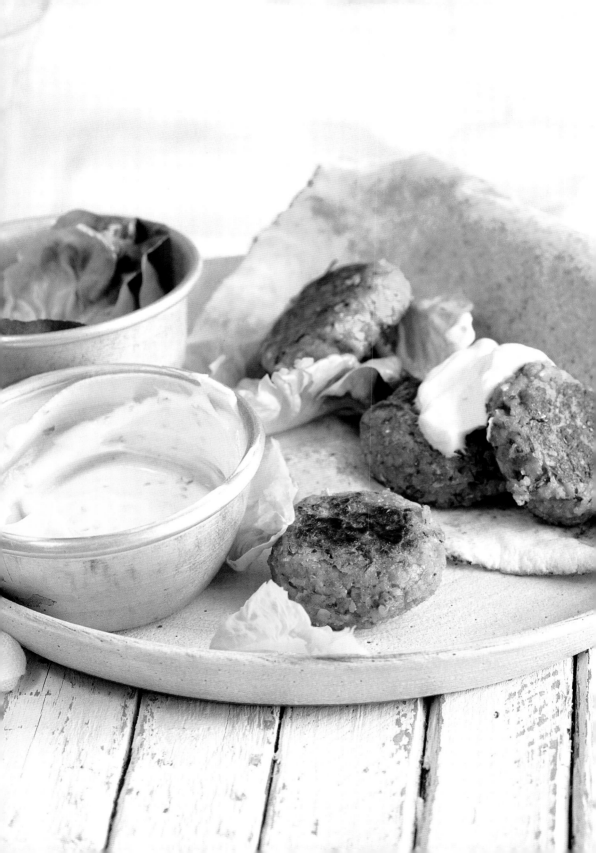

利兹·厄尔的
元气满满绿色果汁

> 一小把欧芹
> 一大把嫩菠菜叶
> 1 根西芹
> 1 个蜜橘，去皮
> 2 厘米厚的鲜菠萝片，去皮，用于装饰

能量 75 千卡
蛋白质 3.5 克
脂肪 1.0 克
饱和脂肪酸 0.1 克
碳水化合物 13.8 克
膳食纤维 0 克

"虽然这是杯绿色的果汁，但每个人都喜欢它甜甜的口感和满溢的香气，连小孩子也如此，因此这是一杯能够增加蔬菜摄入量的优质果汁。"利兹·厄尔说。

将所有的配料榨汁。最好先把欧芹和菠菜放进去，然后用西芹和水果把它们压下去。倒在冰块上，并用一片菠萝点缀。

果丹皮

> 橄榄油，用于刷油
> 300 克甜口的苹果或梨（去皮去核的重量）
> 300 克软质水果——浆果、李子、桃子或杧果（去皮去核的重量）
> 半个柠檬，榨汁

1/15 份营养成分：
能量 55 千卡
蛋白质 0.5 克
脂肪 0.1 克
饱和脂肪酸 0 克
碳水化合物 13.8 克
膳食纤维 3.0 克

这是一款很棒的零食——纯水果，可以卷着吃。如果想要甜一些的口味，可以在制作果泥后加入一点蜂蜜，但一般不需要。当你想吃点便捷的零食，又需要甜甜的口感的时候，这是水果的一种好吃法。所有的膳食纤维都保留在了果丹皮中。

将烤箱预热至最低的温度。在烤盘上铺好硅油纸，刷上一点点榨橄榄油。

苹果或梨切丁，其他大个的软质水果也要切丁。将切好的水果丁以及 50 毫升冷水和柠檬汁放入汤锅中。小火煮至水果变得非常软，注意不同硬度的苹果所需的时间不同。

如果需要，将水果打成果泥后用粗眼筛子过筛，将过筛后的果泥尽可能平整地铺在烤盘上。即便看着特别厚，也不用担心，因为它会随着其中水分的蒸发而变薄。

将烤盘转入烤箱中，放置 8~10 小时，甚至更久——整宿是很理想的时间。果丹皮应该是亮光闪闪的，并且会有点黏。从烤箱中取出，既可以卷起来切成一个个小卷，也可以直接切成条。所列的配料可以制作约 15 条。

能量球

这些能量球里满是赋予我们能量的成分，你也不用担心口感不好。没有比这个制作起来更简单的能量球了。用锡箔纸裹好放在包里，当你感到饿的时候可以拿来迅速补充能量。在冰箱里可以保存很久。如果不想要巧克力的味道，就去掉可可粉，用扁桃仁碎取而代之。强烈推荐加一茶匙抹茶粉，它和芝麻十分对味。

可制作 16 个能量球

将坚果酱、大枣碎和蜂蜜放在汤锅中，小火融化，用勺子背面不断碾压大枣碎，使其尽可能分解。

从火上取下汤锅，放入抹茶粉、可可粉、椰丝、芝麻和盐，搅拌均匀，得到一份质地紧实、有些黏的混合料。在冰箱中冷藏几分钟，使其稍微凝固。

将混合料捏成核桃大小的球，之后在所建议的任一种粉料中滚一滚，或者四种都滚一下。

保存在冰箱中的密封容器里，或者用锡箔纸包起来，便于随时取用。

> 50 克颗粒型坚果酱
> 50 克去核大枣，切末
> 100 克蜂蜜
> 25 克可可粉
> 100 克椰丝
> 25 克芝麻或奇亚籽
> 一小撮盐
> 抹茶粉、可可粉、芝麻和椰丝留一些用作最后表面的蘸料

能量 93 千卡
蛋白质 1.8 克
脂肪 6.8 克
饱和脂肪酸 4.0 克
碳水化合物 6.6 克
膳食纤维 1.9 克